Dr. med. Kurt Mosetter Reiner Mosetter

# *Die revolutionäre 9-Tage* LEBERKUR

So verbessern Sie Ihre Blutdruck-, Leber- und Cholesterinwerte nachhaltig

Mitarbeit: Ilona Daiker
Rezeptentwicklung: Martina Kittler

# Inhalt

## In neun Tagen die Leber stärken, entlasten und entgiften 71



## Zum Nachschlagen

# IN NUR 9 TAGEN DEN STOFFWECHSEL NEU PROGRAMMIEREN

Fühlen Sie sich oft müde und abgeschlagen und schlafen schlecht? Haben Sie ein Druck- oder Völlegefühl im Oberbauch, Blähungen, Magenschmerzen oder Durchfall? Essen Sie viel Süßigkeiten oder nehmen oft Süßgetränke zu sich? Haben Sie Übergewicht und nehmen nicht ab, obwohl Sie weniger essen?
All das könnten Anzeichen für eine Fettleber sein, wie sie mittlerweile in allen Industrienationen immer häufiger vorkommt und oft verkannt wird, weil die Symptome lange Zeit so unspezifisch sind und verschiedenste Ursachen haben könnten. Vielleicht hat Ihnen Ihr Arzt ja aber auch bereits gesagt, dass Sie abnehmen sollten, weil Ihre Cholesterin- und womöglich auch Ihre Blutzuckerwerte und Ihr Blutdruck zu hoch sind und das mit der Leber zusammenhängen könnte. Dann haben Sie Glück gehabt, denn noch immer gehört es leider nicht zum Allgemeinwissen, dass die Leber das zentrale Organ für unseren Stoffwechsel ist und dass sie keineswegs nur durch Alkohol, sondern sogar viel häufiger durch falsche Ernährung geschädigt wird.

## Volkskrankheit Fettleber

Die Zahlen schwanken, doch nach Angaben der deutschen Leberstiftung ist die **Metabolismus-assoziierte Fettlebererkrankung** (abgekürzt **MAFLD**; ehemals als **nichtalkoholische Fettleber (NAFL)** bekannt) weltweit die häufigste Form dieser Erkrankung, also deutlich häufiger als die durch Alkoholmissbrauch hervorgerufene Form der **Fettleber (abgekürzt AFL).** Jeder vierte Erwachsene und jedes dritte übergewichtige Kind in Deutschland leidet an einer Fettleber – Tendenz steigend! Es handelt sich also bereits um eine ausgewachsene Volkskrankheit!
Zwar bilden Menschen mit Übergewicht (Adipositas) die Mehrheit, doch es erkranken auch immer mehr junge, relativ schlanke Menschen an einer Fettleber. In den USA spricht man von TOFIS, eine Abkürzung für »thin outside, fat inside«, also »außen dünn, innen fett«. Da die Anzeichen für eine Fettleber lange Zeit unspezifisch sind, werden sie oft erst dann erkannt, wenn der Zustand der Leber schon sehr schlecht ist. Dann allerdings ist der Stoffwechsel schon gewaltig aus der Balance geraten und Erkrankungen wie Herz-Kreislauf-Krankheiten und Diabetes sind die biologische Folge. Kommt zur Verfettung eine Entzündung dazu, steigen die Risiken für

schwere Erkrankungen deutlich an. Je nach familiärer, also genetischer Disposition kann es zu Autoimmunerkrankungen oder neurologischen Erkrankungen kommen.

## Meisterin der Regeneration

Glücklicherweise ist die Leber das Organ mit der größten Selbstheilungskraft in unserem Körper! Es klingt unglaublich, aber **in nur 9 Tagen** können Sie bereits etwas Gutes für Ihre Leber, Ihren Stoffwechsel und Ihr gesamtes Wohlbefinden tun, das nicht nur spürbar ist, sondern sogar messbar im Labor. Dr. Robert Lustig, ein US-amerikanischer Kinderarzt und Professor für Neuroendokrinologie an der Universität von Kalifornien konnte in einer Studie nachweisen, dass sich Leber- und Cholesterin-Werte schon nach 9 Tagen, in denen die Probanden keinen Zucker zu sich nahmen, deutlich verbesserten und sogar der Blutdruck sich normalisierte.

Das soll freilich nicht heißen, dass Sie nur 9 Tage zuckerfrei leben müssen und danach zu ihrer gewohnten kohlenhydrat- und zuckerhaltigen Ernährung zurückkehren können. Wenn Sie wirklich etwas für Ihre Gesundheit tun möchten, führt kein Weg an einer langfristigen Ernährungsumstellung und wahrscheinlich auch an ein paar Änderungen Ihres Lebensstils vorbei. Doch 9 Tage können ein **»Gamechanger«** in Ihrem Leben sein, also der entscheidende Impuls, der Sie davon überzeugt, dass es gar nicht so schwer ist, sich von ungesunden Gewohnheiten zu verabschieden – und dass es sich lohnt. Denn die Leber, soviel wissen wir heute, ist nicht nur das Schlüsselorgan für alle Zivilisationskrankheiten, sondern im Umkehrschluss das entscheidende Organ für unsere Gesundheit und unser allgemeines Wohlbefinden.

### Lernen Sie Ihre Leber kennen

Wenn Sie möchten, können Sie natürlich gleich mit der 9-Tage-Leberkur starten. Damit Sie aber auch nach Ihrer Kur am Ball bleiben, sollten Sie sich auch ein wenig Zeit nehmen, sich mit der Funktionsweise Ihrer Leber zu beschäftigen. Denn wenn Sie verstehen, was das Wunderorgan Leber alles kann und wie es in Verbindung steht mit anderen Organen wie dem Darm, der Gallenblase, dem Gehirn, aber auch der Muskulatur und den Augen, wird Ihnen das **den ein oder anderen Aha-Moment** bescheren, den Sie nicht mehr vergessen. Auch die Feinde der Leber sollten Sie genauer ins Visier nehmen, um in Zukunft einen weiten Bogen um sie machen zu können. Und außerdem ist es uns wichtig, Ihnen die Grundlagen einer gesunden Ernährung und Lebensweise etwas näher vorzustellen. Damit können Sie Ihre Leber und Ihren Stoffwechsel regulieren und nachhaltig heilen. Ihre Leber wird es Ihnen danken und Sie mit Wohlbefinden und Leistungsfähigkeit belohnen!

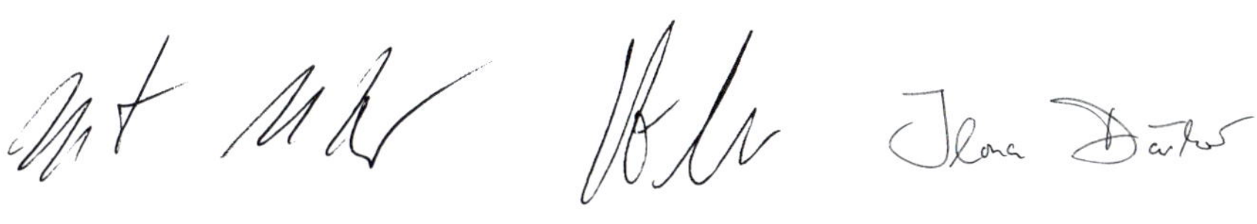

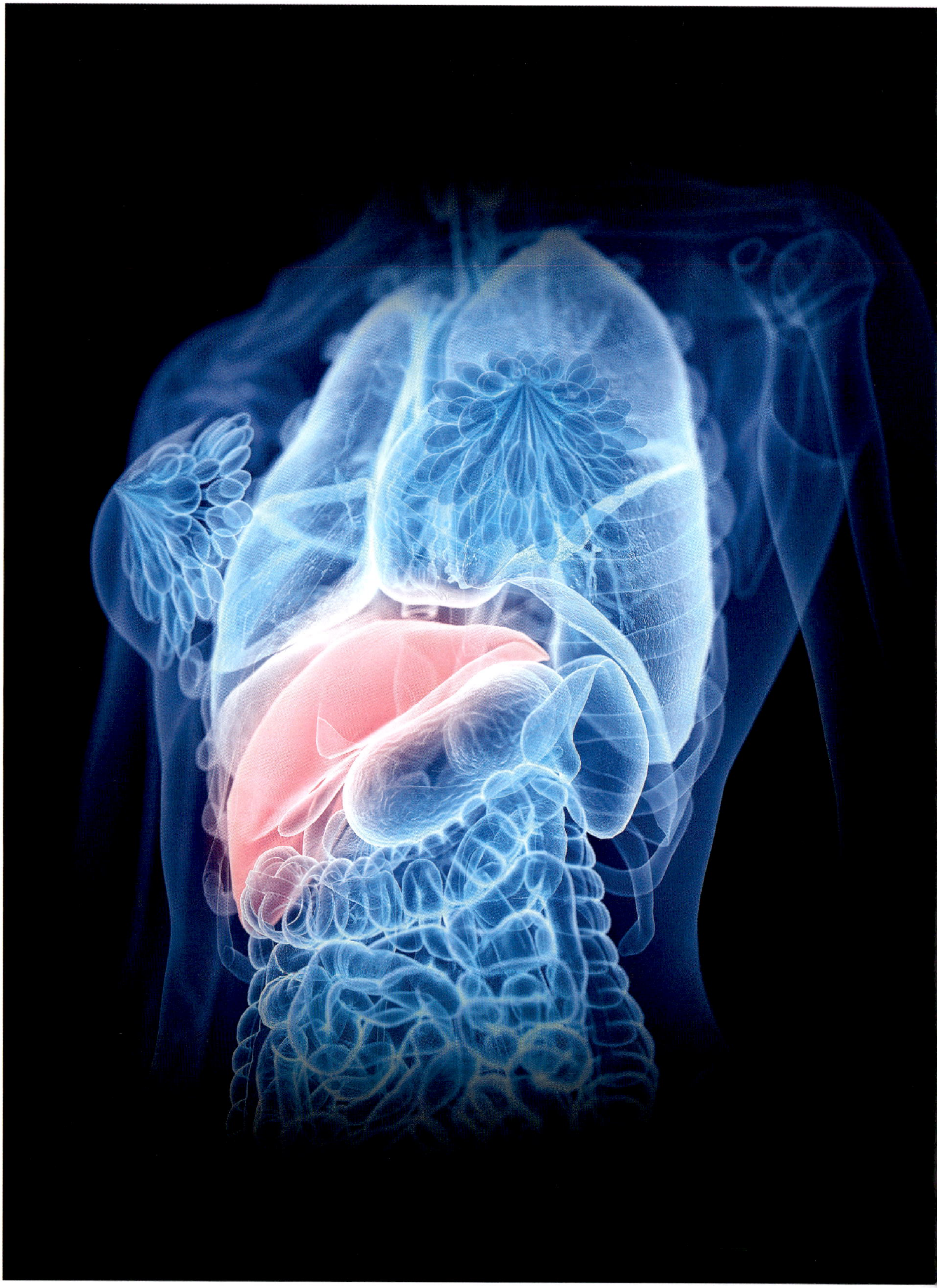

# Die Leber – die Königin des Stoffwechsels

Die Leber ist das zentrale Steuerorgan unseres Stoffwechsels und ein Kraftwerk für unseren Körper. Sie ist ein wahres Multitalent, ohne das wir nicht leben können! Ihr werden über 500 lebenswichtige Aufgaben nachgesagt, darunter auch die Steuerung unserer Lebensenergie im gesamten Organismus.

# DIE LEBER – EIN MULTITALENT

**Ohne eine funktionierende Leber könnten wir nicht leben! Sie steuert unseren gesamten Stoffwechsel, ist unser Nährstoffspeicher, unsere Hormonfabrik, Körper-Apotheke, Klär- und Recyclinganlage und vieles mehr …**

## Zentralorgan des Stoffwechsels

Es ist fast unglaublich, was die Leber alles kann, wenn sie gesund ist. Sie reguliert unseren Stoffwechsel und kontrolliert, was rein darf in unseren Organismus und was nicht. Sie scheidet aus und entgiftet, baut Nährstoffe um und wieder auf, speichert für Notzeiten und das ist noch längst nicht alles. Wissenschaftlich bestätigt wurden bereits über 500 lebenswichtige Aufgaben. Vermutet wird, dass es noch deutlich mehr sind. Wir beschränken uns hier auf ihre wichtigsten Funktionen:

- Die Leber ist das zentrale Steuerorgan unseres Stoffwechsels und ein Kraftwerk für unseren Körper. Alles, was wir zu uns nehmen, wird als Erstes von der Leber daraufhin überprüft, ob es für unseren Körper tauglich ist.
- Sie identifiziert Schadstoffe und Gifte, filtert sie aus dem Blut heraus und sorgt dafür, dass sie über die Nieren oder mit der Galle über den Darm ausgeschieden werden.
- Sie wandelt Nährstoffe um und reguliert unseren Kohlenhydrat-, Fett- und Eiweißstoffwechsel.
- Sie produziert täglich fast einen Liter Gallenflüssigkeit und unterstützt damit die Fettverdauung.
- Sie speichert wichtige Nährstoffe wie Zucker, Fette, Vitamine und Mineralstoffe, die uns im Falle eines Mangels zur Verfügung stehen.
- Sie unterstützt das Immunsystem mit körpereigenen Proteinen wie zum Beispiel Albumin.
- Sie spielt eine entscheidende Rolle bei der Blutbildung und reguliert die Blutgerinnung.
- Sie steuert unsere Hormone wie zum Beispiel Östrogen, Testosteron, aber auch Insulin.

### Schwerstes Organ und größte Drüse

Mit anderthalb bis zwei Kilogramm Gewicht ist die Leber das schwerste Organ unseres Körpers und außerdem die größte Drüse. Wenn Sie eine Hand direkt unterhalb des rechten Rippenbogens auflegen, sollten Sie Ihre Leber leicht ertasten können. Sie liegt horizontal im rechten Bauchraum, direkt unterhalb des Zwerchfells, mit dem sie verbunden ist. Die Leber besteht aus zwei sogenannten Lappen, wobei der größere rechte Leberlappen an der rechten Bauchwand anliegt, während der kleinere linke Leberlappen fast bis zur Milz in den linken Oberbauch hineinreicht und dort den Magen überdeckt (siehe Abbildung Seite 9). Als einziges Organ wird die Leber von zwei Blutgefäßen versorgt: Die Pfortader und die Leberarterie treten an der Unterseite in die Leber ein und versorgen sie mit Sauerstoff für zahlreiche Stoffwechselvorgänge. Pro Minute fließen etwa anderthalb Liter Blut durch die Leber, das ist mehr als ein Viertel des Blutes, das vom Herzen in den Kreislauf gepumpt wird. Nur zum Vergleich: Bei unserem ebenfalls gut durchbluteten Gehirn ist es nur ein Sechstel.

### Über zwei Kreisläufe mit Lunge und Herz verbunden

Das sauerstoffarme Blut aus den Verdauungsorganen sammelt sich in der Pfortader und transportiert Nährstoffe und Abbauprodukte am großen Kreislauf vorbei direkt zur Leber. Innerhalb der Leber spalten sich die Leberarterie und die Pfortader auf in die unzählig vielen kleinen Verästelungen der sogenannten Leberläppchen. Wenn die Leberzellen das Blut verarbeitet haben, fließt es in den rechten Herzvorhof und von dort aus weiter zur Lunge (über den sogenannten kleinen Blutkreislauf), wo es mit Sauerstoff angereichert wird. Das nährstoffreiche Blut wird dann wieder zurück ins Herz und über den großen Blutkreislauf in den ganzen Körper gepumpt, sodass alle Organe – und natürlich auch die Leber – damit versorgt werden.

### Leber und Gallenblase – wie eine Einheit

Wie ein Anhängsel befindet sich unten am rechten Leberlappen die Gallenblase. Von der Gallenflüssigkeit, die die Leber kontinuierlich produziert, fließt ein Teil über Gallenkanälchen stetig in den Zwölffingerdarm. Ein anderer Teil wird in der Gallenblase etwa zehnfach konzentriert und steht dann zur Verfügung, wenn wir etwas besonders Fettreiches gegessen haben.

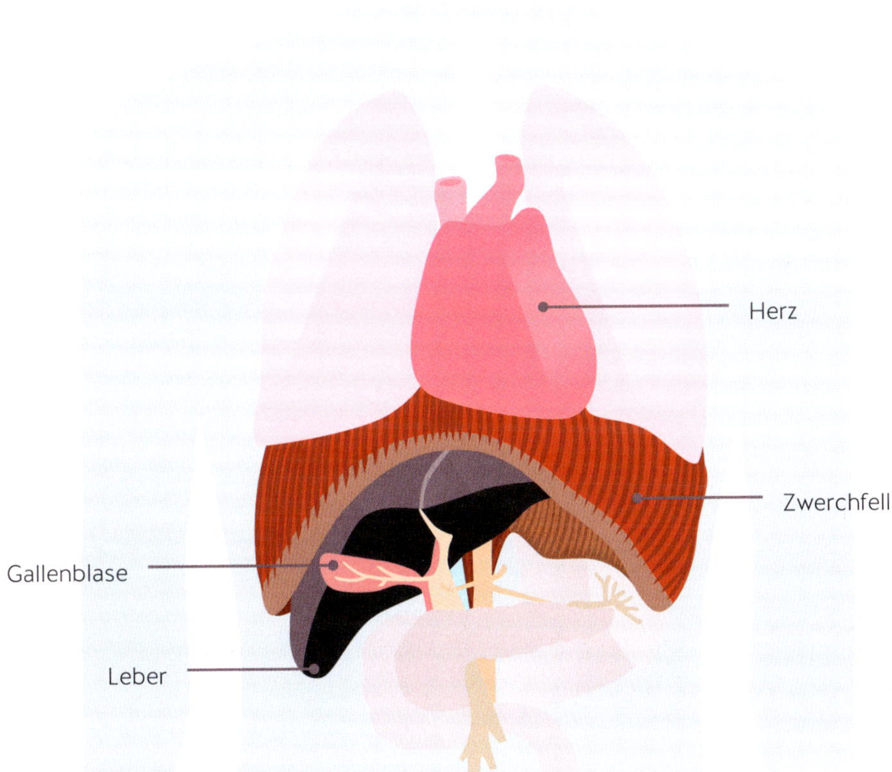


*Die Leber ist mit rund eineinhalb Kilogramm das größte innere Organ des Menschen und liegt im rechten Oberbauch, gleich unter dem Zwerchfell und in unmittelbarer Nähe zum Rippenbogen.*

## Fettstoffwechsel: Auf- und Abbau von Cholesterin

Lange Zeit war man der Meinung, es sei neben dem Alkohol vor allem eine zu fettreiche Nahrung, die der Leber zu schaffen mache. Insbesondere cholesterinreiche Nahrungsmittel sollte man unbedingt meiden. Mittlerweile ist diese Auffassung überholt. Ein zu hoher Cholesterinspiegel gilt zwar immer noch als Risikofaktor für Herz-Kreislauf-Erkrankungen, insbesondere für einen Herzinfarkt oder einen Schlaganfall, doch man betrachtet das Ganze deutlich differenzierter, denn Cholesterin ist nicht gleich Cholesterin. Man unterscheidet zwei Arten:

- Beim LDL-Cholesterin, dem sogenannten »schlechten Cholesterin«, handelt es sich um Cholesterin, das von der Leber in den Körper transportiert wird, wo es für viele Aufgaben genutzt wird. Überschüssiges LDL-Cholesterin kann aber auch abgelagert werden. Ein hoher LDL-Wert gilt deshalb als erhöhtes Risiko für Herz-Kreislauf-Erkrankungen.
- Beim HDL-Cholesterin, dem »guten Cholesterin«, wird hingegen überschüssiges Cholesterin aus dem Körper aufgenommen und zur Leber befördert, wo es abgebaut und mit der Gallenflüssigkeit ausgeschieden wird. Ein hoher HDL-Wert kann deshalb sogar günstig sein.

Unser Superorgan Leber kann also Fettsäuren und Cholesterin sowohl auf- als auch abbauen. Wie oben erklärt, braucht die Leber Cholesterin, um die unentbehrlichen Gallensäuren zu bilden, und schlauerweise hat die Natur es so eingerichtet, dass der Körper und maßgeblich die Leber selbst Cholesterin produzieren kann.

## Kohlenhydratstoffwechsel: Regulierung des Blutzuckerspiegels

Beim Kohlenhydratstoffwechsel, umgangssprachlich oft auch Zuckerstoffwechsel genannt, arbeitet die Leber eng mit der Bauchspeicheldrüse zusammen. Die Kohlenhydrate (Mehrfachzucker), die wir in Form von Brot, Nudeln, Kartoffeln oder auch Süßigkeiten zu uns nehmen, werden von der Bauchspeicheldrüse und der Darmwand mittels ihrer Enzyme vor allem in Glukose und Fruktose (Einfachzucker) zerlegt, die dann über das Pfortaderblut in die Leber fließen.

Die wirklich anspruchsvolle, komplizierte Aufgabe, den Blutzuckerspiegel zu regulieren, übernimmt schließlich die Leber. Dazu wandelt sie die Glukose um in Glykogen, die Speicherform des Zuckers. Nehmen wir längere Zeit keine Nahrung zu uns, springt die Leber ein, wandelt das Glykogen wieder um in Glukose und versorgt den Körper damit. Insbesondere unser Gehirn ruft bald nach Nachschub, wenn der Zucker knapp wird. Aber die Leber kann noch mehr: Wenn wir länger fasten, geht sie an die Fett- und Proteindepots ran und verwandelt auch Fett- und Eiweißbausteine in Glukose.

Ganz allein muss die Leber diese Aufgabe allerdings nicht meistern, denn die Bauchspeicheldrüse steht ihr zur Seite und bildet ihrerseits das Hormon Insulin, wenn die Leber Glykogen herstellen soll. Wenn alles gut läuft, sorgt das Insulin zuverlässig dafür, dass der Zuckerspiegel sinkt. Kommt der Körper in einen Mangelzustand und hat keine Zuckerreserven mehr, bildet die Bauchspeicheldrüse den Gegenspieler des Insulins, das Hormon Glukagon. Es sorgt für die Freisetzung von Glukose aus den Speichern von Leber und Muskeln. Im Grunde sind Insulin und Glukagon ein perfektes Team, doch es gibt da noch ein weiteres Hormon, das wir in Stresssituationen ausschütten, nämlich Cortisol. Fühlen wir uns überfordert, bedroht oder wodurch auch immer gestresst, gibt unser Gehirn, genauer gesagt unser Hypophysenvorderlappen, den Befehl an die Nebennierenrinde, dieses Stresshormon auszuschütten.

### Stress und Kohlenhydrate – Gift für die Leber

Cortisol veranlasst wiederum die Leber, Glykogen, also den Speicherzucker, in Glukose umzuwandeln, damit uns für die Gefahrensituation schnell Energie zur Verfügung steht. Das war zu Zeiten unserer Vorfahren, die sich dem Kampf mit einem Gegner eines anderen Stammes stellen oder dem Säbelzahntiger entkommen mussten (Fight-or-flight-Reaktion), ein absolut angemessener Schachzug unseres Körpers.

Heutzutage allerdings sind körperliche Reaktionen, die viel Energie erfordern, in Stresssituationen eher weniger gefragt. Wir prügeln uns selten und rennen meist auch nicht davon, sondern bleiben unbeweglich auf unserem Bürostuhl oder wo auch immer sitzen, obwohl unser Stoffwechsel auf Hochtouren läuft. Wir bleiben im wahrsten Sinne des Wortes auf unserer Stressenergie sitzen. Weil die Glukose auf diese Weise aber nicht verbrannt werden kann, ist das Insulin gleich wieder zur Stelle, um Abhilfe zu schaffen und den Blutzuckerspiegel zu senken. Dies geschieht nun allerdings so schnell, dass der Blutzuckerspiegel in den Keller geht und wir Heißhungerattacken bekommen. Ein Teufelskreis, der zu der gefürchteten Insulinresistenz führen kann! Wir kommen darauf im nächsten Kapitel noch ausführlich zu sprechen.

Zunächst aber zu einer weiteren Fähigkeit der Leber, die ihr selbst zum Verhängnis werden kann: Wenn wir mehr Kohlenhydrate zu uns genommen haben, als unser Körper für seinen Energiehaushalt braucht, und die Glykogenspeicher voll sind, wandelt die Leber das überschüssige Glykogen in Fette um. Das überschüssige Fett landet zunächst im Unterhautfettgewebe, dann aber zwischen den Organen und eben auch in der Leber. Ahnen Sie jetzt, warum Sie Ihren Kohlenhydratkonsum einschränken sollten, wenn Sie die Tendenz zu einer Fettleber haben oder diese bereits diagnostiziert wurde?

## Eiweiß-Stoffwechsel: Auf- und Umbau von Körpereiweiß

Die Leber verstoffwechselt täglich etwa 400 Gramm Eiweiß und sorgt außerdem dafür, dass der Eiweißspiegel im Blut stabil bleibt – eine lebenswichtige Funktion für unseren Körper! Denn Eiweiße (Proteine) beeinflussen wichtige Funktionen im Körper. Unsere Muskeln bestehen zu etwa 20 Prozent aus Proteinen, weshalb viele Sportler sich zusätzlich zu einer proteinreichen Ernährung noch Eiweißpulver zu Gemüte führen. Das Eiweiß, das wir mit unserer Nahrung zu uns nehmen, wird im Magen-Darm-Trakt zu den verschiedenen Aminosäuren abgebaut. Aus diesen sogenannten proteinogenen Aminosäuren baut die Leber Körpereiweiße, die ständig erneuert werden müssen. Da ist also echt was los! In der Leber, der Bauchspeicheldrüse und im Blut erneuern sie sich etwa alle zehn Tage, in der Muskulatur etwa alle 100 Tage. Die Aminosäuren, die bei diesem Prozess verloren gehen, werden von der Leber und den Nieren abgebaut. Dabei entsteht der für die Zellen schädliche Ammoniak, der deshalb an Harnstoff gebunden und über den Urin ausgeschieden wird.

Ein besonders wichtiges Eiweiß ist das Transportprotein Albumin, das unter anderem den Druck in den Blutbahnen aufrechterhält und auf diese Weise dafür sorgt, dass keine Ödeme (Flüssigkeitsansammlungen) in den Beinen oder in der Bauchhöhle entstehen. Auch die Gerinnungsfaktoren im Blut sind Aminosäuren, die in der Leber gebildet werden. Doch nicht alle Aminosäuren kann unser Körper selbst herstellen. Es gibt neun sogenannte essenzielle Eiweiße, die wir mit unserer Nahrung zu uns nehmen müssen. Insbesondere bei einer Low-Carb-Ernährung ist es wichtig, auf eine eiweißreiche Kost zu achten. Bekommt der Körper nämlich zu wenig Kohlenhydrate, baut er Körpereiweiß ab, um aus den Aminosäuren Glukose zu bilden.

## Depot für Mikronährstoffe

Die Leber speichert nicht nur Kohlenhydrate, Fette und Eiweiße (sogenannte Makronährstoffe), sondern auch Vitamine und Mineralstoffe (Mikronährstoffe), die sie bei Bedarf freisetzt. Dazu zählen etwa Spurenelemente wie Zink, Kupfer, Eisen und Mangan sowie die fettlöslichen Vitamine A, $B_{12}$, E und K. Von manchen Mikrostoffen kann die Leber sogar so große Depots anlegen, dass sie über Jahre reichen. Eine Mangelernährung mit Vitamin $B_{12}$ bei Vegetariern oder Veganern hat deshalb oft erst nach vielen Jahren gesundheitliche Folgen.
Auch beim Eisenstoffwechsel spielt die Leber eine wichtige Rolle, indem sie es einerseits speichert und andererseits dabei hilft, es zu erneuern. Dafür baut sie Hämoglobin (den Blutfarbstoff der roten Blutkörperchen) zu Bilirubin (eine gelbliche Substanz) ab, und dabei wird Eisen frei. Die Leber koppelt das Eisen dann an das Eiweißmolekül Transferrin, mit dessen Hilfe das Eisen zurück ins Knochenmark transportiert werden kann. Dort wird es schließlich wieder in die sich neu bildenden roten Blutkörperchen eingebaut.

## Entgiftungszentrale

Die Leber ist ein sagenhaft gutes Entgiftungsorgan. Mithilfe von Enzymen baut sie Gifte in ihren Zellen um und leitet sie über die Gallensäfte oder über die Nieren aus. Die Leber baut durchschnittlich etwa 0,15 Promille Alkohol pro Stunde ab (bei Frauen etwas weniger, bei Männern etwas mehr) und zerlegt Medikamente in kleinere Bestandteile, die über die Galle ausgeschieden werden können. Aus dem Ammoniak, das beim Abbau von Eiweiß in der Leber entsteht, macht sie Harnstoff und leitet diesen zur Ausscheidung an die Nieren weiter. Unsere Leber meistert diese Aufgabe hervorragend, doch auch sie kommt an ihre Grenzen, wenn wir zu viele Medikamente oder andere Giftstoffe zu uns nehmen.

## VORSICHT MIT MEDIKAMENTEN

Meist ist die Dosis entscheidend dafür, ob ein Medikament heilend oder giftig wirkt. Solange man die vorgeschriebene Dosis und Therapiedauer einhält, ist eine toxische Wirkung relativ selten. Wird die Dosis jedoch über einen längeren Zeitraum erhöht, sieht die Sache allerdings anders aus.

Besonders tückisch in dieser Hinsicht können frei verkäufliche Schmerzmittel wie Diclofenac, Ibuprofen oder Paracetamol sein. Hier gilt nicht »viel hilft viel«, sondern das Gegenteil. Abgesehen davon, dass diese Mittel ihre positive schmerzlösende Wirkung verlieren und sogar selbst zu Kopfschmerzen führen können, sind sie für die Leber äußerst schädlich, wenn sie dauerhaft eingenommen werden.

Vorsicht auch bei den nichtsteroidalen Antirheumatika (NSAR) und Antibiotika, die über die Leber verstoffwechselt werden. Wenn Sie solche Medikamente einnehmen müssen, lassen Sie Ihre Leberwerte möglichst regelmäßig kontrollieren. Das gilt auch, wenn Sie viele verschiedene Medikamente zu sich nehmen; fragen Sie hier nach möglichen Wechselwirkungen.

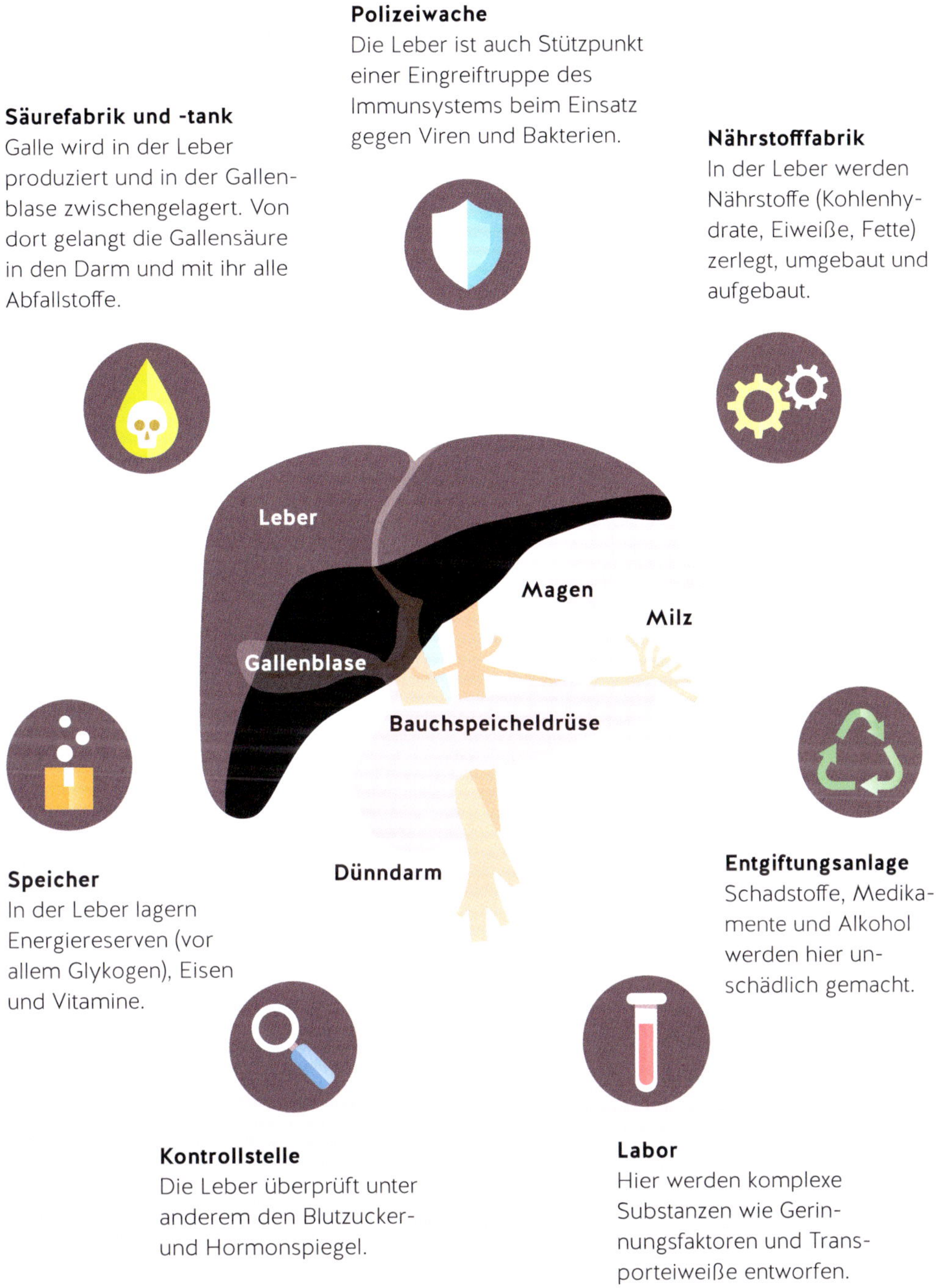


*Die Leber spielt bei allen Stoffwechselprozessen eine zentrale Rolle. Mithilfe von bestimmten Proteinen, Abwehrstoffen und der Galle ist sie das Hauptentgiftungsorgan.*

# DIE LEBER AUS DER SICHT DER TRADITIONELLEN CHINESISCHEN MEDIZIN

**Ein Blick auf die Traditionelle Chinesische Medizin (TCM) kann uns helfen, die Funktionen der Leber ganzheitlich zu begreifen. Auch wenn wir heutzutage andere Erklärungen dafür haben, ist doch unbestritten, dass unser Stoffwechsel in Wechselwirkung mit unseren Emotionen und unserer geistigen Verfassung steht.**

## Die Leberenergie: Planung und freie Entfaltung

Wenn man in der TCM von der Leber spricht, hat das nur wenig mit den Organen zu tun, wie wir sie in der westlichen Medizin kennen. Vielmehr geht es um bestimmte energetische Funktionen auf körperlicher, seelischer und geistiger Ebene, die der Leber und der mit ihr verbundenen Gallenblase zugeschrieben werden. Einige deutsche Sprichwörter zeigen, dass es solche Vorstellungen auch in unserer Kultur gab. So sprechen wir davon, dass jemandem »wohl eine Laus über die Leber gelaufen« sei, wenn er ärgerlich, genervt oder wütend reagiert. Wenn jemandem »die Galle überläuft« oder er gar »Gift und Galle spuckt«, kann er seinen Zorn nicht mehr zügeln, sondern reagiert extrem aggressiv. Die »beleidigte Leberwurst« zieht sich zurück, frisst den Ärger in sich hinein, ohne ihn klar zum Ausdruck zu bringen. Wer hingegen »frei von der Leber weg spricht« lässt seinen Gedanken und Gefühlen freien Lauf. Und schließlich sagt ein altes Sprichwort: »Wer sein Herz ausschütten kann, dem wird die Galle nicht überlaufen.«

Interessanterweise passen diese Sprichwörter durchaus zu den Charakteristika der Leber in der Traditionellen Chinesischen Medizin. Sie zeichnet sich dort durch ein hohes Energiepotenzial aus, das sich entfalten möchte. So werden auch unsere Fähigkeiten, Pläne zu schmieden, Visionen zu entwickeln oder Entscheidungen zu treffen, mit ihr in Verbindung gebracht. Unsere Fantasie und Kreativität liegen in der Energie der Leber begründet, aber eben auch Wut und Ärger, wenn diese Energie blockiert wird oder nicht gut reguliert werden kann.

### Die Leber steuert unsere gesamte Energie

Sie erinnern sich sicher daran, dass die Leber in der westlichen Medizin als Zentralorgan des Stoffwechsels bezeichnet wird, das unzählig viele Prozesse in unserem Körper reguliert. Im Neijing, einem alten chinesischen Text, heißt es: »Die Leber gleicht einem militärischen Führer, der sich durch strategische Planung hervortut; die Gallenblase ist der Stellung eines hochgestellten und korrekten Beamten vergleichbar.« Die Leber steuert unsere

Lebensenergie (chinesisch: Qi) im gesamten Organismus, bewegt das Blut, andere Körperflüssigkeiten und Nährstoffe und befeuchtet alle Gewebe.
Die Dynamik der Leber entwickelt sich zwischen den Polen Planung beziehungsweise Struktur und freie Entfaltung. Da Spontaneität und freie Entfaltung in unserer Gesellschaft oft behindert und Planung und Kontrolle übermäßig gefordert werden, ist es kein Wunder, dass eines der Hauptprobleme der Leber darin besteht, dass ihre Lebensenergie nicht frei fließen kann. Leber-Qi-Stagnation ist eine der häufigsten Diagnosen, die in der TCM gestellt werden.
Auf körperlicher Ebene äußern sich Probleme von Leber und Gallenblase unter anderem in Muskelverspannungen, Kopfschmerz, Migräne, aber auch in Menstruations- und Verdauungsbeschwerden.
Die mit der Leber verbundene Emotion ist die Wut. Ein Mensch, dessen Leberenergie gestört ist, wird entweder häufig und unkontrolliert wütend oder er zeichnet sich im Gegenteil durch eine Unfähigkeit, seine Wut auszudrücken, aus.
Die wichtigsten Funktionen der Leber in der TCM:

- Blutspeicherung und -regulation
- Regulation des Energieflusses
- Versorgung der Sehnen und Bänder
- Versorgung der Augen beziehungsweise der Sehkraft
- Lebensplanung, Entscheidungsfindung
- Kreativität, Fantasie, Spontaneität
- Wut und Kontrolle
- angemessener Ausdruck von Emotionen

### Was der Leber schadet und was ihr guttut

Eine Hauptursache dafür, dass die Leberenergie sich staut und nicht mehr gut fließen kann, ist der tägliche Stress. Anspannung, Hektik, aber auch emotionale Überforderung, psychische Probleme sowie Blutmangel und falsche Ernährung sind es, die dazu führen, dass die Leber ihre Aufgaben nicht mehr richtig erfüllen kann. Interessanterweise deckt sich das zu einem Großteil damit, was wir auch in der westlichen Medizin über die Ursachen für Leberprobleme wissen.
Doch wir können unsere Leber unterstützen beziehungsweise wieder ins Gleichgewicht bringen, indem wir Folgendes tun:

- andauernden Stress und fortlaufende Hektik vermeiden
- moderate Bewegung und Sport
- Entspannungsübungen wie Meditation, Qigong, Tai-Chi-Chuan
- sich viel in der Natur aufhalten; Waldspaziergänge
- ausgewogene Ernährung
- auf Darmgesundheit achten
- Raum für Kreativität und Spontaneität
- für emotionale Balance und »Seelenhygiene« sorgen

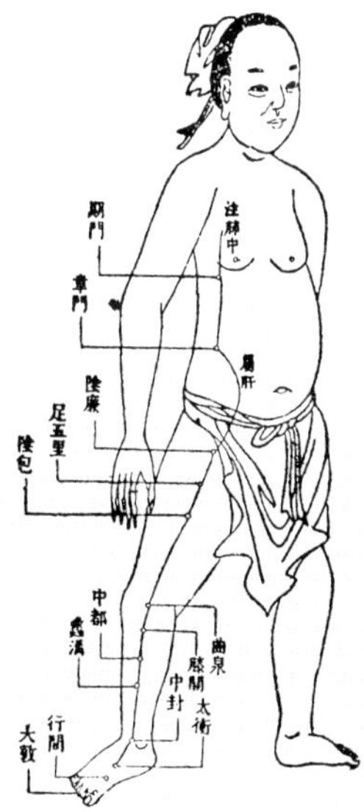


*Eine der bedeutendsten Leitbahnen für die Lebensenergie (Qi) in unserem Körper ist der Lebermeridian.*

# DIE LEBER LEIDET STILL

**Da die Leber keine Nervenzellen besitzt, die Schmerz weiterleiten könnten, werden Störungen und Erkrankungen meist erst dann bemerkt, wenn sie schon ziemlich weit fortgeschritten sind und sich etwa im Blutbild bemerkbar machen.**

## Unspezifische Anzeichen

Bis man eine Fettleber über die Leberwerte feststellen kann, vergeht leider eine ganze Weile. Zwar könnte man Vergrößerungen der Leber mit einer Ultraschalluntersuchung schon frühzeitig erkennen, doch wer kommt schon auf die Idee, eine solche Untersuchung durchführen zu lassen, solange er sich gesund und fit fühlt?
Erhöhter Blutdruck, erhöhte Blutfett- beziehungsweise schlechte Cholesterinwerte, erhöhte Nüchternblutzuckerwerte können natürlich auch ganz andere Ursachen haben, aber auch Anzeichen einer Fettleber sein. Sogar Herzrhythmusstörungen können von einer Fettleber verursacht werden, weil sie die Pumpfunktion des Herzens beeinträchtigt. Hier sollten Sie Ihren Arzt ruhig darum bitten, auch einmal Ihre Leber zu untersuchen. Vielleicht liegt ja hier die wahre Ursache für Ihre Beschwerden. Die häufigsten Anzeichen einer Fettleber sind allerdings Müdigkeit und Erschöpfung sowie Völlegefühl im Oberbauch und ein nach vorne gewölbter, praller Bauch.

### Müdigkeit und Energiemangel

Wer häufig müde ist, schlecht schläft, unter Antriebsschwäche leidet und sich schlecht konzentrie-

## Mögliche Symptome einer Fettleber im Überblick

- Druckgefühl im Oberbauch
- Dicker, praller Bauch (»Bierbauch«)
- Magen-Darm-Probleme (Blähungen, Verstopfung, Unverträglichkeiten)
- Übelkeit
- Appetitlosigkeit
- Unverträglichkeit von Fett und Alkohol
- Müdigkeit und Erschöpfung
- Schlaflosigkeit oder Schlafprobleme
- Kurzatmigkeit
- »Gehirnnebel«, Konzentrations- und Gedächtnisstörungen
- Migräne
- Prämenstruelles Syndrom
- Hautprobleme (Juckreiz, Akne, Ekzeme)
- Bluthochdruck
- Erhöhte Blutfettwerte (Cholesterinspiegel)
- Herzrhythmusstörungen

ren kann, muss deshalb noch keine Lebererkrankung haben. Bestehen aber gleichzeitig Risikofaktoren wie Übergewicht, Diabetes oder Bluthochdruck, sollte man seine Leberwerte schon mal kontrollieren lassen, um abzuklären, wie es um die Leber steht. Denn auffällige Müdigkeit und Abgeschlagenheit gelten als der »Schmerz der Leber« und eines der wichtigsten Anzeichen. Auch Depressionen können in Verbindung mit einer Erkrankung der Leber stehen.

### Völlegefühl im Oberbauch

Es ist kein richtiger Schmerz, aber doch ein unangenehmes Druck- und Völlegefühl, das viele Patienten spüren, die an einer Fettleber leiden. Das liegt daran, dass die bindegewebsartige Umhüllung der Leber sensible Nervenenden besitzt, die unangenehme Empfindungen im rechten Oberbauch auslösen können, wenn die Leber sich durch die Verfettung vergrößert. Kommt zur Verfettung noch eine Entzündung dazu, entstehen deutliche Schmerzen im Oberbauch.
Neben Blähungen und Magenschmerzen können auch Wassereinlagerungen im Bauchraum entstehen. Der pralle Bauch kann sich vorwölben, womöglich zeichnen sich sogar die Venen um den Nabel herum ab (Caput medusae).

### Fettansammlungen am Bauch

Ob eine Fettansammlung eher harmlos oder gesundheitlich bedenklich ist, zeigt sich schon von außen: Es ist der nach vorne gewölbte Bauch – oft auch als »Bierbauch« bezeichnet –, der beim »Apfeltyp«, häufiger bei Männern, aber auch bei Frauen, vorkommt. Wie Sie Ihren Body-Mass-Index (BMI) und Ihre Waist-to-Hip-Ratio (WHR) berechnen, erfahren Sie im nächsten Kapitel über die Feinde der Leber (siehe Seite 26). Beide Formeln geben Hinweise darauf, wie hoch Ihr Gesundheitsrisiko aufgrund von Übergewicht ist.

## Diagnose der Nichtalkoholischen Fettleber

### GGT, GOT, GPT – die Leberwerte

Eindeutig lässt sich eine Fettleber aufgrund der Blutwerte leider nicht identifizieren. Es kann vorkommen, dass die Blutwerte sich im Normalbereich bewegen und trotzdem eine Fettleber vorliegt. In den meisten Fällen allerdings sind die Leberwerte schon erhöht. Deshalb hier ein kleiner Exkurs zur Interpretation dieser Werte:
Keine Sorge, Sie müssen sich das nicht merken, aber so lauten die Abkürzungen für die drei wichtigsten Leberwerte. Dazu kommen dann noch der Bilirubin- und der Albuminwert, auf die wir hier aber nicht weiter eingehen müssen.
**GGT** steht für **Gamma-Glutamyltransferase**, ein Enzym, das an die Membran der Leberzellen gebunden ist und schon bei leichten Leberschäden ansteigt. Ist nur dieser Wert erhöht, liegt wahrscheinlich eine reine Fettleber vor.
Bei **GOT** und **GPT** handelt es sich ebenfalls um Enzyme, die aber im Inneren der Leberzellen zu finden sind. Sind deren Werte erhöht, spricht das schon für schwerere Leberschäden (Zellzerstörung!), also für eine chronische Leberentzündung.

### Ultraschall – ein Blick hinein in den Bauch

Die Sonografie, landläufig Ultraschalluntersuchung genannt, ist das am häufigsten angewandte bildgebende Untersuchungsverfahren, mit dem man innere Organe schmerz- und nebenwirkungsfrei betrachten kann. Bei der Lebersonografie untersucht man Leber, Gallenblase und Gallengang. Der Ultraschall ist die beste Methode, um Veränderungen an diesen drei Organen festzustellen. Bei Gelbsucht, erhöhten Leberwerten in einer Blutuntersuchung oder Aszites (Wasser im Bauch) wird deshalb stets eine Sonografie gemacht. Auch Gallensteine

sieht man gut im Ultraschall. Bei Lebertumoren oder langwierigen Leberkrankheiten setzt man die Lebersonografie zur laufenden Kontrolle ein.
Es hängt allerdings vom Grad der Leberverfettung ab, wie aussagekräftig die Ultraschalluntersuchung ist. Entzündungen können mit ihr gar nicht erfasst werden, sehr milde Grade der Verfettung auch nicht mit Sicherheit.

### Weitere Untersuchungsmethoden

Mithilfe einer MRT (Magnetresonanztomografie) können zwar schon geringe Grade der Leberverfettung erkannt werden. Da sie sehr teuer ist und Entzündungen auch mit ihr nicht festgestellt werden können, wird sie dennoch nur selten angewandt. Eine CT (Computertomografie), die ähnliche Ergebnisse wie die MRT hervorbringen kann, wird ebenfalls selten gemacht, da sie die Patienten mit Röntgenstrahlen belasten würde.
Häufiger wird mit sogenannten Scoring-Systemen gearbeitet, wobei der **Fatty-Liver-Index (Fettleber-Index)** am häufigsten verwendet wird. Um einzuschätzen, wie hoch die Wahrscheinlichkeit ist, dass jemand bereits an einer Fettleber erkrankt ist oder zumindest eine starke Tendenz dazu hat, benötigt man folgende Werte:

- BMI (siehe Seite 26)
- Bauch-/Taillenumfang
- Triglyzeridwerte
- Gamma-GT-Werte

Wenn Sie Ihre Laborwerte kennen, können Sie Ihren Fettleber-Index auch selbst berechnen.

## Gute Werte der Leber

| Wert | bei Männern | bei Frauen |
|---|---|---|
| ASAT oder GOT | weniger als 45 U/l | weniger als 35 U/l |
| ALAT oder GPT | weniger als 40 U/l | weniger als 35 U/l |
| GGT | 40 U/l | weniger als 30 U/l |
| AP | weniger als 45 U/l | weniger als 35 U/l |
| Bilirubin gesamt | weniger als 1,1 mg/dl (18,8 µmol/l) | |
| direktes Bilirubin | weniger als 0,3 mg/dl (5,1 µmol/l) | |
| indirektes Bilirubin | weniger als 0,8 mg/dl (13,7 µmol/l) | |
| Cholinesterase | 4,9–12 kU/l | |
| bei Schwangerschaft oder Einnahme der Antibabypille | | 3,7–9,1 kU/l |

*Units pro Liter (U/l); Miligramm pro Deziliter (mg/dl); Mikromol pro Liter (µmol); Kilountis pro Liter (kU/l); Aspartat-Aminotransferase (ASAT); Glutamat-Oxalacetat-Transaminase (GOT); Alanin-Aminotransferase (ALAT); Glutamat-Pyruvat-Transaminase (GPT); Alkalische Phosphatase (AP); Normalwerte können je nach Messverfahren des Labors unterschiedlich sein. Laborbefunde sollten deshalb immer mit dem Arzt besprochen werden.*

## Von der Verfettung zur Entzündung

Man unterscheidet verschiedene Stadien der Leberverfettung (Steatosis hepatis). Normalerweise liegt der Fettgehalt der Leber unter fünf Prozent der Leberzellen.

- **Leichtgradige Fettleber**: Weniger als ein Drittel der Leberzellen sind übermäßig verfettet. Die Funktionsfähigkeit der Leber ist noch gut. Eine leichtgradige Fettleber ist relativ einfach in den Griff zu kriegen.
- **Mäßige Fettleber**: Weniger als zwei Drittel, aber mehr als ein Drittel der Leberzellen sind übermäßig verfettet. Die Leber schwillt an, es kommt zu ersten Entzündungsprozessen und Einschränkungen der Leberfunktionen.
- **Schwere Fettleber**: Mehr als zwei Drittel der Leberzellen sind übermäßig verfettet. Das Gewicht der immer mehr anschwellenden Leber kann sich verdoppeln. Die Entzündungen nehmen zu und aus der Fettleber wird eine Leberentzündung, genauer gesagt eine **nichtalkoholische Fettleberhepatitis (NASH)**. Durch diese Entzündungen werden die Leberzellen geschädigt, die Leber verliert ihre Elastizität und das Gewebe verhärtet (Fibrose). Dank der großen Regenerationsfähigkeit der Leber ist es sogar in diesem Stadium noch möglich, dass sie sich vollständig erholt und wieder heilt. Die Leber ist ja, wie Sie bereits wissen, ein Wunder in Sachen Selbstheilung. Allerdings schafft sie das nur, wenn die Betroffenen ihre Ernährung und ihre Lebensweise konsequent ändern. Tun sie dies nicht, sind die Folgen dramatisch.
- **Fettleberzirrhose**: Immer mehr Leberzellen werden zerstört, das Lebergewebe vernarbt und es bildet sich vermehrt Bindegewebe, das die Funktionen der Leber nicht mehr erfüllen kann. Dieser Zustand ist irreversibel und kann zu einem chronischen Leberversagen und letztlich zum Leberkoma führen. Rettung kann dann nur noch eine Lebertransplantation bringen. In den USA werden mittlerweile die meisten Lebertransplantationen aufgrund einer nicht-alkoholischen Fettleberzirrhose durchgeführt. Erst danach folgen die durch Alkohol vorursachte Leberzirrhose und Leberkrebs.

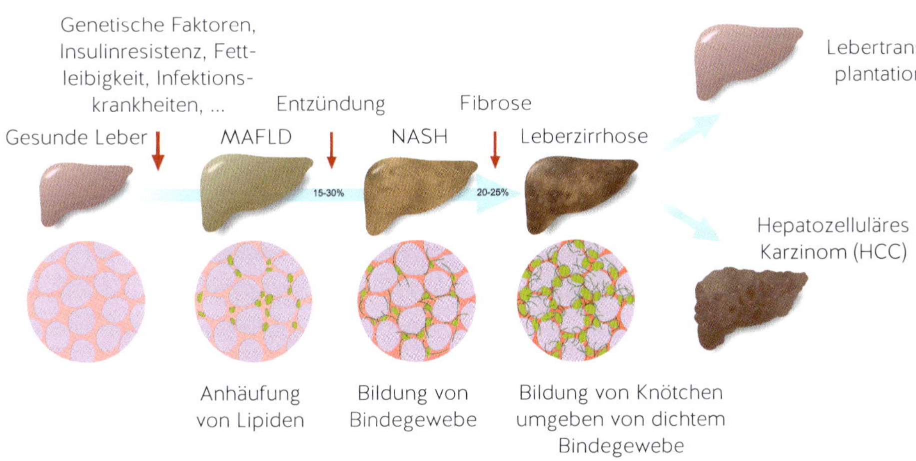


*Die verschiedenen Stadien der Fettlebererkrankung: von der Metabolismus-assoziierten Fettlebererkrankung (MAFLD) und der nicht-alkoholischen Fettleberhepatitis (NASH) bis hin zur nicht reversiblen Fettleberzirrhose und Leberkrebs.*

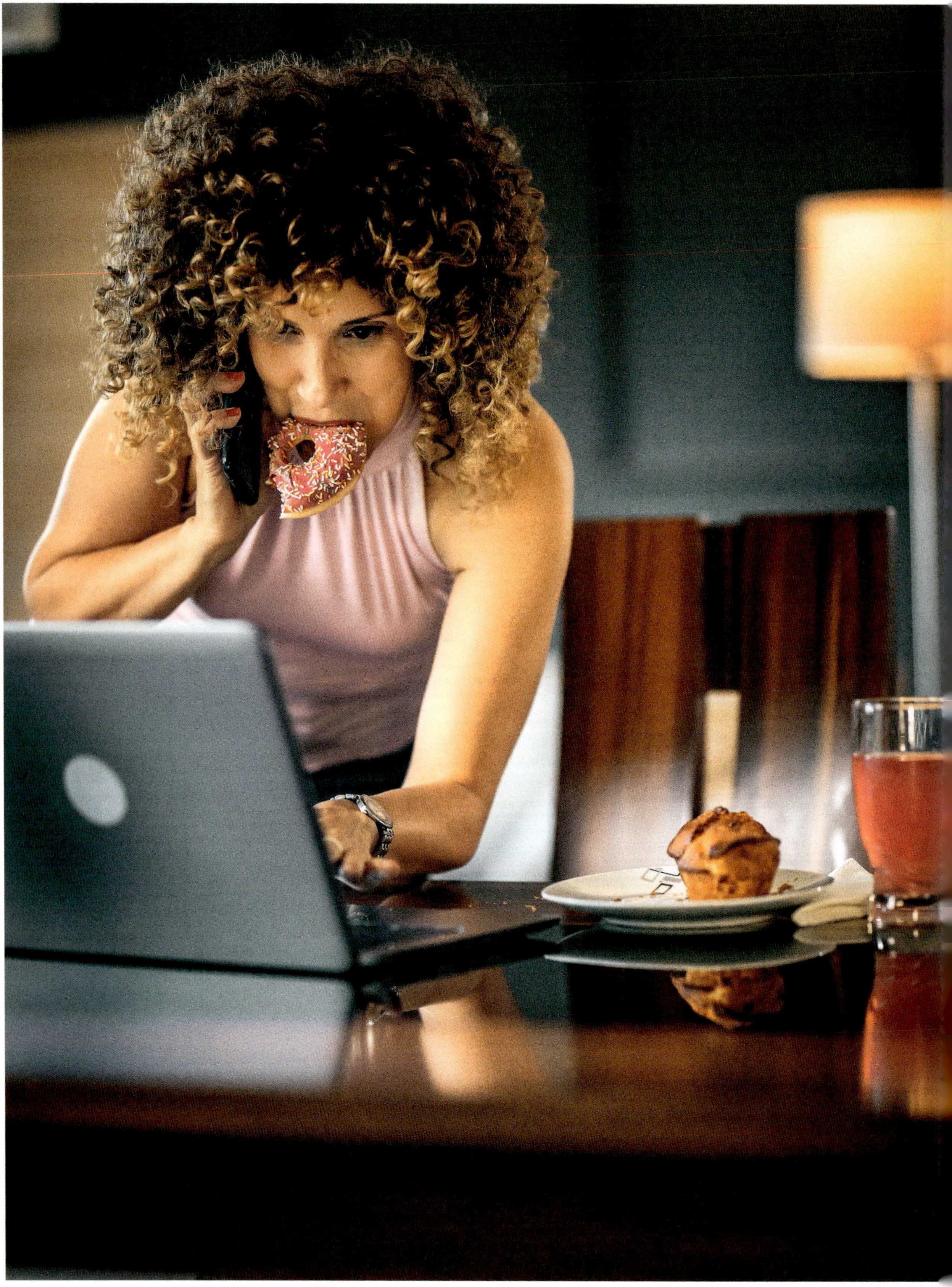

# Feinde der Leber: Zucker, Stress und zu wenig Bewegung

Wir essen zu viel und vor allem zu viel vom Falschen. Hinzu kommen Bewegungsmangel und chronischer Stress. Die Folgen sind verheerend für unseren Stoffwechsel – vor allem für unsere Leber.

# DIE FOLGEN DES SÜSSEN LEBENS

**Zu viel Zucker ist Gift für unsere Leber – vor allem, wenn wir uns wenig bewegen. Das hat mit unserem evolutionären Erbe zu tun, denn unser Stoffwechsel ist weit mehr vom Leben unserer Urahnen geprägt, als wir das annehmen. Werfen wir also einen kurzen Blick zurück in die Steinzeit.**

## Von der Rohkost zur Kohlenhydrat-Mast

In der Altsteinzeit etwa vor 2,6 Millionen Jahren bis 9.000 v. Chr. entwickelten unsere Vorfahren den aufrechten Gang in den afrikanischen Savannen, weil sie im hohen Gras einen besseren Überblick behalten konnten und schneller vorankamen. Außerdem konnten sie auf diese Weise ihre Hände deutlich besser benutzen, um an Essbares heranzukommen und erste Jagdwerkzeuge zu benutzen. Als Jäger und Sammler bestand ihre Nahrung aus erbeutetem Wild, Gräsern, Wurzeln, Früchten und Beeren, die sie roh verzehrten. Dies war allerdings manchmal recht schwer verdaulich. Das Feuer kannten sie lange Zeit nur als eher bedrohliches Naturereignis. Bestimmte archäologische Funde weisen allerdings darauf hin, dass sie irgendwann auch auf die Idee kamen, natürlich entstandenes Feuer als Lagerfeuer zu nutzen und durch beständige Zugabe von Holz am Brennen zu halten. Das war nicht nur in kälteren Perioden eine willkommene Wärmequelle in der Nacht. Unsere Vorfahren machten in dieser Phase bereits erste Kochgefäße aus Ton haltbarer, indem sie sie am Feuer brannten. Und sie stellten fest, dass gegrillte oder gekochte Nahrung auch nicht zu verachten war.

So richtig voran ging es allerdings erst, als vor etwa 32.000 Jahren das erste »Feuerzeug« entdeckt wurde. Unsere Vorfahren fanden heraus, dass beim Aufeinanderschlagen bestimmter Steine ein Funke entsteht. Sie waren also nicht mehr darauf angewiesen, auf ein Feuer zu warten, sondern konnten es selbst entflammen. Dies war die erste bedeutsame Revolution für die Ernährung des Menschen.

### Viel Eiweiß, wenig Kohlenhydrate und Fett

Die Nahrung bestand zu dieser Zeit weiterhin aus gelegentlich erlegtem Wild, Gräsern, Wurzeln, Früchten und Beeren. Der Proteinanteil war hoch, Kohlenhydrate und Fette gab es hingegen nur in sehr geringem Umfang. Der große Vorteil des Kochens und Grillens bestand vor allem darin, dass vieles dadurch bekömmlicher und leichter verdaulich wurde und manche Wurzeln, die davor ungenießbar waren, nun auch gegessen werden konnten. Denn durch das Kochen werden nicht nur faserige Bestandteile aufgelöst. Auch Giftstoffe und Keime können dadurch zerstört werden. Dadurch verbrauchten Magen und Darm weniger Energie und die Menschen konnten diesen Zuwachs an Energie anderweitig nutzen. Der große Profiteur dieser Ernährungsrevolution war zweifelsohne das

Gehirn, das im Lauf der folgenden Jahrhunderte immer größer und leistungsfähiger wurde. Gewichtsprobleme entstanden dadurch aber nicht. Zum einen standen Kohlenhydrate, wie wir sie heute kennen, nicht zur Verfügung. Zum anderen war die Jagd ein körperlich anstrengendes Geschäft, bei dem unsere Vorfahren viele Kilometer zurücklegen mussten. Darüber hinaus waren Hungerperioden, in denen es nichts oder nur wenig zu essen gab, keine Ausnahme, sondern die Regel.
Mit dem Ende der letzten Eiszeit, also bereits in der Mittelsteinzeit (etwa 9.600 bis 5.500 v. Chr.) wurden die Menschen sesshafter und entwickelten bessere Steinwerkzeuge. In der Jungsteinzeit (etwa 5.500 bis 2.200 v. Chr.) schließlich wurden Ackerbau und Viehzucht eingeführt, womit eine ganz entscheidende, neue Phase in der Menschheitsgeschichte begann. Statt in Höhlen oder Zelten lebten die Menschen nun in festen Behausungen. Verschiedene Arten der Herstellung von Keramik und Textilien entwickelten sich.
Es existieren verschiedene Theorien, warum es zu diesen einschneidenden Veränderungen kam und wo sie begannen. Vermutlich hat der Klimawandel in der damaligen Zeit eine große Rolle gespielt, aber auch Migrationsbewegungen mögen dazu beigetragen haben, dass sich vor allem in der Levante, also rund um das Mittelmeer, aber auch in Asien Ackerbau und Viehzucht entwickelten. Allemal führte die neolithische Revolution zu einer umfassenden Veränderung der menschlichen Ernährung sowie der gesamten Kultur.

### Umstellung auf kohlenhydrathaltige Nahrung

Mit dem Anbau von Getreide nahm der Verzehr von Kohlenhydraten stark zu, was für den menschlichen Stoffwechsel völlig ungewohnt war. Nachdem er Millionen von Jahren auf proteinreiche, fettarme Ernährung ohne nennenswerte Kohlenhydrate eingestellt war, musste er sich radikal umstellen, was nicht ohne Folgen blieb. Häufig werden Sesshaftigkeit, Acker- beziehungsweise Getreideanbau und Viehzucht als Fortschritte in der menschlichen Entwicklung betrachtet. Machte es die Menschen doch scheinbar unabhängiger von zufälligem Jagdglück und saisonalem Vorkommen bestimmter wilder Obst- und Gemüse- sowie Kräutersorten. Archäologische Funde belegen indes das Gegenteil. Zum einen waren die Erträge aus dem Ackerbau ebenfalls stark abhängig von klimatischen Bedingungen, von Ungezieferbefall etc. und deshalb alles andere als zuverlässig. Es gab also noch mehr Hungersnöte als davor, zumal die Bevölkerung gleichzeitig anwuchs. Fast noch schlimmer wirkte sich jedoch die einseitige Ernährung aus, die jetzt nur noch zur Verfügung stand.

## Entwicklung der Fettleibigkeit

Im Jahr 2019 belief sich die durchschnittliche Übergewichts- beziehungsweise Fettleibigkeitsrate in Deutschland auf rund 60 Prozent. Damit hat sich die Übergewichtsrate im Vergleich zum Jahrtausendwechsel nahezu verdoppelt. Im OECD-Ländervergleich belegt die Bundesrepublik einen Platz nahe am Durchschnitt der anderen OECD-Länder. Absoluter Spitzenreiter sind Mexiko und die USA mit einer Übergewichts- beziehungsweise Fettleibigkeitsrate von etwa 75 beziehungsweise 74 Prozent. Global waren zur Jahrtausendwende erstmals gleich viele Menschen übergewichtig wie unterernährt.

Durch eine einseitige, kohlenhydratreiche Ernährung fehlten den Menschen viele Nährstoffe, Vitamine und Mineralstoffe. Folglich kam es zu einer merklichen Verschlechterung der allgemeinen Gesundheit: Die Lebenserwartung verringerte sich und Infektionskrankheiten nahmen zu, wie in fossilen Spuren nachgewiesen werden konnte. Immerhin haben sich die Menschen zu dieser Zeit notgedrungen noch viel bewegt. 30 Kilometer am Tag waren die Regel, wodurch sie die Kohlenhydrate in Form von Brot und Brei wenigstens größtenteils verbrennen konnten und nicht so häufig übergewichtig oder gar adipös wurden, wenn man von den wenigen Reichen und Mächtigen absieht.

### Zu viel vom Falschen und wenig Bewegung

Mittlerweile erleben wir die dritte Revolution der Ernährung. Sie ist dadurch gekennzeichnet, dass wir zu viel vom Falschen essen und uns viel zu wenig bewegen. Schon die Kinder machen den Weg zur Schule nicht mehr zu Fuß, sondern werden möglichst bis vor das Schultor gefahren. Viele Berufstätige gehen gerade mal vom Haus zum Auto, vom Parkplatz zum Aufzug ihres Büros, um dann den Tag am Computer zu verbringen. Der Weg zur Kantine in der Mittagspause ist bewegungsphysiologisch unbedeutend. Das kohlenhydrathaltige Mittagessen jedoch wäre nur dann halbwegs angemessen, wenn sie schwere körperliche Arbeit zu verrichten hätten oder wenigstens nach ihrer Bürotätigkeit einen langen Fußweg zurücklegen müssten. Die Folge ist, dass mittlerweile etwa eine Milliarde Menschen übergewichtig ist, in Ländern mit westlichem Lebensstil sind es 60 bis 70 Prozent der Bevölkerung. Davon sind wiederum etwa 20 Prozent krankhaft fettleibig mit klinischen Symptomen. Diese Menschen essen vor allem zu viel vom Falschen. Aus evolutionärer Sicht ist und bleibt unser Organismus geprägt von den Millionen Jahren davor und kann mit der kohlenhydratlastigen Nahrung von heute nicht umgehen. Daher der Blick zurück in unsere Geschichte.

## Individuelle, genetisch bedingte Unterschiede

Woran es genau liegt, weiß man nicht, aber offensichtlich gibt es keinen absoluten Wert der »Verfettung«, ab dem ein Mensch erkrankt. Manche Menschen legen erstaunlich große äußerlich sichtbare Fettdepots an, ohne Krankheitssymptome zu zeigen. Bei anderen führt schon ein kaum wahrnehmbarer Fettansatz zu merklichen Stoffwechselentgleisungen. Das erklärt das Phänomen der TOFIS (englisch: thin outside, fat inside), die wir in der Einleitung zu diesem Buch schon erwähnt haben. Wenn relativ schlanke Personen erkranken und relativ übergewichtige noch davon verschont bleiben, liegt das daran, dass erstere ziemlich rasch Fett in der Leber speichern, während letztere größere Fettdepots im Unterhautfettgewebe anlegen können. Wölbt sich der Bauch stark nach vorne und ist er zudem noch prall, ist dies in aller Regel ein Zeichen für innere Fetteinlagerungen und für eine Fettleber. Denn in diesem Fall scheinen die Kapazitäten für Fetteinlagerung in der Bauchhöhle bereits an ihre Grenzen gekommen zu sein.

## Folgeerkrankungen von Adipositas

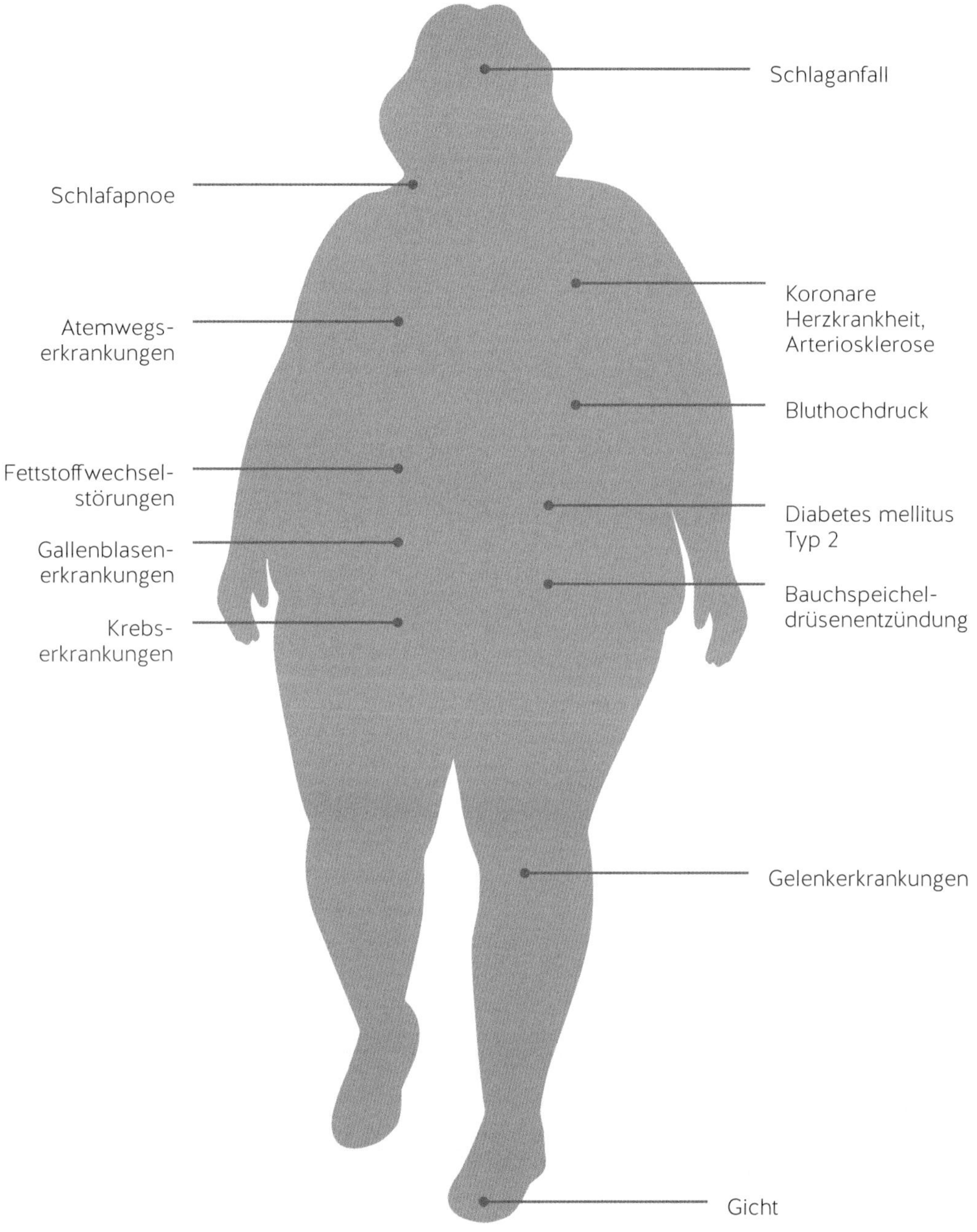


*Übergewicht und Adipositas stellen ein schwerwiegendes Gesundheitsrisiko dar, da sie zu verschiedenen Begleit- und Folgekrankheiten führen können, die die Lebensqualität der Betroffenen stark vermindern.*

# WOHIN MIT DEM FETT?

**Wenn wir mehr Nahrungsmittel zu uns nehmen, als wir Energie verbrauchen, speichert unser Körper diesen Überschuss in Fettdepots. Wie viele Fettreserven wir auf diese Weise bilden und vor allem auch, wo das Fett gespeichert wird, ist entscheidend für die gesundheitlichen Risiken, die das mit sich bringt.**

## Übergewicht oder schon Adipositas?

Adipositas (krankhafte Fettleibigkeit oder Fettsucht) ist kein Schönheitsproblem. Die Weltgesundheitsorganisation (WHO) spricht angesichts des dramatisch angestiegenen Auftretens von Übergewicht und Fettleibigkeit von einer regelrechten Epidemie mit katastrophalen Folgen für die Gesundheitssysteme der Industrienationen. Sowohl für die Entstehung des Typ-2-Diabetes als auch für Bluthochdruck, Fettstoffwechselstörungen und Gefäßerkrankungen gilt Adipositas als einer der Hauptrisikofaktoren.

### Berechnen Sie Ihren Body-Mass-Index (BMI)

Um das Körpergewicht und damit auch gesundheitliche Risiken einzuschätzen, benutzte man lange Zeit vor allem den Body-Mass-Index (BMI). Wenn Sie berechnen wollen, ob Sie normalgewichtig oder übergewichtig sind, teilen Sie Ihr Körpergewicht (in Kilogramm) durch Ihre Körpergröße (in Meter) zum Quadrat.

$$\text{BMI} = \frac{\text{Körpergewicht in kg}}{(\text{Körpergröße in m}) \times (\text{Körpergröße in m})}$$

Liegt Ihr BMI zwischen 18 und 25, können Sie sich beglückwünschen. Dann bewegen Sie sich im Bereich des Normalgewichts. Übergewicht beginnt ab einem BMI von 25 und Adipositas ab einem BMI von 30.

### Die Alternative: Waist-to-Hip-Ratio (WHR)

Der WHR (deutsch: Taille-Hüft-Quotient) bildet besser ab, an welchen Stellen das Fett sitzt und damit auch, ob es sich um eher harmloses Speicherfett oder gesundheitsgefährdendes stoffwechselaktives Fett handelt, das sich im Bauchraum und den inneren Organen eingenistet hat.
Legen Sie sich zum Messen Ihres Taillenumfangs ein Maßband locker um den Bauch, mittig zwischen den untersten Rippen und den Beckenknochen.
Als Hüftumfang gilt die breiteste Stelle des Pos. Legen Sie auch hier das Maßband einmal herum.
Die Formel für den WHR lautet:

$$\text{WHR} = \frac{\text{Taillenwert (cm)}}{\text{Hüftwert (cm)}}$$

Bei Frauen liegt das Normalgewicht unter 0,8, Übergewicht zwischen 0,8 und 0,84 und Adipositas über 0,85.
Bei Männern liegt das Normalgewicht unter 0,9, Übergewicht zwischen 0,9 und 0,99 und Adipositas über 1.

## Die Fettspeicher unseres Körpers

Optimaler Ort zur Fettspeicherung ist das Unterhautfettgewebe (Subkutanfett), das überschüssige Energie zum Beispiel in Form von »Hüftgold« oder – uncharmanter ausgedrückt – »Speck« speichert. Subkutanfett dient sowohl der Wärmeisolation als auch als Energiespeicher für Notzeiten. In früheren Zeiten, aber auch heutzutage in Regionen, in denen Menschen hungern müssen, war und ist Subkutanfett von existenzieller Bedeutung für das Überleben.

Das Fettgewebe kann mehrere Zentimeter dick sein. In bestimmten Körperregionen wie dem Bauch, dem Po, den Hüften und den Oberschenkeln entstehen auf diese Weise die vor allem bei Frauen so verhassten »Problemzonen«. Bei Männern sammelt sich der Speck tendenziell mehr am Oberkörper. Sie neigen außerdem mehr als Frauen zu Fetteinlagerungen in der Bauchhöhle. Dieses **viszerale oder intraabdominale Fett** ist zunächst von außen nicht sichtbar, aber gesundheitlich deutlich problematischer als das Subkutanfett. Für dramatische Entgleisungen unseres Stoffwechsels ist jedoch das Fett verantwortlich, das sich in den Organen einlagert und auch als **ektopisches Fett** (»verirrtes Fett«) bezeichnet wird.

### Das Fettgewebe: die größte Drüse des Körpers

Traditionell betrachtete man das Fettgewebe mit den Fettzellen, den Adipozyten, vor allem als Speicherorgan für überschüssiges Fett, das nicht sofort zur Energiegewinnung benötigt wird. Diese Definition des Fettgewebes als Speicherorgan gilt als komplett überholt. Vielmehr wird es mittlerweile als größtes endokrines Organ des Körpers, also als eine Drüse angesehen, die viele hoch aktive Stoffe ausschüttet. Das Fettgewebe hat eine hormonartige, metabolische und regulatorische Funktion, und zwar sowohl systemisch über die Blutbahn, als auch direkt von Zelle zu Zelle.

### Wenn das Fettgewebe erkrankt

Verbraucht unser Körper weniger Energie, als wir ihm zuführen, hat das Fettgewebe zunächst zwei Möglichkeiten zu reagieren:

- Es erhöht die Anzahl der Fettzellen (adipozytäre Hyperplasie) oder
- es vergrößert die vorhandenen Zellen (adipozytäre Hypertrophie).

Letzteres hat fatale Konsequenzen, denn hypertrophes Fettgewebe wird nicht mehr genügend durchblutet. Das bedeutet, dass die Sauerstoffversorgung des Gewebes leidet und das intrazelluläre Milieu sich dramatisch verändert. Das Fettgewebe steht jetzt unter dauerndem metabolischem Stress und es kommt zu Entzündungsprozessen. Erhöhte freie Fettsäuren führen in der Fettzelle selbst zur Hemmung der insulininduzierten Signalübertragung. Es entsteht also eine **Insulinresistenz** (siehe Seite 32 f.) im Fettgewebe. Zum einen wird dadurch die Lipolyse (die Bereitstellung von Fettsäuren) begünstigt, was die Blutfettwerte in die Höhe treibt. Zum anderen wird die Aufnahme von Glukose in die Fettzelle gehemmt, was den Blutzuckerspiegel ansteigen lässt. Ein **insulinresistenter Diabetes mellitus** kann also die Folge einer entgleisten metabolischen Funktion des Fettgewebes sein. Wenn die freien Fettsäuren nicht mehr in den Fettzellen aufgenommen werden können, sondern frei im Blut zirkulieren, lagern sie sich an Stellen ab, die dafür nicht vorgesehen sind. Die Bauchhöhle kann sage und schreibe vier bis sechs Liter Fett aufnehmen. Aber auch in den Muskeln, der Leber, den Betazellen der Bauchspeicheldrüse, in denen Insulin produziert wird, oder im Endothel der Blut- und Lymphgefäße lagert sich ektopisches Fett ein.

# DIE URSACHEN EINER FETTLEBER

Zu viel Zucker kann die Leber überfordern. Das haben Sie bereits im ersten Kapitel beim Thema Kohlenhydratstoffwechsel erfahren und bei unserem Rückblick auf die steinzeitliche Ernährung noch besser verstanden. Schauen wir uns jetzt noch genauer an, wie es zu den Fetteinlagerungen in der Leber kommt und was dann passiert.

## Warum Zucker uns krank und fett macht

Natürlich ist es der Leber auch nicht förderlich, wenn wir zu viel Fett zu uns nehmen – zumal, wenn es sich um »schlechte« Fette, also gesättigte Fettsäuren oder gar ungesunde Transfette handelt (siehe Seite 49). Hauptursache für eine Fettleber sind aber heutzutage Zucker und Stärke, also Lebensmittel, die aus Kohlenhydraten bestehen. Wenn wir zu viel Pizza, Pasta, Pommes, Käse- oder Wurstbrote essen oder Säfte, Smoothies, Softdrinks, Bier oder andere alkoholische Getränke trinken, kann unsere Leber das irgendwann nicht mehr verkraften. Und wenn wir diese stärke- und zuckerhaltigen Nahrungsmittel bevorzugt am Abend zu uns nehmen und dann auch noch Chips und Co. beim Fernsehen snacken, bleibt der Leber nichts anderes übrig, als die überschüssigen Kohlenhydrate in Fett umzuwandeln.

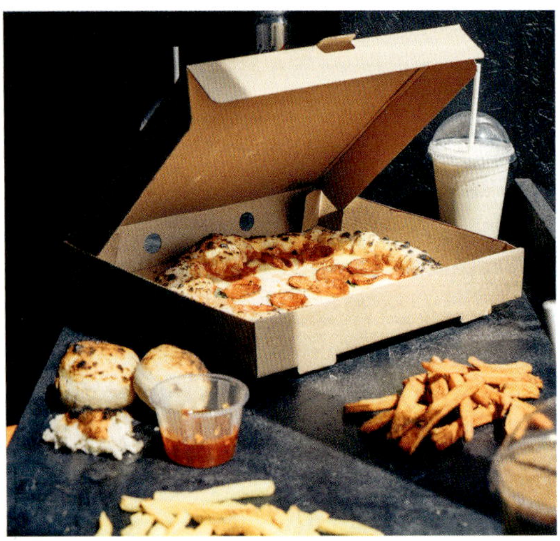

*Zu viele schlechte Kohlenhydrate aus Pizza, Pasta, Pommes und Co. belasten die Leber auf Dauer.*

Keine Angst, wir wollen Ihnen nicht verbieten, jemals wieder Kohlenhydrate zu sich zu nehmen. Prinzipiell ist Glukose eine prima Sache, wenn wir unserem Körper schnell Energie zur Verfügung stellen wollen. Wenn Sie eine anstrengende Wanderung machen oder sich anderweitig körperlich betätigen und bewegen, schadet Ihnen eine kohlenhydratreiche Mahlzeit kaum, weil Ihr Körper die Kohlenhydrate dann schnell verbrennen kann. In Verbindung mit Bewegungsmangel allerdings, der heutzutage leider eher die Norm als die Ausnahme darstellt, sollten wir sie wohldosiert und möglichst wenig am Abend zu uns nehmen. Außerdem bekommen uns langkettige Kohlenhydrate generell besser als kurzkettige. Genaueres dazu erfahren Sie im Kapitel über die Ernährung (siehe Seite 43).

## Woraus Kohlenhydrate bestehen

Wussten Sie, dass der Zucker, den Sie sich in den Cappuccino streuen oder zum Kuchenbacken verwenden, zu gleichen Teilen aus **Glukose** und **Fruktose** besteht? Glukose (Traubenzucker) und Fruktose (Fruchtzucker) sind die häufigsten Einfachzucker, aus denen sich alle Kohlenhydrate zusammensetzen, die wir verwerten können. Ob Sie nun weißen oder braunen Zucker verwenden, spielt dabei keine Rolle.

Fruktose schmeckt etwa 2,5-mal so süß wie Glukose und hat damit eine deutlich höhere Süßkraft als Glukose. Je süßer eine Obstsorte ist, desto mehr Fruktose enthält sie im Verhältnis zur Glukose. Bei Obstsäften überwiegt der Fruktoseanteil noch deutlicher und auch Süßstoffe bestehen anteilmäßig aus sehr viel mehr Fruktose als Glukose.

### Fruktose ist Gift für die Leber!

Der scheinbare Vorteil dieser höheren Süßkraft besteht darin, dass ein Produkt, das mit Fruktose gesüßt worden ist, weniger Kohlenhydrate (und damit Kalorien) enthält. Das klingt doch prima! Der Nachteil ist allerdings gewaltig und wurde lange Zeit völlig übersehen: Unser Verdauungstrakt macht nämlich einen großen Unterschied zwischen Glukose und Fruktose. Während Glukose im gesamten Körper gut verwertet wird (Gehirn, Muskelgewebe, später Fettgewebe), tut er sich mit der Fruktose deutlich schwerer. Bei der Aufnahme von Glukose sorgt das Hormon Insulin maßgeblich dafür, dass der Blutzuckerspiegel konstant bleibt. Fruktose wird jedoch insulinunabhängig verstoffwechselt und landet deshalb direkt in der Leber. Für Diabetiker wurde deshalb lange Zeit Fruktose als idealer Süßstoff angepriesen. Hält sich unser Fruktosekonsum in Maßen, kommt die Leber damit klar. Wird es jedoch zu viel, wandelt sie den Fruchtzucker direkt in Fett um. Außerdem entsteht bei diesem Umwandlungsprozess auch noch sehr viel Harnsäure, was das Risiko, an Gicht zu erkranken, erhöht. Mit Fruktose muten wir unserer Leber also noch deutlich mehr zu als mit Glukose. Die Quellen von Fruktose sind unter anderem:

- Fruchtzucker = Fruktose in Obst
- Zucker = 50 Prozent Glukose und 50 Prozent Fruktose
- Süßgetränke und Softdrinks = extrem stark fruktosehaltig, da Fruktosesirup enthalten
- Maissirup (HFCS = high fructose corn syrup) = 45 Prozent Glukose, 55 Prozent Fruktose

## Fruchtzucker – alles andere als gesund!

Fruchtzucker – das klingt so harmlos. Man denkt an gesundes Obst, das einem doch wohl nicht schaden kann, oder etwa doch? Tatsächlich hat man Fruktose lange Zeit Menschen mit Diabetes als Süßungsmittel empfohlen, weil sie den Blutzuckerspiegel kaum steigen lässt und der Körper deshalb kein Insulin ausschüttet. Für die Leber jedoch ist Fruktose in größeren Mengen Gift und kann eine Fettleber zumindest mitverursachen. Fruktose nur in Maßen zu sich zu nehmen und Obstsäfte, Smoothies sowie Fertiggerichte etc. zu vermeiden gehört deshalb unbedingt zur Pflege der Leber. Die Angabe bei Fruktose »für Diabetiker geeignet« wurde deshalb zu Recht wieder verboten.

### Kurz- und langkettige Kohlenhydrate

Kohlenhydrate kommen in unterschiedlicher Kettenlänge vor und werden daher in Mono-, Di-, Tri-, Oligo- und Polysaccharide unterteilt. Die Monosaccharide (Einfachzucker, zum Beispiel Traubenzucker, Fruchtzucker), Disaccharide (Zweifachzucker, zum Beispiel Haushaltszucker, Milchzucker, Malzzucker) und Oligosaccharide (Mehrfachzucker) sind wasserlöslich, haben einen süßen Geschmack und werden im engeren Sinne als Zucker bezeichnet. Die Polysaccharide (Vielfachzucker, zum Beispiel Stärke) sind hingegen oftmals schlecht oder gar nicht in Wasser löslich und geschmacksneutral.

**Einfachzucker:** Die kleinste Kohlenhydrateinheit, die von allen Zellen unseres Körpers benötigt wird und sofort verwertet werden kann, ist Zucker in Form von Glukose. Diese Einfachzucker müssen während der Verdauung nicht gespalten werden und können sofort in die Blutbahn aufgenommen werden. Allein unser Gehirn verbraucht am Tag rund 140 Gramm davon, um seine Arbeit zu verrichten. Muskelzellen verbrennen je nach Aktivität mehr oder weniger Glukose. Glukose hat noch weitere Namen: Mediziner kennen sie auch als Blutzucker, Sportler als Dextrose-Täfelchen oder Traubenzucker-Drinks für den schnellen Energiekick. Hinter all diesen Bezeichnungen steckt aber ein und dieselbe Substanz. Einfachzucker kommt aber auch in Obst, Obstsäften, Softdrinks, Gemüse, und – Achtung! – in Fertigprodukten vor. Auf das Phänomen des versteckten Zuckers kommen wir im nächsten Kapitel noch ausführlich zu sprechen (siehe Seite 52).

**Zweifachzucker:** Disaccharide müssen zerlegt werden, was aber relativ schnell geht. Sie kommen im Haushaltszucker sowie in Backwaren, Milch- und

## Die Klassifizierung der Kohlenhydrate

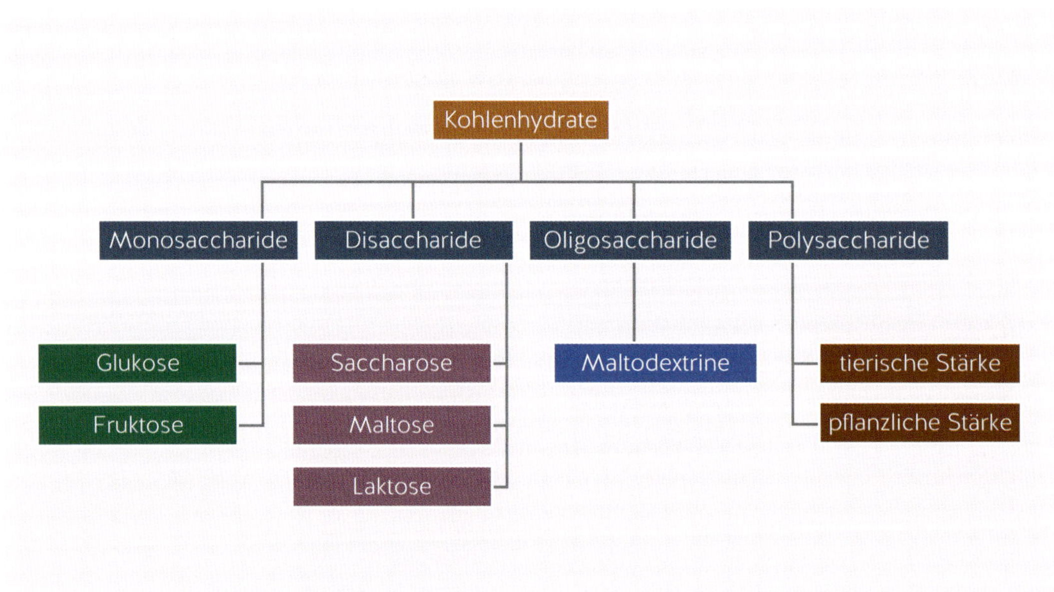


*Kohlenhydrate lassen sich je nach Kettenlänge in vier Gruppen unterteilen. Glukose und Fruktose stellen dabei die kleinste Einheit dar und können von unserem Körper am schnellsten verwertet werden.*

Milchprodukten und – schon wieder! – Fertigprodukten vor.

**Mehrfach- und Vielfachzucker**: Bei Oligo- und Polysacchariden hängen chemisch betrachtet viele Einfachzucker aneinander und bilden so eine lange Kette (langkettige Kohlenhydrate). Aus vielen Zuckerketten bildet sich ein Netz, wie zum Beispiel Stärke. Während der Verdauung werden Stück für Stück alle Bindungen zwischen den Einfachzuckern gelöst. Dieser komplexe Verdauungsprozess dauert viel länger, die durch Aufspaltung entstehenden Einfachzucker werden sehr langsam ins Blut abgegeben. In diese Kategorie gehören Getreide, Kartoffeln, Vollkornbackwaren und Hülsenfrüchte.

Wenn Sie bisher gedacht haben, Zucker und Kohlenhydrate seien zwei Paar Schuhe und Ihre Pizza habe nichts mit Ihrem Zuckerkonsum zu tun, werden Sie jetzt verstehen, warum sie das eben doch tut. Wenn wir vom Zuckerstoffwechsel sprechen, hat das zwar auch mit der Verdauung von Süßem zu tun, aber eben auch mit der Verwertung von stärkehaltigen Lebensmitteln, die gar nicht süß schmecken.

### Schnelle oder langsame Kohlenhydrate – der Glykämische Index

Aufgrund des unterschiedlichen Tempos, in dem die verschiedenen Arten von Kohlenhydraten vom Körper aufgenommen und als Energie verwertet werden können, werden sie auch als schnelle (Einfach- und Zweifachzucker) oder langsame (Mehrfach- und Vielfachzucker) Kohlenhydrate bezeichnet. Man spricht bei den schnellen Kohlenhydraten außerdem von einem hohen Glykämischen Index (GI oder GLYX), bei den langsamen von einem niedrigen GI. Der GI gibt also an, wie stark die Kohlenhydrate den Blutzucker ansteigen lassen.

## Der Glykämische Index

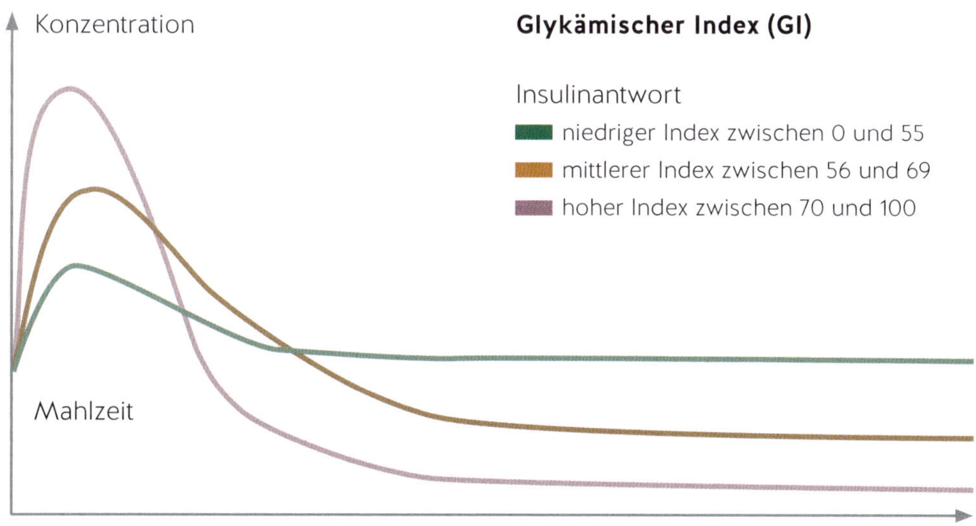


*Der Glykämische Index gibt an, wie stark kohlenhydrathaltige Lebensmittel den Blutzuckerspiegel und damit die Insulinantwort ansteigen lassen. Je niedriger der GI, desto flacher die Insulinantwort.*

## Blutzuckerspiegel im Vergleich

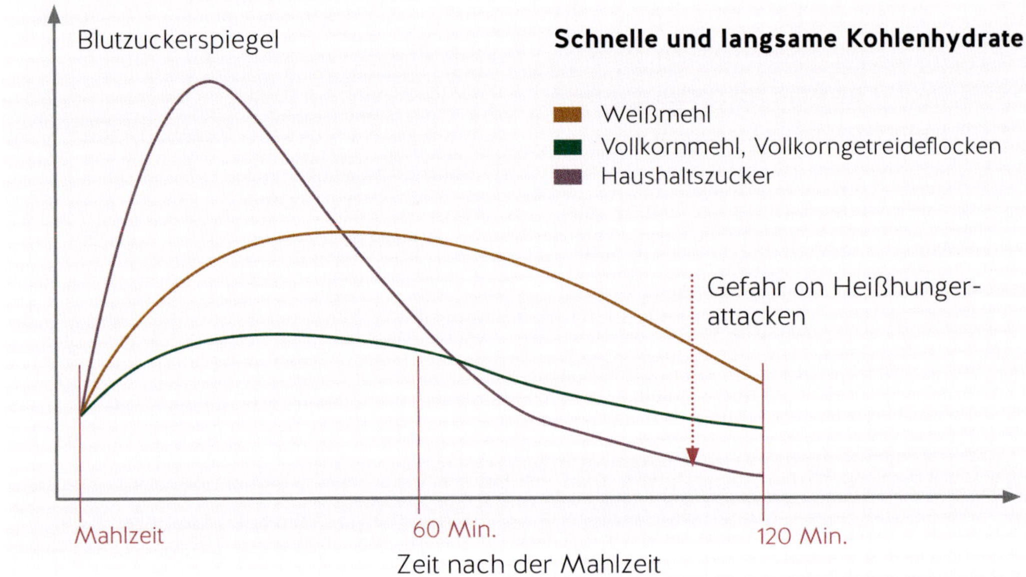


*Nach dem Verzehr reiner Glukose steigt der Blutzucker steil an, während langkettige Kohlenhydrate langsamer ins Blut abgegeben werden, wodurch die Blutzuckerkurve flacher verläuft.*

Da die kurzkettigen Kohlenhydrate den Blutzuckerspiegel schnell ansteigen lassen, reagiert die Bauchspeicheldrüse mit einer raschen Ausschüttung von Insulin, um ihn wieder zu senken. Durch diese schnelle Gegenregulierung wird also aus einer kurzfristigen Hyperglykämie (erhöhter Blutzucker) schnell eine Hypoglykämie (erniedrigter Blutzucker) mit Heißhunger und anderen Ausfallerscheinungen als Folgen. Bei den langkettigen Kohlenhydraten fällt diese Antwort nicht so dramatisch aus, Insulin steigt nicht so rasant und es droht weniger eine starke Gegenregulierung.

### Die Insulinresistenz – ein Teufelskreis

Steigt der Blutzuckerspiegel, schüttet die Bauchspeicheldrüse das körpereigene Hormon Insulin aus. Das haben wir bereits mehrfach erwähnt. Doch was genau macht dieses Hormon eigentlich? Insulin bewirkt, dass die Zellen sich öffnen und Zucker aus dem Blut aufnehmen können. Das ist notwendig, damit der Zucker in den Zellen zur Energiegewinnung verwendet werden kann. Es ist aber auch wichtig, weil die kleinen Blutgefäße durch zu viel Zucker im Blut geschädigt werden. Wenn wir nun aber schon zu viel Zucker zu uns genommen und diesen nicht durch Bewegung verbraucht haben, können die Zellen nichts mehr aufnehmen und reagieren nicht mehr auf das Insulin. Was macht also die Bauchspeicheldrüse, die weiterhin das Signal bekommt, dass der Blutzuckerspiegel zu hoch ist? Sie fährt ihre Produktion hoch und schüttet mehr Insulin aus. Eine Weile lang funktioniert das auch, das heißt die Zellen öffnen

sich wieder, der Blutzuckerspiegel sinkt. Doch je länger wir unseren Körper überfordern, indem wir mehr Nahrungsmittel zu uns nehmen, als wir an Energie verbrauchen, desto mehr bringen wir unseren Stoffwechsel an die Grenzen seiner Verarbeitungs- und Leistungsfähigkeit.
Die Bauchspeicheldrüse muss immer mehr Insulin produzieren, um überhaupt eine Wirkung zu erzielen. Noch Stunden nach dem Essen ist die Insulinkonzentration im Blut zu hoch, was dazu führt, dass ein großer Teil des Zuckers, den wir zu uns nehmen, in der Leber in Fett umgewandelt und eingelagert wird. Und jetzt kommt es: In der Leber werden schließlich Gene aktiviert, die diesen Mechanismus auch dann vollziehen, wenn wir gar nicht mehr zu viele Kalorien zu uns nehmen. Menschen, deren Stoffwechsel nicht mehr sensitiv auf Insulin reagiert, speichern bereits ab einem Kohlenhydratanteil von 46 Prozent an der Gesamtkalorienmenge über viermal mehr Fett in der Leber ein als andere Menschen. Ein Teufelskreis entsteht!
Das erklärt auch, warum bei einer Insulinresistenz jede Diät versagt, die nur auf Kalorienreduktion setzt und dies womöglich auch noch auf der Basis von Low-Fat-Produkten. Gute Fette brauchen wir nämlich für einen gesunden Stoffwechsel und auch zum Abnehmen (siehe Seite 48)!

## Das Metabolische Syndrom

Geschätzte 15 Millionen Deutsche sind vom Metabolischen Syndrom betroffen, trotzdem ist das Krankheitsbild in der Allgemeinheit kaum bekannt. Das Metabolische Syndrom ist eine sogenannte Wohlstandskrankheit, verursacht durch einen Mix aus Überernährung und mangelnder Bewegung. Mediziner nennen es auch ein »tödliches Quartett« von vier Risikofaktoren, wobei die Insulinresistenz den entscheidenden Faktor darstellt: In Folge beziehungsweise im Zusammenhang mit der Insulinresistenz kommt es gleichzeitig zu **Übergewicht (Adipositas)** mit ausgeprägtem Bauchfett, **Bluthochdruck**, **erhöhten Blutfettwerten** sowie **Zucker- und Fettstoffwechselstörungen**. Jeder dieser Faktoren steigert schon für sich gesehen das Risiko für Gefäßkrankheiten (Arteriosklerose). Mögliche Folgen sind Schlaganfall und Herzinfarkt. Häufig mündet das Metabolische Syndrom zudem in einen manifesten Typ-2-Diabetes, der Nerven- und Organschäden nach sich ziehen kann. Außerdem begünstigt jede einzelne dieser

## Was eine Insulinresistenz noch verstärkt

**Bewegungsmangel und Stress:** Eine bereits bestehende Insulinresistenz kann noch verschlimmert werden durch unseren Lebensstil. Zu wenig Bewegung und eine zu hohe Stressbelastung sind neben einer zu kohlenhydrathaltigen Ernährungsweise entscheidende Faktoren, die den Insulinstoffwechsel negativ beeinflussen.

**Chronische Muskelverspannungen:** Wenn sich die Muskeln nicht entspannen können, entsteht ein sehr hoher Dauerenergieverbrauch – sogar und vor allem in der Nacht, die ja eigentlich der Erholung dienen sollte. Das führt zu einer insgesamt negativen Energiebilanz, zu Zellstress, Insulinresistenz, Schmerz und mentaler Erschöpfung.

Störungen eine Fettleber. Kommen alle zusammen, wird die Leber sozusagen von allen Seiten bedrängt. Eine feste Reihen- oder Abfolge dieser Erkrankungen gibt es nicht, aber man kann sagen, dass ein Metabolisches Syndrom fast zwangsläufig mit einer Fettleber verbunden ist.

Wenn mindestens drei der folgenden Faktoren bei einem Menschen zusammenkommen, wird das als Metabolisches Syndrom diagnostiziert:

- Übergewicht: ein BMI von 25 oder mehr.
- Krankhafter Taillenumfang: bei Frauen über 88 cm und bei Männern über 102 cm.
- Erhöhter Nüchternblutzucker: Als oberste Grenze gelten 100 mg/dl (Milligramm pro Deziliter). Eine Diabetes-Erkrankung kann schon vorliegen, muss aber nicht. Falls der Nüchternblutzucker noch in Ordnung ist, könnte ein Zuckerbelastungstest Hinweise auf eine beginnende Insulinresistenz geben.
- Erhöhte Triglyceride (Blutfettwerte): im Nüchternzustand mehr als 150 mg/dl, sowie erniedrigtes HDL-Cholesterin: unter 50 mg/dl bei Frauen und unter 40 mg/dl bei Männern.
- Erhöhter Blutdruck: über 130 mmHg (systolisch) oder über 85 mmHg (diastolisch); ermittelt in mehreren Messungen oder einer Langzeitblutdruckmessung.

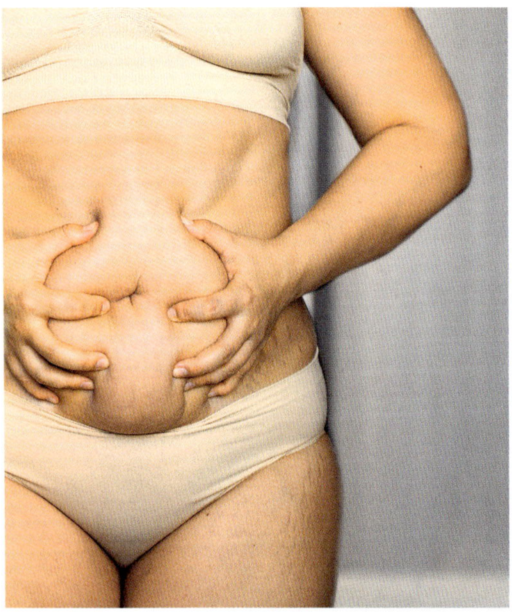

*Übergewicht mit ausgeprägtem Bauchfett ist ein Faktor für das Metabolische Syndrom.*

## Immer hungrig – warum das Sättigungsgefühl verschwindet

Ist der Stoffwechsel aufgrund einer Insulinresistenz erst einmal entgleist, sind auch das Hunger- und Sättigungsgefühl nachhaltig gestört. Wenn wir zu viele kohlenhydrathaltige Nahrungsmittel konsumieren, hat das verschiedene Konsequenzen. Bisher haben wir vor allem erwähnt, dass Fruktose insulinunabhängig verstoffwechselt wird. Das bedeutet, dass Fruktose direkt in der Leber landet und dort als Fett eingelagert wird, wenn wir zu viel davon zu uns genommen haben.

Neben Insulin gibt es aber auch noch ein weiteres Hormon, auch »Hungerhormon« genannt, das dem Hypothalamus, einem Teil unseres Zwischenhirns, Bescheid gibt, wie es mit dem Pegelstand unserer Energiespeicher aussieht. Dieser Botenstoff, das Leptin, ist ein sogenanntes Proteohormon und wird vorwiegend von den Fettzellen und den Enterozyten im Dünndarm gebildet. Es trägt zur Regulierung des Energiehaushalts bei, indem es das Hungergefühl hemmt, was wiederum die Fettspeicherung in den Fettzellen vermindert. Leptin wirkt auf Zellrezeptoren im Hypothalamus und der Hirnanhangsdrüse und signalisiert auf diese Weise dem Gehirn, ob wir noch mehr Nahrung zu uns nehmen sollten oder nicht.

Ist das Insulin-Leptin-System in Ordnung, hören wir auf zu essen, wenn wir satt sind. Menschen, die über längere Zeit ständig Zucker und ungesundes Fett essen, gewöhnen ihr Hungerzentrum aber an die Ausschüttung von Leptin, sodass sie das Sättigungsgefühl nicht mehr wahrnehmen. Neben der Insulinresistenz entsteht so auch eine **Leptinresistenz**. Trotz der hohen Leptinausschüttung essen die Betroffenen immer weiter – und zwar in der Regel ausgerechnet die Nährstoffkombination, die hohe Insulin- und Leptinreaktionen auslöst: Zucker und Fett. Auf diese Weise entstehen Übergewicht bis hin zur Fettleibigkeit und andere Symptome des Metabolischen Syndroms – und in diesem Zuge in aller Regel auch eine Fettleber. Interessanterweise konnte in Studien gezeigt werden, dass Fruktose signifikant andere Signale im Gehirn (im Hypothalamus) auslöst als Glukose. Während nach der Glukoseeinnahme ein Völle- und Sättigungsgefühl eintrat, war dies nach der Einnahme von Fruktose nicht der Fall. Auch wenn diese Zusammenhänge noch nicht hundertprozentig erforscht sind, geht man davon aus, dass Fruktose im menschlichen Gehirn neurobiologische Auswirkungen auf die Regulation des Appetits hat.

## Gehirn und Zucker

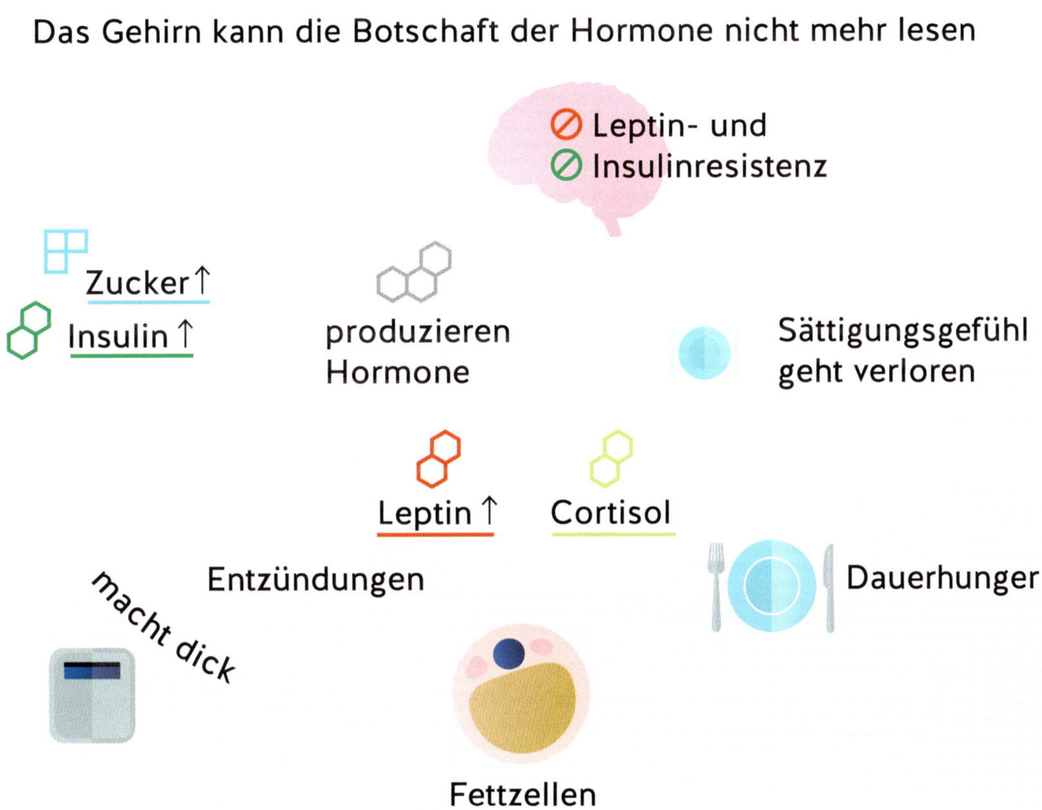


*Eine zu zuckerreiche Ernährung macht dick, der Stoffwechsel entgleist und damit auch der Hormonhaushalt. Die Folge: Das natürliche Sättigungsgefühl geht verloren.*

# DIE SUCHT NACH ZUCKER

**In der Entwicklungsgeschichte der Menschheit gab es wenig Süßes. Am meisten Zucker enthielt Honig, der zu 80 Prozent aus Zucker besteht. Trotzdem können wir nach Zucker süchtig werden. Tatsächlich aktiviert Zucker im Gehirn die gleichen Suchtzentren wie Alkohol und Drogen.**

## Genetisch auf Süßes programmiert

Obwohl unsere Vorfahren in der Steinzeit weder Gummibärchen noch Schokolade, Nudeln in Sahnesauce oder Kekse kannten und Süßes nur ab und zu in Form von Beeren und anderem wild wachsenden Obst zu haben war, hatten auch sie schon eine Neigung zu dieser Geschmacksrichtung. Diese Vorliebe scheint jeder Mensch seit Urzeiten mit auf die Welt zu bringen. Unsere erste Nahrung, die Muttermilch, schmeckt süß. Sie vermittelt uns ein Gefühl von Geborgenheit und Sicherheit und macht uns glücklich. Außerdem gehen Anthropologen davon aus, dass die Tatsache, dass es in der Natur kaum etwas Süßes gibt, das giftig ist, zu unserer Vorliebe für Süßes beigetragen hat. Denn giftige Pflanzen und Beeren sind meist eher bitter. Süßes war für unsere urzeitlichen Vorfahren darüber hinaus gleichbedeutend mit einer ordentlichen Portion Energie. Und dieser Kraftstoff war wiederum entscheidend für Jagd oder Flucht sowie für die Leistungsfähigkeit des Gehirns.

Was für unsere Vorfahren, in deren Leben Hungersnöte, Kälte und viel körperliche Bewegung eine große Rolle für das Überleben spielten, wichtig war, stellt sich für uns allerdings als ein gesundheitliches Problem höchsten Ranges dar. Denn hochkalorische Nahrung, die uns ständig zur Verfügung steht und die in keinem Verhältnis zu unserem Energieverbrauch steht, macht uns krank. Nicht nur unsere genetische Disposition macht uns anfällig für Süßes. Dass wir als Kinder oft mit Süßigkeiten getröstet oder belohnt werden, ist die soziale beziehungsweise psychologische Komponente in diesem Zusammenhang. Denn was wir in unserer Kindheit von Eltern, Großeltern, Onkeln und Tanten bekommen haben, damit »verwöhnen« und »belohnen« wir uns jetzt selbst. Und auch wenn wir längst erkannt haben, dass die gute Laune, die der Schokoriegel uns vielleicht kurzfristig beschert, uns mittel- und langfristig nicht hilft, sondern schadet, ist es alles andere als einfach, unsere Ernährungsgewohnheiten umzustellen und vor allem auf die schnellen Kohlenhydrate zu verzichten. Das hat seine Gründe.

## Was Zucker in unserem Gehirn bewirkt

In verschiedenen Studien konnte nachgewiesen werden, dass Zucker in unserer Nahrung zumindest abhängig, wenn nicht gar süchtig machen kann. Insbesondere auf die Kombination von Zucker mit Fett, etwa in Form von Sahnetorte, Eiscreme, Nuss-Nougat-Cremes und ähnlichen Süßigkeiten scheint unser Gehirn längerfristig eine suchtähnliche Reaktion zu zeigen. Auch mithilfe der Magnetresonanztomografie (MRT) ließ sich eine überraschende Übereinstimmung zwischen

den Gehirnen von übergewichtigen Menschen und Drogen- oder Alkoholabhängigen feststellen. Wie lässt sich das erklären?
Unser Zwischenhirn hat die Fähigkeit, Stoffe mit opiatähnlichen Eigenschaften (Opioide) herzustellen. Diese Stoffe reagieren auf angenehme Reize von außen und regen wiederum unser Belohnungssystem an. Wir empfinden Wohlbehagen – und diesen angenehmen Zustand wollen wir verständlicherweise möglichst häufig erleben. In diesen Schaltkreisen des Gehirns, die für Genuss, Entspannung und Verlangen zuständig sind, finden nun aber auch die ersten Schritte in Richtung Sucht statt. Denn jedes Suchtmittel, egal ob Drogen, Alkohol oder Medikamente, löst unabhängig von der äußeren Situation, in der wir uns befinden, ein wohliges, angenehmes Gefühl aus. Und hier kommt der Botenstoff Dopamin ins Spiel.

**Dopamin macht gierig nach mehr**

Dopamin wirkt als Hormon und Neurotransmitter im zentralen und vegetativen Nervensystem. Es bildet unter anderem die Vorstufe zu den Stresshormonen Adrenalin und Noradrenalin, ist aber auch ein eigenständiger Botenstoff in einem Areal unseres Hirnstamms. Dopamin erzeugt Aufmerksamkeit, Gefühle wie Glück und Freude sowie geistige Klarheit. Es ist bedeutsam für Lernprozesse und Gedächtnisleistungen und somit ein äußerst wichtiger Stoff für unser Leben. Im Kontext mit Zucker allerdings spielt Dopamin eine weniger günstige Rolle, denn es gilt auch als Triebkraft für Suchtverhalten, indem es Lust auf immer mehr macht. Das gilt für sportliche Höchstleistungen ebenso wie für das High-Gefühl nach Drogenkonsum und leider auch für den Genuss von Zucker. Fruktose stimuliert dabei die Dopaminausschüttung.

## Belohnungssystem: Freude, positive Verstärkung und Sucht

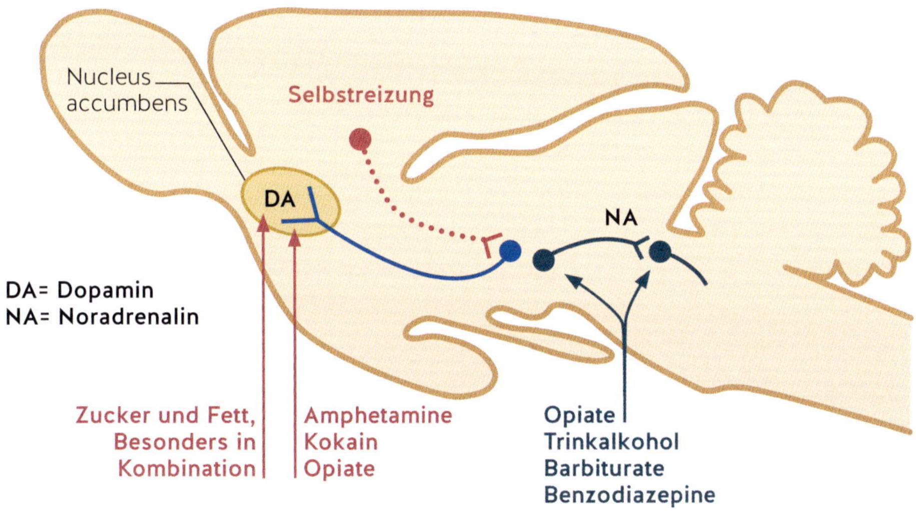


*Die Ausschüttung von Dopamin erzeugt Glücksgefühle. Verantwortlich dafür ist ein Belohnungssystem, das wir selbst direkt oder indirekt, zum Beispiel über körpereigene Endorphine oder Drogenkonsum, stimulieren können.*

# WARUM STRESS DER LEBER SCHADET

Stress wirkt sich in vielfältiger Weise negativ auf unser körperliches und psychisches Wohlbefinden aus. Was dabei in unserem Stoffwechsel passiert, darüber wird viel geforscht in der noch relativ jungen Wissenschaft der Psychoneuroendokrinologie.

## Körper, Geist und Seele als Einheit

Dass andauernder Stress Beschwerden wie Kopf- und Rückenschmerzen, Migräne, Gastritis, Reizdarm, aber auch Angststörungen, Depressionen, Konzentrations- und Schlafprobleme verursachen kann, ist schon relativ lange bekannt. Auch das Immunsystem kann geschwächt werden durch Stress, was sich in häufigen Infektionen zeigt. Oft sprach und spricht man auch heute noch in diesem Zusammenhang von psychosomatischen Beschwerden, also Beschwerden, die psychischen Belastungen geschuldet sind.

Die neueren wissenschaftlichen Zweige der Psychoneuroendokrinologie beziehungsweise der Psychoneuroimmunologie untersuchen hingegen wechselseitige Zusammenhänge zwischen psychischen Aspekten und endokrinen Funktionen, also dem Stoffwechsel beziehungsweise dem Immunsystem. Interessanterweise stimmt dieser Ansatz in vielerlei Hinsicht mit Betrachtungsweisen traditioneller Medizinsysteme überein, wie etwa mit der Traditionellen Chinesischen Medizin (TCM) oder dem Ayurveda. Körper und Psyche werden als Einheit gesehen, innerhalb derer es viele Wechselwirkungen zu beachten gilt.

### Die Stressachse: Was in unserem Stoffwechsel bei Stress passiert

Die Reaktion unseres Körpers auf akuten Stress ist im Grunde ein Relikt aus Zeiten, in denen wir Menschen oft großen existenziellen Gefahren in der Außenwelt ausgesetzt waren. Wenn der Säbelzahntiger oder ein anderes gefährliches Tier in Sichtweite war, hieß es flüchten oder kämpfen – je nachdem, was aussichtsreicher erschien, um sein Leben zu retten. Der Körper reagiert auf Stressauslöser mit körperlichen Anpassungsreaktionen in drei Phasen:

**1. Alarmreaktionsphase**: Schlägt unser Gehirn Alarm und meldet »Gefahr im Verzug!«, sorgt es in Sekundenschnelle dafür, dass der Körper zusätzliche Energie bekommt und bestimmte Hormone ausgeschüttet werden: Zuerst wird das Peptid Corticotropin freigesetzt, dann beginnt die Nebennierenrinde das Stresshormon Cortisol auszuschütten, das den gesamten Organismus in einen hellwachen Zustand versetzt. Es folgen die sogenannten Notfallhormone Acetylcholin, Adrenalin und Noradrenalin, die uns kurzfristig körperlich in Bestform versetzen: Die Pupillen weiten sich, Blutdruck und Puls steigen an, die Muskeln werden stärker durchblutet und halten sich aktionsbereit, der Atem geht schneller, sodass alle Organe mit ausreichend Sauerstoff versorgt werden. Adrenalin sorgt außerdem dafür, dass in der Leber gespeicherter Zucker mobilisiert wird und wir so schnell wie möglich auf die drohende Gefahr reagieren können. Man nennt diese Reaktion des Körpers auf Stressoren auch die Aktivierung der Hypothalamus-Hypophysen-Nebennierenrinden-Achse (HPA-Achse), vereinfacht gesagt unsere »Stressachse«.

Dieser archaische Mechanismus hat auch heute noch seine Berechtigung, wenn wir zum Beispiel in eine gefährliche Situation im Straßenverkehr geraten, eine Ärztin oder ein Arzt während einer Operation eine schnelle Entscheidung treffen oder in einem Projekt ad hoc eine Lösung gefunden werden muss. In solchen Fällen kann sich die Energie positiv ausagieren und entladen. Danach können wir uns wieder entspannen. Kurze Stressphasen, in denen es darum geht, eine schwierige Situation zu meistern, sind zwar anstrengend, können uns aber stärken, wenn wir sie zu einem positiven Ende bringen. Anders sieht es aber aus, wenn wir in Dauerstress geraten. Hier lassen sich, abhängig wiederum von der Dauer der Stresssituation und den individuellen Ressourcen, zwei Phasen unterscheiden:

**2. Widerstandsphase:** In dieser Phase versucht der Organismus, sich an eine länger anhaltende Stresssituation, also chronischen Stress, anzupassen und den fortbestehenden Druck zu bewältigen. Oft treten jetzt typische Stresssymptome auf, wie zum Beispiel Bluthochdruck oder Verspannungen.

**3. Erschöpfungsphase:** Jetzt zeigt sich die Überforderung noch deutlicher und die Leistungsfähigkeit nimmt ab. Das Immunsystem wird schwächer, die Anfälligkeit für Krankheitserreger wird größer. Auch steigt in dieser Phase das Risiko für Angsterkrankungen, Burn-out-Symptome oder Depressionen.

Auf der Ebene des Stoffwechsels stellt sich diese Entwicklung folgendermaßen dar: Unter Dauerstressbelastung verbrauchen die Nervenzellen im Gehirn wesentlich mehr Zucker und Eiweiße. Deshalb löst das Gehirn Heißhungerattacken auf Eiweiß und Zucker aus und wir gieren förmlich nach einem Schokoriegel oder was auch immer uns als »Nervennahrung« dienen mag. Die Beruhigung, die danach tatsächlich kurzfristig erfolgt, bringt uns in einen Teufelskreis und kann längerfristig eine hochproblematische Insulinresistenz verursachen (siehe Seite 32). Zudem werden im Stress übermäßig Eiweiße verbraucht und es kann zu einem Aminosäuren-Mangel kommen. Fehlt es an der Aminosäure Tryptophan, entsteht ein Mangel des Glückshormons Serotonin. Fehlt es an der Aminosäure Tyrosin, bilden wir weniger Dopamin (ebenfalls ein Glückshormon; siehe Seite 37).

## Stress-Reaktions-System

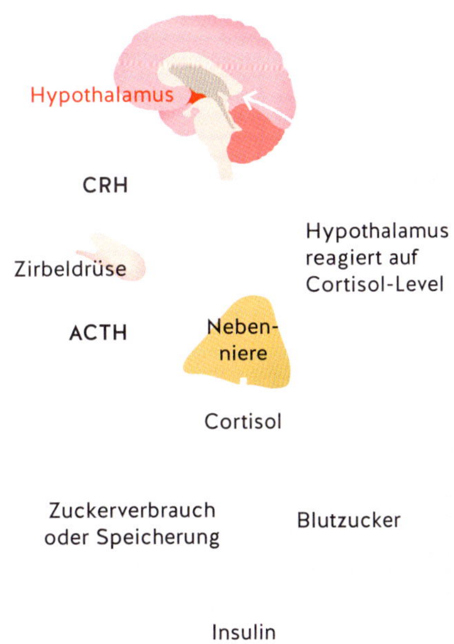


*Unser Stress-Reaktions-System im Körper ist eng verknüpft mit unserem Blutzuckerspiegel.*

# BEWEGUNGSMANGEL SCHADET (NICHT NUR) DER LEBER

**Bewegungsmangel hat verheerende Folgen: Binnen zehn Jahren könnten deswegen fast 500 Millionen Menschen erkranken, warnte nun die Weltgesundheitsorganisation. Die Situation in Deutschland sei besonders dramatisch.**

Herzkrankheiten, Fettleibigkeit, Diabetes, Depressionen, Demenz – fast 500 Millionen Menschen weltweit dürften in den Jahren 2020 bis 2030 diese und andere Krankheiten bekommen, berichtet die Weltgesundheitsorganisation (WHO) in ihrem »Global Status Report on Physical Activity 2022«. Und zwar vor allem aus einem Grund: weil sie sich nicht genug bewegen.

Mindestens zweieinhalb Stunden pro Woche sollten sich Erwachsene laut der WHO-Empfehlung körperlich betätigen. Die Empfehlung liegt bei 60 Minuten pro Tag. Damit ist nicht unbedingt intensives Training gemeint, auch schon Fahrradfahren oder schnelles Zufußgehen machen fitter und beugen Krankheiten vor. Aber selbst das schaffen viele Menschen nicht, vor allem in den reichen Ländern. Deutschland schneidet überdurchschnittlich schlecht ab: 44 Prozent der Frauen und 40 Prozent der Männer über 18 müssten aktiver werden, so die WHO. Besonders beunruhigend sei es bei den Jugendlichen in Deutschland: 88 Prozent der Mädchen und 80 Prozent der Jungen bewegen sich zu wenig.

## Sitzen ist das neue Rauchen

Bewegungsmangel verkürzt die Lebenserwartung eines Großteils der Weltbevölkerung. Bereits 2008 waren 5,3 Millionen Todesfälle in der Hauptursache auf zu wenig Bewegung zurückzuführen. Der Steinzeitmensch lief Schätzungen zufolge 15 bis 25 Kilometer am Tag – heutzutage schaffen wir meist gerade einmal 3,5 Kilometer. Bewegung verschwindet zunehmend aus unserem Alltag. Deshalb bezeichnen Wissenschaftler das Sitzen als »das neue Rauchen«.

Mit unserer Sesshaftigkeit im wahrsten Sinne des Wortes bringen wir uns buchstäblich um. Nicht nur unser Körper leidet, sondern auch unser Gehirn wird durch unseren Bewegungsmangel geschädigt und schrumpft sogar physisch, was noch viel zu wenig beachtet wird. In den letzten Jahren wird viel über artgerechte Tierhaltung gesprochen. Wir selbst leben aber mittlerweile alles andere als artgerecht. Wir vernachlässigen unseren Körper und behandeln unser Bedürfnis nach Bewegung, als wäre es Luxus, während es in Wirklichkeit notwendig für unsere körperliche, emotionale und geistige Gesundheit ist. Zahlreiche Studien belegen, dass Bewegung für die natürliche Produktion und die Vernetzung neuer Gehirnzellen von größter Wichtigkeit ist und fast alle Lebensbereiche positiv beeinflusst. Umgang mit Stress und Angststörungen, Aufmerksamkeitsdefizitstörung,

## Bewegungsmangel im Alltag

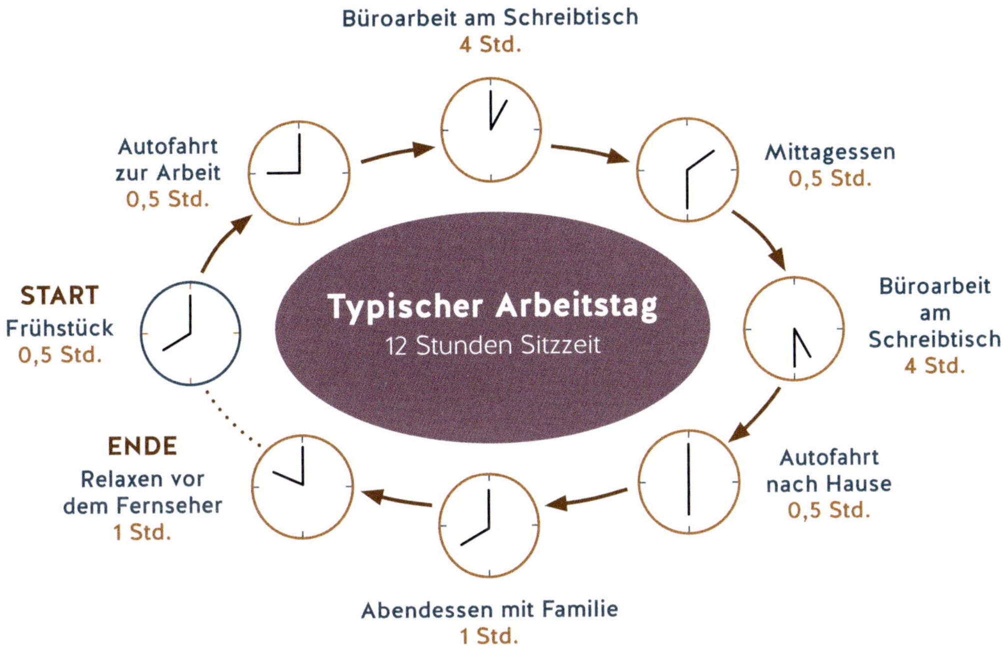


*Etwa die Hälfte des Tages verbringen wir sitzend, der zunehmende Bewegungsmangel hat verheerende Auswirkungen auf die Gesundheit – nicht nur auf die Leber, sondern vor allem auch auf unser Gehirn.*

Depression, hormonelle Veränderungen und das Altern gehören zu den am besten untersuchten Bereichen.

### Bewegung als Gegengewicht zum digitalisierten Alltag

Der zunehmende Bewegungsmangel im normalen digitalen Alltag war bereits vor der Covid-19-Pandemie eine Gefahr für Gesundheit und Wohlbefinden. Diese Abwärtsspirale wurde durch die Covid-19-Lockdowns noch verstärkt. Die Ausgangssperre und Einschränkungsrichtlinien haben die Zeit, die wir digital verbringen, erhöht. Viele Menschen haben sich noch mehr daran gewöhnt, sich kaum noch zu bewegen, und wollen sich aus dem »Goldenen Käfig«, das die Bequemlichkeit des Arbeitens im Homeoffice eben auch bedeutet, kaum noch herausbegeben.

Bewegung, Sport und Fitnessübungen sind keineswegs dasselbe. Zudem ist die Freude an der Bewegung von außerordentlicher Bedeutung. Sport allein ist kein Ersatz für einen durchdachten Bewegungsalltag. Wenn man täglich eine Stunde Sport treibt und den Rest des Tages vorwiegend sitzend oder stehend verbringt, macht diese Stunde weniger als fünf Prozent dieses Tages aus.

Im nächsten Kapitel erfahren Sie deshalb noch mehr über die positiven Wirkungen, die Bewegung auf den Stoffwechsel und die Leber hat, und wir geben Ihnen verschiedene Anregungen, wie Sie Bewegung auch jenseits von Ihren Fitnesskursen in Ihren Alltag integrieren können.

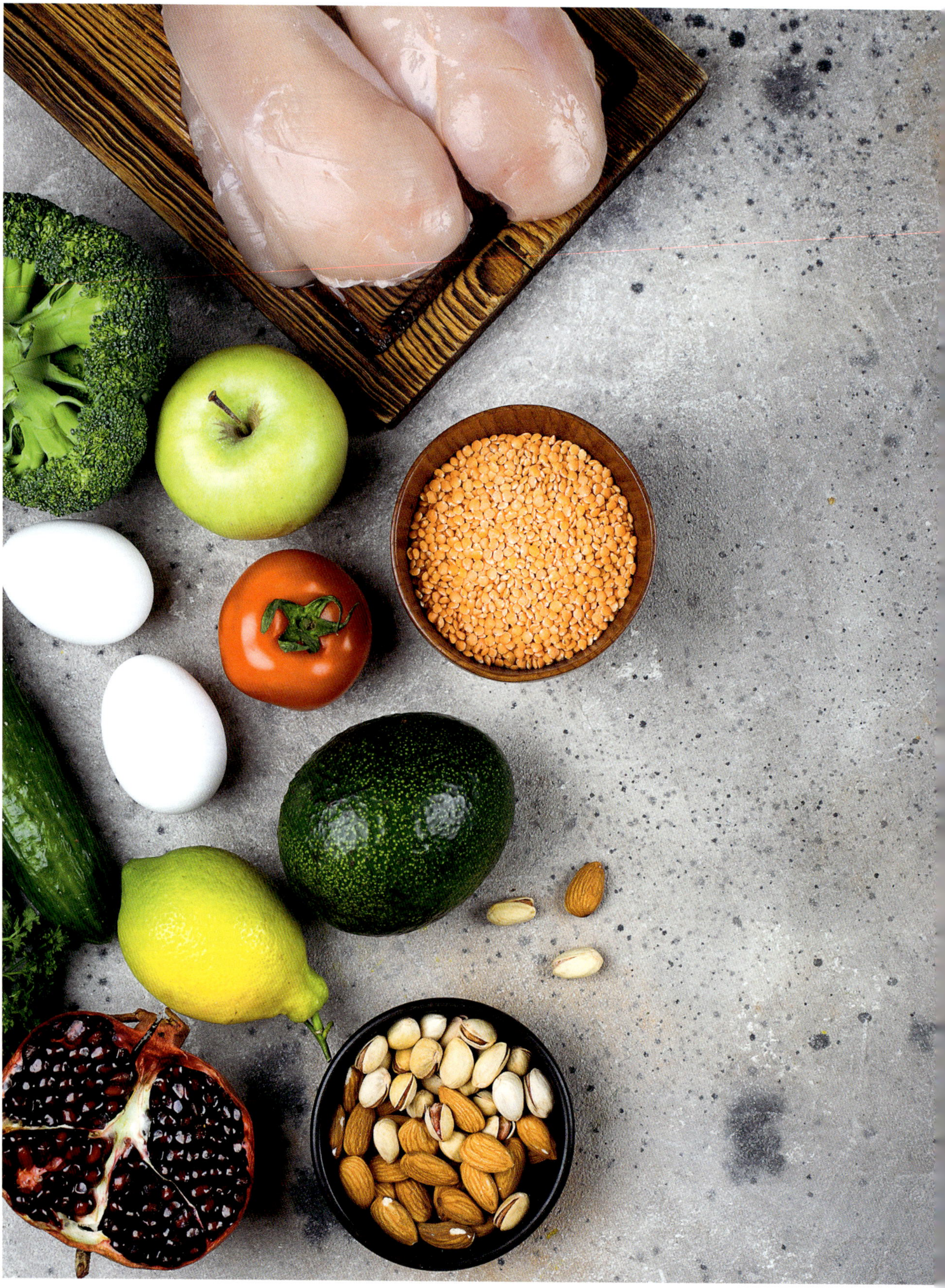

# So erholt sich der Stoffwechsel schnell

Eine gesunde, abwechslungsreiche und ausgewogene Ernährung im zirkadianen Rhythmus sowie tägliche Bewegungseinheiten und Phasen der Entspannung sind wirkungsvolle Instrumente, um die Leber zu stärken und zu regenerieren.

# WAS UNS WIRKLICH NÄHRT

**Eine gesunde, abwechslungsreiche Ernährung mit viel Gemüse und Proteinen und wenig schnellen Kohlenhydraten ist die zentrale Voraussetzung dafür, dass die Leber all ihre wichtigen Funktionen erfüllen und der gesamte Stoffwechsel gut arbeiten kann.**

## Was macht eine »gesunde Ernährung« aus?

Wenn Sie unsere 9-Tage-Leber-und-Stoffwechselkur machen, brauchen Sie sich nur an unsere Rezepte zu halten. Damit die Kur eine nachhaltige Wirkung entfalten kann, ist es uns wichtig, wenn Sie verstehen, warum wir Ihnen bestimmte Lebensmittel beziehungsweise Nährstoffkombinationen empfehlen und warum Sie manche Nahrungsmittel möglichst vermeiden sollten. Auch die Tageszeiten spielen dabei eine Rolle, denn unser Stoffwechsel unterliegt wie unser gesamter Organismus einem natürlichen Biorhythmus. Doch lassen Sie uns zunächst einen Blick auf die Welt der wichtigsten Makro- und Mikronährstoffe werfen, die wir brauchen, um tagsüber leistungsfähig zu sein und nachts gut schlafen zu können.

Wahrscheinlich haben Sie auch schon mal von der sogenannten Ernährungspyramide gehört. Ziel der pyramidenförmig dargestellten Empfehlungen für eine gesunde Ernährung war eine quantitativ ausreichende Versorgung mit Nährstoffen, also mit Proteinen, Kohlenhydraten, Fetten, Vitaminen und Mineralstoffen. Im Verlauf der letzten Jahrzehnte wurden diese Empfehlungen immer wieder etwas verändert und neuen Erkenntnissen aus den Ernährungswissenschaften angepasst. Meist wurden dabei allerdings alle Kohlenhydrate, Eiweiße und Fette fälschlicherweise über einen Kamm geschoren. Denn Kohlenhydrate sind nicht gleich Kohlenhydrate, wie wir bereits im vorigen Kapitel erklärt haben. Und dasselbe gilt für Eiweiße und Fette. Auch wenn sie jeweils zur selben »Familie« gehören, lösen sie ganz unterschiedliche Reaktionen im Körper aus, weil sie anders verstoffwechselt werden. Sie wirken deshalb auch unterschiedlich auf unser Hunger- und Sättigungsgefühl. Aus diesem Grund müssen wir uns die drei Makronährstoffe, aber auch die wichtigsten Mikronährstoffe etwas genauer anschauen.

Das mag sich kompliziert anhören, ist es aber in der Praxis letztlich nicht. Und keine Sorge: Sich gesund zu ernähren ist weder anstrengend noch gar genussfeindlich! Wenn Sie herausfinden, was Ihnen wirklich guttut, werden Sie automatisch nach den »richtigen« Lebensmitteln greifen. Um Ihnen die Orientierung zu erleichtern, haben wir außerdem den **Glycoplan** entwickelt, den Sie sich online anschauen beziehungsweise herunterladen können. Sie finden dort eine Auflistung von Lebensmitteln in verschiedenen Kategorien (gekennzeichnet in den Ampelfarben: Grün = empfehlenswert, Gelb = gelegentlich in Ordnung, Rot = ist zu vermeiden), die Ihnen anzeigen, was Sie gut und gerne essen können und worauf Sie lieber verzichten sollten: **www.glycoplan.de**

## Ohne Wasser geht gar nichts

Wasser ist zwar kein Nahrungsmittel, doch Wasser ist notwendig für alle Stoffwechselfunktionen im Körper, für die Verdauung, den Zellaufbau, die Herz-Kreislauf-Funktion und den Wärmehaushalt. Es bringt Nährstoffe in die Zellen, entgiftet über die Nieren und die Leber, unterstützt das Immunsystem durch feuchte Schleimhäute und sorgt als Hauptbestandteil des Bluts für die Versorgung unserer Organe mit lebenswichtigem Sauerstoff. Voraussetzung für körperliche und geistige Leistungsfähigkeit, für Wohlbefinden und Lebenskraft ist immer eine ausgeglichene Flüssigkeitsbilanz: Das heißt, wir sollten auch so viel Wasser trinken, wie wir es über den Tag verlieren durch den im Atem enthaltenen Wasserdampf, über die Harnwege sowie durch Schwitzen.

Die Deutsche Gesellschaft für Ernährung (DGE) rät: Pro Kilogramm Körpergewicht sollten erwachsene Menschen etwa 35 Milliliter Flüssigkeit pro Tag zu sich nehmen. Senioren ab 65 Jahren nur noch 30 Milliliter je Kilogramm. Das bedeutet also, dass wir täglich zwei bis drei Liter Flüssigkeit zu uns nehmen sollten. Pures Trinkwasser entspricht den Bedürfnissen unseres Körpers am besten. Ohne Kohlensäure ist es am bekömmlichsten, harmonisiert den Säure-Basen-Haushalt und regt den Stoffwechsel an. Um ein bisschen Abwechslung zu schaffen, können Sie dem Wasser aber zum Beispiel etwas Zitronensaft beifügen, einige Scheiben Gurke oder auch mal ein paar Zweige Minze oder Zitronenmelisse in die Wasserkaraffe geben.

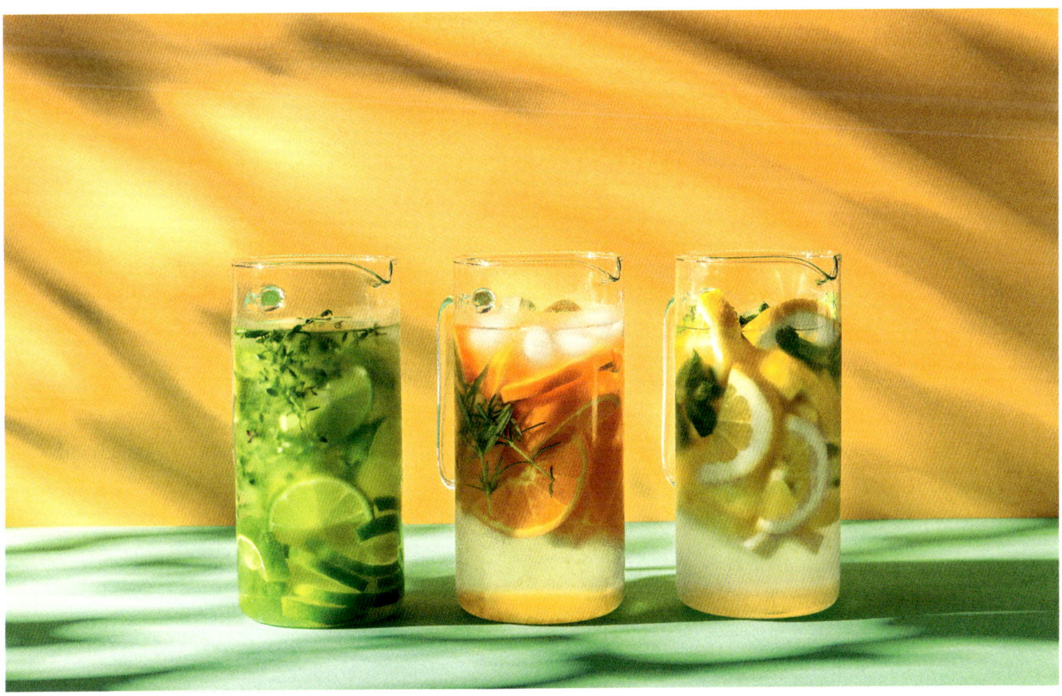

*Täglich zwei bis drei Liter Flüssigkeit sollten wir zu uns nehmen, am besten pures Trinkwasser, nach Belieben aromatisiert mit Kräutern und Zitrusfrüchten, denn das entspricht den Bedürfnissen unseres Körpers am besten.*

## Trinken Sie sich gesund!

Wenn Ihnen das Wasser manchmal zu fad wird und Sie ein bisschen Abwechslung schaffen wollen, eignen sich die folgenden gesunden Getränke:

- **Aromatisiertes Wasser:** Geben Sie einfach ein paar Spritzer Zitronen- oder Limettensaft, ein paar Gurkenscheiben oder Stücke frisch geschnittenen Ingwer, frische Kräuter wie Minze oder Zitronenmelisse in eine Karaffe und gießen diese mit Wasser auf.
- **Kräutertees:** Für die Leber eignen sich besonders leicht bitter schmeckende Teemischungen (zum Beispiel Artemisia, siehe Seite 89). Im Sommer schmeckt auch kalter Pfefferminztee sehr gut.
- **Ayurvedische Teemischungen:** meist Mischungen aus Kräutern mit Gewürzen wie Ingwer, Zimt, Kardamom oder Koriander; am besten koffeinfrei.
- **Matetee:** reich an zellschützenden Antioxidanzien sowie an den Vitaminen A, C, E, $B_1$, $B_5$, Riboflavin, Biotin, Carotin und den Mineralstoffen Magnesium, Kalzium, Kalium und Natrium. Er enthält Koffein, jedoch weitaus weniger als Schwarztee oder Kaffee und ist deshalb auch abends bekömmlich.
- **Grüner Tee:** ein guter Muntermacher mit Koffein für den Morgen; er wirkt antioxidativ, senkt den Cholesterinspiegel, stärkt das Immunsystem und verbessert die Insulinsensitivität.
- **Koffeinhaltiger Kaffee:** Studien haben gezeigt, dass zwei bis drei Tassen Kaffee oder Espresso vor Leberentzündungen schützen und das Risiko für eine Fettleber senken. Allerdings nur dann, wenn Sie ihn ohne Zucker und Milch oder Kaffeesahne zu sich nehmen!

### Eiweiß – die Satt- und Schlankmacher

Ohne Eiweiß, auch Protein genannt, können wir nicht leben. Es gilt als die Quelle allen Lebens. Unser Körper besteht zu 20 Prozent aus Eiweiß, dem Grundbaustein aller menschlichen Zellen. Es ist wichtig für die Herstellung von verdauungsanregenden Enzymen, Hormonen, Antikörpern für das Immunsystem und Blutkörperchen. Und es ist Baustein für Muskeln, Haut und Haare.

Proteine sind aus Aminosäuren zusammengesetzt. Acht dieser Aminosäuren sind essenziell, das heißt, unser Körper braucht sie, kann sie aber nicht selbst herstellen, sondern muss sie über die Nahrung aufnehmen. Es handelt sich dabei um Isoleucin, Valin, Methionin, Leucin, Tryptophan, Lysin, Phenylalanin und Threonin. Da der Körper Eiweiß nur in geringen Mengen speichern kann, muss er es regelmäßig mit der Nahrung aufnehmen. Ein Erwachsener sollte täglich zwischen 55 und 85 Gramm Eiweiß zu sich nehmen (die Deutsche Gesellschaft für Ernährung empfiehlt 1 Gramm pro Kilogramm Körpergewicht).

Wenn Sie tierische Produkte zu sich nehmen, genügen aber trotzdem zwei bis drei Mahlzeiten mit kleinen Portionen Fleisch oder Fisch pro Woche.

Den restlichen Bedarf können Sie sehr gut mit pflanzlichem Eiweiß decken.
Das Eiweiß aus tierischen Lebensmitteln wie Eiern, Fleisch, Fisch, Milch und Milchprodukten besitzt eine hohe biologische Wertigkeit, da es in seiner Zusammensetzung dem menschlichen Eiweiß ähnelt. Tierische Eiweißquellen liefern essenzielle Aminosäuren in einer für den menschlichen Stoffwechsel günstigeren Zusammensetzung als die meisten pflanzlichen Bausteine. Allerdings enthalten sie oft gesättigte Fettsäuren, die wiederum weniger gut sind für unsere Gesundheit.
Pflanzliche Proteinquellen wiederum enthalten dafür oft nicht alle essenziellen Aminosäuren, sondern nur einen Teil davon. Eine gute Kombination aus beidem ist deshalb ernährungsphysiologisch günstig. Es spricht aber auch nichts gegen eine vegetarische oder vegane Ernährung, wenn Sie dafür sorgen, dass die essenziellen Aminosäuren regelmäßig in der Nahrung enthalten sind. Das funktioniert am besten, wenn Sie über den Tag verteilt eine bunte Vielfalt an Getreideprodukten – zum Beispiel in Form von Haferflocken, Vollkornreis oder Hirse –, aber auch von Hülsenfrüchten, Nüssen und Samen oder Pseudogetreide wie Quinoa und Buchweizen verzehren. Gute Kombinationen pflanzlicher Eiweißquellen sind Getreide mit Hülsenfrüchten oder Hülsenfrüchte mit Nüssen und Samen.
Von allen Nährstoffen sättigt Eiweiß am besten und längsten und ist deshalb auch wichtig, wenn wir abnehmen wollen. Hungern führt nur dazu, dass der Körper auf Sparflamme umstellt und sich nach Ende der Hungerkur der berühmt-berüchtigte Jo-Jo-Effekt einstellt. Wer hungert, verliert nämlich meist zuerst Muskelmasse und diese wiederum ist für den Körper ein wichtiges Instrument der Fettverbrennung für Grundumsatz und Kraftleistung. Außerdem kurbeln Proteine die Wärmebildung im Körper an, was den Energieverbrauch steigert.

## Mangelfettleber durch eiweißarme Ernährung

Auch wenn in den meisten Fällen Übergewicht oder verstecktes »inneres« Fett mit einer Fettleber in Verbindung steht, gibt es auch noch eine andere ernährungsbedingte Ursache, und zwar eine eiweißarme Diät, radikale Fastenkuren und ein sehr schneller Gewichtsverlust, die zu einer Fettleber führen können. Es handelt sich dann um eine »Mangelfettleber«.

Sollten Sie also mithilfe unserer 9-Tage-Leber-Detoxkur auch abnehmen wollen, verzichten Sie bitte nie auf ausreichend Eiweiß. Neuere Studien zeigen, dass eine eiweißreiche, kalorienreduzierte Ernährung Leberfett am besten abbaut. Man vermutet, dass die relativ hohe Eiweißzufuhr Gene abschaltet, die für die Aufnahme und Speicherung von Fett in der Leber zuständig sind. In groß angelegten Studien wird dieser Zusammenhang noch weiter erforscht. Für die 9-Tage-Leber-Stoffwechselkur empfehlen wir deshalb täglich einen Pre-Bedtime-Proteinshake (siehe Seite 76).

**Die besten Proteinquellen:**

- Hülsenfrüchte wie Bohnen, Erbsen, Kichererbsen, Linsen
- mageres Fleisch, Fisch, Eier, Milch und Milchprodukte, bevorzugt von Ziegen oder Schafen
- Tofu und Sojaprodukte
- Wildkräuter, Pilze, Nüsse und Samen
- Getreide wie Hirse und Hafer; Pseudogetreide wie Amarant, Quinoa und Buchweizen

## Fleisch am besten aus biologischer artgerechter Haltung!

Allein schon aus ethischen Gründen sollten wir auf den Verzehr von Fleisch aus industrieller Massentierhaltung verzichten und nur Fleisch aus biologischer und artgerechter Haltung zu uns nehmen. Aber auch unserer Gesundheit tun wir damit nichts Gutes. Ganz besonders schädlich ist das Fleisch von Schweinen, Gänsen und Enten, die mit Maissirup gemästet werden, der einen hohen Fruktosegehalt aufweist. Die Mischung aus Getreide, Mais und Fruktose verursacht bei den Tieren eine Insulinresistenz und ständige Entzündungsprozesse. Ihre Muskeln werden nicht gut versorgt, sie werden fett und bekommen Schmerzen, Gicht, Angstzustände und Herzbeschwerden. Oft wird mit Antibiotika behandelt. Dieses Fleisch kommt billig auf den Markt. Der wirkliche Preis dafür ist aber immens hoch: für die Tiere eine schreckliche Qual, für die Menschen vielfältige gesundheitliche Risiken.

### Fette – in Maßen gesunde Sattmacher

Fett ist der energiereichste Nährstoff und wie die Aminosäuren aus Eiweiß ein wichtiger Baustoff für den Zellstoffwechsel. Wenn wir aber zu viel davon essen, können uns Fette krank machen. Nehmen wir jedoch die richtigen Fette in Kombination mit Kohlenhydraten zu uns, steigt der Blutzuckerspiegel langsamer an, weil der Körper mit der Fettverdauung beschäftigt ist. Außerdem können die richtigen Fette einen in der Evolution entwickelten Superturbo innerhalb der Mitochondrien, unseren Energiekraftwerken in den Zellen, zünden. Vor allem kurzkettige Fettsäuren (SCFA = short chain fatty acids) wirken hier wie Kerosin. Auch Prozesse in unseren Zellen benötigen Energie, damit diese ihren vielfältigen Aufgaben nachkommen können. Als Überträger von Energie wird vornehmlich das sogenannte Adenosintriphosphat (ATP) genutzt. Von diesem ATP, unserem wichtigsten chemischen Energiespeicher, entsteht bei der Verbrennung von Fettsäuren etwa dreimal so viel wie bei der Verbrennung von Kohlenhydraten beziehungsweise Zucker. Bestimmte Fettsäuren sind Voraussetzung für die Produktion von Hormonen, die zahlreiche Körperfunktionen und das Immunsystem steuern. Auch bei der Regulation des Blutzuckers spielen Fette eine wichtige Rolle. Kurzum: Um gesund zu bleiben, brauchen wir gute Fette!
Außerdem ist Fett ein Geschmacksträger, denn sehr viele Aromen sind fettlöslich. Nach ihrer Herkunft unterscheidet man grob zwischen pflanzlichen und tierischen Fetten. Ganz besonders wichtig und essenziell sind die zweifach und mehrfach ungesättigten Fettsäuren. Sie liefern Bestandteile für die Aufbauprozesse im Zellstoffwechsel und können nicht vom Körper selbst gebildet werden.

### Abwechslung tut gut

Eine Vielzahl unterschiedlicher gesunder Fette finden Sie in Nüssen, Mandeln, Leinöl, Hanföl, Chiasamen, Kokosnuss, Olivenöl, Bergkäse, Fleisch vom Bio-Weiderind, Meeresfisch und Algen. Jedes Fett hat seine Stärken. Was die einen an Benefit bringen, können die anderen Fette oft nur begrenzt leisten. Aus diesem Grund ist es günstig, immer

wieder andere Fette zu sich zu nehmen. Die berühmten mehrfach ungesättigten Omega-3-Fettsäuren, vor allem in Meeresfisch und Algen, verfügen über antientzündliche Fähigkeiten, wirken positiv auf die Gefäße und das Herz-Kreislauf-System und schützen das Gehirn. Sie können sogar unser psychoemotionales Wohlbefinden und die Gedächtnisleistungen stärken.
Ebenfalls reich an Omega-3-Fetten sind Leinöl, Hanföl, Leindotteröl, Rapsöl, Walnussöl und Chiasamen. Sojaöl verfügt ebenfalls über kleine Mengen an Omega-3-Fetten, kann jedoch bei vielen Menschen den Darm sehr belasten. Diese Fette sind pflanzlicher Herkunft und in ihrer Form kürzer, also kurzkettiger als die Omega-3-Fette aus Fischöl. Sie haben ebenfalls antientzündliche und stoffwechselfördernde Fähigkeiten, bringen dem Gehirn und Nervensystem jedoch wenig, da ihnen die beiden Fettsäuren DHA (Docosahexaensäure) und EPA (Eicosapentaensäure) fehlen, die langkettigen, biologisch aktiveren Formen der Omega-3-Fette. DHA ist besonders wichtig für die Entwicklung des Gehirns. EPA unterstützt die gesunde Entzündungsreaktion im Körper und kann helfen, das Risiko von Herz-Kreislauf-Erkrankungen zu reduzieren. Gute tierische Quellen für mittelkettige Fettsäuren mit zusätzlichen Anteilen von Omega-3-Fetten sind Bergkäse, Ziegen- und Schafskäse von frei laufenden Tieren. Je höher die Weiden liegen, umso fettreicher das Gras und desto besser sind die Milch und Milchprodukte der Tiere.

### Die besten Omega-3-Fett-Quellen

Folgende Lebensmittel liefern einen hohen Gehalt an alpha-Linolensäure (ALA) sowie EPA und DHA (Angabe in mg pro 100 g):

- Leinöl: 52.800 mg (ALA)
- Leinsamen: 19.950 mg (ALA)
- Walnussöl: 12.200 mg (ALA)
- Rapsöl: 8.584 mg (ALA)
- Walnüsse: 10.060 mg (ALA)
- Hering (gegart): 2.210 mg (EPA); 734 mg (DHA)
- Lachs (gegart): 949 mg (EPA); 1.520 mg (DHA)
- Thunfisch (gegart): 1.620 mg (EPA), 2.435 mg (DHA)
- Makrele (gegart): 698 mg (EPA), 1.241 mg (DHA)

## Transfette bitte meiden!

Durch das chemische Härten von Fetten entstehen sogenannte Transfette mit veränderten Eigenschaften. Sie stecken vor allem in Fast Food, Frittiertem wie Chips oder Pommes, aber auch in Nuss-Nougat-Creme, Keksen mit Schokofüllung sowie einigen Margarinen oder Streichfetten. Transfette machen Produkte zum Beispiel cremiger oder streichfähiger. Vor allem aber sind sie ein billiger Rohstoff, der die Produkte länger haltbar macht und deshalb leider beliebt ist bei der Nahrungsmittelindustrie. Wenn Sie auf einer Packung so etwas lesen wie »gehärtete« oder »teilweise gehärtete Fette«, lassen Sie lieber die Finger davon. Transfettsäuren sind erwiesenermaßen ein Risikofaktor für Herz-Kreislauf-Erkrankungen. Außerdem begünstigen sie die Entwicklung von Adipositas mit all ihren Begleiterscheinungen.

## Kohlenhydrate – Energiequelle oder Dickmacher?

Wenn Ihre Ernährung bisher zu einem Großteil aus Kohlenhydraten besteht, ernähren Sie sich so, wie das viele Menschen weltweit tun. Denn Zucker, Weißmehl und Fruchtsäfte oder Softdrinks sind omnipräsent und stecken in vielen Produkten, die sich die Nahrungsindustrie in den letzten Jahrzehnten hat einfallen lassen. Oft kommen sie in Verbindung mit Fett vor und lassen den Blutzuckerspiegel in die Höhe schnellen, wie wir bereits im zweiten Kapitel erklärt haben (siehe ab Seite 28). Dabei sind Kohlenhydrate nicht prinzipiell schlecht, ist doch Glukose ein lebenswichtiger Treibstoff für unser Gehirn und unsere Muskeln. Sie liefern ebenso viel Energie wie Eiweiß und sorgen rasch für ein Sättigungsgefühl. Da unser Körper ökonomisch arbeitet, bevorzugt er den Zucker, wenn Fett und Zucker zur Verfügung stehen, weil er dem Zellstoffwechsel schneller und mit weniger Arbeitsaufwand Energie liefert. Dennoch kann unser Körper auch ohne Kohlenhydrate auskommen und es gibt keinen physiologischen Grund, sie regelmäßig in großen Mengen zu konsumieren; ganz im Gegenteil.

### Wie die Leber selbst Glukose herstellt

Leber und Nieren sind in der Lage, auch aus Nicht-Kohlenhydraten Glukose herzustellen. Man nennt diesen Prozess **Gluconeogenese.** Das passiert ganz automatisch, wenn wir ein paar Stunden lang nichts gegessen haben und der Blutzuckerspiegel sinkt. Dann verschwindet das Zucker-Aufräum-Hormon Insulin aus dem Blut und das Hormon Glukagon sagt der Leber: Wir brauchen Zucker! Die Leber bezieht nun die Bausteine aus dem Blut beziehungsweise aus dem Muskelstoffwechsel. Da wäre zum einen die Milchsäure, die entsteht, wenn Muskeln anaerob (ohne Sauerstoff) arbeiten. Zum anderen das Eiweiß, genauer gesagt bestimmte Aminosäuren, der wichtigste, weil am meisten vorhandene Ausgangsstoff für die Gluconeogenese. Wenn wir fasten, muss die Leber bis zu 200 Gramm Zucker am Tag bilden. Sie holt dabei so viele Aminosäuren aus dem Blut, dass der Körper Eiweiße abbauen muss, um die Aminosäurespiegel nachzufüllen. Denn leider hat unser Körper keinen Eiweißspeicher. Die Aminosäuren für die Gluconeogenese stammen aus den Muskeln. Etwa 75 Gramm Muskelmasse am Tag verbraucht die Leber eines fastenden Erwachsenen für die Gluconeogenese, um den Grundumsatz zu sichern. Deshalb ist es so wichtig, dass wir genügend Eiweiß zu uns nehmen, wenn wir auf Diät gehen und wenig zucker- und stärkehaltige Lebensmittel essen.
Um abzunehmen, ist die Gluconeogenese aber durchaus förderlich, denn dieser Prozess kostet die Leber viel Energie und sie verbrennt dabei auch Fett. Wir müssen allerdings darauf achten, dass die Leber nicht zu sehr unter Stress gerät. Um schonend mit der Leber umzugehen, sollten wir unseren Körper langsam von kurzkettigen auf langkettige Kohlenhydrate umstellen, bevor wir auch diese reduzieren.

### Die Kurve flach halten!

Essen wir Süßes oder Weißmehlprodukte, kann unser Körper die Kohlenhydrate sehr schnell in Einzelbausteine (Glukose) aufspalten und sie gelangen ruckzuck ins Blut. Die Bauchspeicheldrüse meldet entsprechend Alarm und schüttet viel Insulin aus, denn mit dem Insulin kann die Glukose in die Zellen gelangen. Genauso schnell wie der Zucker in diesem Fall in die Zellen gelangt, sinkt aber auch unser Blutzuckerspiegel wieder ab – und wir bekommen Heißhunger. Ein Zirkel, der wie im zweiten Kapitel (siehe ab Seite 31) bereits ausführlich beschrieben, zu einer Insulinresistenz mit ver-

schiedensten gesundheitlichen Beschwerden von Übergewicht bis zu Diabetes führen kann.
Nehmen wir indessen Vollkornprodukte, Hülsenfrüchte wie Linsen und Bohnen, fruktosearmes Obst und Gemüse zu uns, dauert es länger, bis die Kohlenhydrate in ihre Einzelbausteine aufgespalten werden. Die Zuckerbausteine gelangen nach und nach ins Blut und die Bauchspeicheldrüse kann kontrolliert Insulin ausschütten. In diesem Fall sinkt der Blutzuckerspiegel nicht so schnell wieder ab. Wir empfinden ein angenehmes Sättigungsgefühl und die Heißhungerattacken bleiben aus.

### Fruktose – ein Lebergift wie Alkohol

Dass Fruktose für die Leber ein besonderes Problem darstellt, weil sie insulinunabhängig verstoffwechselt wird und deshalb eine Fettleber verursachen kann, haben wir im zweiten Kapitel bereits ausführlich beschrieben. Das soll nun aber nicht heißen, dass wir Ihnen generell davon abraten, Obst zu essen. Allerdings sollten Sie Ihren Obstkonsum einer kritischen Prüfung unterziehen, denn für auf extrem süßen Geschmack gezüchtete Äpfel wie Gala, Golden Delicious, Cox Orange und andere Sorten sind wir nicht geschaffen.
Vielleicht haben Sie ja die Möglichkeit, auf einem Bauernmarkt noch alte Sorten wie Goldparmäne oder Klarapfel zu kaufen, die längst nicht so süß sind, aus den Regalen der Supermärkte aber verschwunden sind. Bei den alten Apfelsorten hatte der Satz: »An apple a day keeps the doctor away« noch seine Gültigkeit, denn ein solcher Apfel enthält wertvolle Vitamine und Ballaststoffe.
Ganz abraten müssen wir Ihnen allerdings von Apfelsaft, anderen Fruchtsäften oder -schorle, denn diese enthalten reine Fruktose. Dasselbe gilt leider für viele andere, ausgesprochen süße Früchte wie Birnen, Mangos, Melonen, Weintrauben oder Bananen. Was unsere Vorfahren an Früchten verzehrt haben, waren vor allem Beeren. Diese kleinen Gesundmacher, die viele wertvolle Nährstoffe enthalten, möchten wir Ihnen besonders ans Herz legen. Hervorzuheben ist vor allem ihr hoher Gehalt an Antioxidanzien, aber auch ihre sekundären Pflanzenstoffe und ihr hoher Vitamingehalt machen sie zu wahren Gesundheitsboostern.

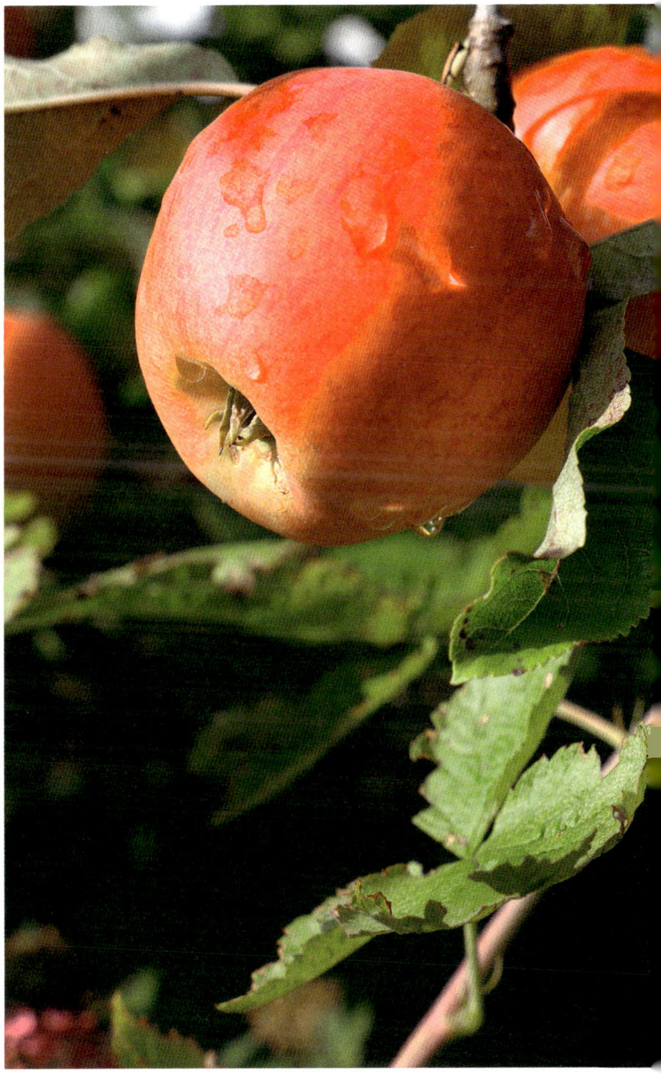

*Bei der Wahl der Äpfel auf alte, zuckerarme Sorten zurückgreifen, sie enthalten noch wertvolle Nährstoffe.*

## Achtung – versteckter Zucker!

Wer sich von Fertigprodukten ernährt, nimmt viel mehr Zucker zu sich, als er glaubt. Denn Zucker muss nicht süß schmecken. Zucker in Form von Stärke steckt auch in Weizen und Kartoffeln, Mais und Reis. Diese Stärke wird von der Lebensmittelindustrie zur Herstellung von Süßungsmitteln verwendet. Außerdem ist sie das wichtigste Binde-, Träger- und Füllmittel für Fertiggerichte. Zucker kommt also nicht nur in Süßigkeiten, Marmelade, süßen Getränken und süßem Obst vor. In vielen Fertiglebensmitteln steckt reichlich Zucker (zum Beispiel in Ketchup, Cornflakes, Müsliriegeln, Apfelsaft, Tiefkühlpommes, Chips, Kroketten, Fischstäbchen, Backcamembert, Fruchtgummis). Der oft als gesund angepriesene Fruchtjoghurt enthält genauso viel Zucker wie die gleiche Menge Cola! Um nicht in die Zuckerfalle zu tappen, lohnt sich immer ein Blick auf das Kleingedruckte und auf die Zutatenliste eines Lebensmittels.

### Die besten Zuckerquellen

- Alle Gemüsesorten
- Wildkräuter
- Wildreis, Quinoa, Amarant, Hirse, Buchweizen, verschiedenes Urgetreide (zum Beispiel Emmer, Einkorn, Nacktgerste, Waldstaudenkorn, Dinkel)
- Glukose- und fruktosearme Früchte wie Waldbeeren, Himbeeren, Heidelbeeren, Honigmelone, Aprikose, Pfirsich, Grapefruit, Avocado, Clementinen, Pflaumen, Papayas, Rhabarber.

### Ersatzzucker für gesunde Süßspeisen

Wenn Sie den süßen Geschmack sehr lieben und nicht auf Süßspeisen verzichten möchten, verwenden Sie doch sogenannte Ersatzzucker:

- **Galaktose:** ein Baustein verschiedener Zuckerarten, weniger süß als Saccharose (Haushaltszucker), wird insulinunabhängig von den Zellen aufgenommen.
- **Ribose:** Zuckerbestandteil der Ribonukleinsäure und damit Grundgerüst unserer Gene. Ribose hat etwa ein Viertel der Süßkraft von Saccharose.
- **Trehalose:** besteht aus zwei miteinander verbundenen Glukosemolekülen, hat eine milde Süßkraft. Natürlicherweise kommt sie in verschiedenen Pflanzen und Pilzen vor, wie zum Beispiel in Sonnenblumenkernen und dem Shiitake-Pilz. Trehalose lässt den Insulinspiegel nach dem Verzehr nur geringfügig ansteigen. Dabei besitzt sie im Vergleich zu Saccharose immerhin die halbe Süßkraft.
- **Xylose:** auch Holzzucker genannt, kommt in verschiedenen Laub- und Nadelbäumen sowie in Nussschalen und Aprikosenkernen vor und hat ca. 90 Prozent der Süßkraft von Saccharose.
- **Stevia:** bietet schon in sehr kleinen Mengen eine sehr starke Süßkraft, darf jedoch bei Zuckerstoffwechselerkrankungen nicht verwendet werden. Wenn Sie gesund sind, stellt der Gebrauch von Stevia aber kein Problem dar. Stevia besitzt eine 300-mal höhere Süßkraft als Saccharose, was etwa der von künstlichen Süßstoffen entspricht. Allerdings mögen viele Menschen den leicht bitteren, lakritzähnlichen Geschmack nicht.

## Ballaststoffe – keineswegs überflüssig

Ballaststoffe halten die Darmoberfläche gesund und regen die Darmbewegung an. Außerdem leben viele Darmbakterien von Ballaststoffen, weshalb sie auch dabei helfen, eine gesunde Darmflora zu erhalten. Und umgekehrt bauen gesunde Darmbakterien aus Ballaststoffen kurzkettige Fettsäuren (die auf Seite 48 bereits erwähnten SCFAs), die wahres Superfood für unseren Organismus darstellen. Nicht zuletzt sind sie gute Sattmacher, weil sie länger im Magen verweilen als kurzkettige Kohlenhydrate. Außerdem schließen sie Stärkemoleküle aus der Nahrung ein, sodass sie langsamer abgebaut werden. Auf diese Weise können sie Heißhungerattacken abpuffern oder sogar verhindern.
Vollkorngetreide, Gemüse, Obst und Hülsenfrüchte enthalten viele Ballaststoffe und sollten deshalb regelmäßig auf dem Speiseplan stehen. Wenn Sie den Vollkornanteil in Ihrer Nahrung erhöhen, reduzieren Sie übrigens automatisch die Kalorienaufnahme, denn der Körper kann die Ballaststoffe nur in geringem Maße als Energiereserve nutzen. Eine Studie hat gezeigt, dass Menschen, die regelmäßig Ballaststoffe zu sich nehmen, weniger Bauchfett ansetzen. Noch ein Grund mehr, Vollkornprodukte und Gemüse zu essen!

## Vitamine und Mineralstoffe

Unser Organismus braucht Vitamine nur in geringen Mengen, aber dafür verlässlich und regelmäßig. Sie sind notwendig für viele Stoffwechselfunktionen, zum Beispiel den Aufbau von Hormonen und Körpergeweben, sie helfen beim Zellaufbau und stärken das Immunsystem. Außerdem beteiligen sie sich bei der Umwandlung von Kohlenhydraten, Eiweiß und Fetten. Wenn Sie sich ausgewogen mit Gemüse, Obst, Vollkornprodukten, Hülsenfrüchten und hochwertigen, kalt gepressten Pflanzenölen ernähren, decken Sie das komplette Vitaminspektrum ab und brauchen keine Vitaminpräparate einzunehmen.
Mineralstoffe liefern die Baustoffe für Knochen und Zähne, regeln den Wasserhaushalt im Körper, wirken auf Herz und Kreislauf und sind wichtig für Muskulatur und Nerven. Für Mineralstoffe gilt dasselbe wie für Vitamine: Wenn wir sie aus frischen Lebensmitteln beziehen, sind sie ideal verfügbar und verwertbar für unseren Körper. Wer sich gesund und ausgewogen ernährt, versorgt seinen Körper optimal. Bei Risikogruppen wie Schwangeren, Stillenden, älteren, vegan lebenden oder im Leistungssport aktiven Menschen können Nahrungsergänzungsmittel jedoch sinnvoll unterstützen.

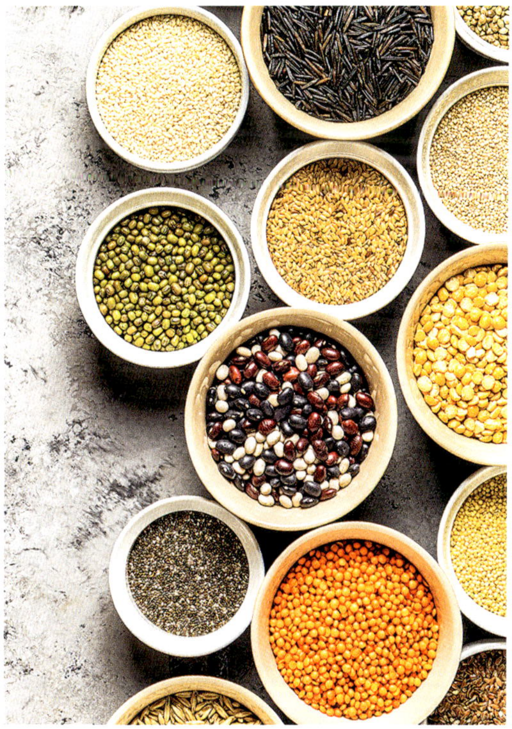

*Ballaststoffe nähren die Darmflora, halten lange satt und unterstützen auf natürliche Weise bei der Gewichtsreduktion.*

# ESSEN IM BIORHYTHMUS

**Unser Stoffwechsel und auch unsere Leber arbeiten keineswegs den ganzen Tag über gleich. Vielmehr unterliegt ihre Arbeit dem sogenannten zirkadianen Rhythmus. Dieser Rhythmus hat große Auswirkungen auf die Ausschüttung von Hormonen. Und diese wiederum bestimmen maßgeblich, wann welche Nährstoffe verbrannt werden.**

## Der zirkadiane Rhythmus

Als zirkadianen Rhythmus bezeichnet man in der Chronobiologie innere Rhythmen, die eine Periodenlänge von etwa 24 Stunden aufweisen. Diese Rhythmen haben bei vielen Lebewesen großen Einfluss auf die Funktionen des Organismus und sind durch Anpassung an Umweltbedingungen entstanden. Der zirkadiane Rhythmus lässt sich auf vielen verschiedenen Ebenen nachweisen – sogar auf der Ebene einzelner Zellen, denn viele chemische Reaktionen unterliegen ihm. Das ist auch deshalb von Bedeutung, weil chemische Reaktionen, die nicht miteinander vereinbar sind, zeitlich voneinander getrennt werden müssen. Der wichtigste Zeitgeber für den zirkadianen Rhythmus ist das Tageslicht. Beim Menschen steuert er nicht nur den Schlaf-wach-Rhythmus, sondern auch den Blutdruck, die Körpertemperatur, die Konzentration von Immunzellen im Blut sowie die Ausschüttung von Hormonen, insbesondere von Cortisol, Insulin, Melatonin, Serotonin, Somatropin, Noradrenalin sowie von Wachstums- und Reparaturhormonen. Auch viele weitere Stoffwechselfunktionen wie die Fettresorption im Darm und die Kohlenhydratverbrennung werden vom zirkadianen Rhythmus beeinflusst. Und nicht zuletzt hängt auch unsere geistige Leistungsfähigkeit damit zusammen.

### Die Folgen eines Lebens gegen die innere Uhr

Nicht nur Schichtarbeiter, sondern auch viele Menschen, die nicht dazu gezwungen wären, machen die Nacht zum Tag und leben nicht im Einklang mit ihrem inneren Rhythmus. Da wir uns sehr viel in Innenräumen aufhalten und bei Kunstlicht arbeiten, verbringen wir außerdem generell sehr viel weniger Zeit im Tageslicht als Menschen in früheren Zeiten. Untersuchungen haben gezeigt, dass Schichtarbeiter durch die Störung des Tagesrhythmus, insbesondere wenn sie Wechselschichten haben, unter metabolischem Stress leiden, was wiederum die Gefahr, an Adipositas (siehe Seite 26) und Typ-2-Diabetes zu erkranken, deutlich erhöht. Auch Schlaf- und Essstörungen, Energielosigkeit und Depressionen können auf diese Weise entstehen. Und sogar neurogenerative Erkrankungen (zum Beispiel Alzheimer, Parkinson, ALS) gehen oft mit Störungen des zirkadianen Rhythmus einher. Unser Körper, unser Verdauungssystem und unser Stoffwechsel arbeiten nun mal nach einem ganz bestimmten Rhythmus, den wir nicht einfach verändern können. Am Morgen schüttet unser Körper viel Cortisol aus. Wir sind wach, fit und leistungsfähig. Daher verbrennt der Körper tagsüber Kohlenhydrate richtig gut – je mehr wir uns bewegen, desto besser. In der Nacht stellt er auf Fettverbrennung um. Die Mitochondrien, die Kraftwerke der Zellen, produzieren dann ganz effizient Energie. Ein Schlüsselenzym mit dem abenteuerlichen Namen **Peroxisome Proliferator-Activated Receptor Gamma Coactivator-1 Alpha (PGC-1α)** ist für die Regulation des Energiestoffwechsels zuständig und fördert die mitochondrialen Funktionen. Es schaltet viele Hundert Gene auf Reparatur, Regeneration, Sexualhormone, Schlaf und ein gesundes Immunsystem. Die größten Feinde dieses Enzyms, das für die Fettverbrennung sorgt, sind Zucker, Fruchtzucker und Insulin. Abends sollten wir deshalb keinen Zucker zu uns nehmen, denn Insulin soll nachts nicht ins Blut ausgeschüttet werden. Es wirkt nur anabol, regenerativ und wachstumsfördernd, wenn es in der Zelle bleibt. Zu viel Zucker macht uns zudem schlaflos. Mit zu viel kurzkettigen Kohlenhydraten, Zucker und Insulin kommt das »Orchester« im Magen-Darm-System aus dem Takt – und damit auch der innere Rhythmus.

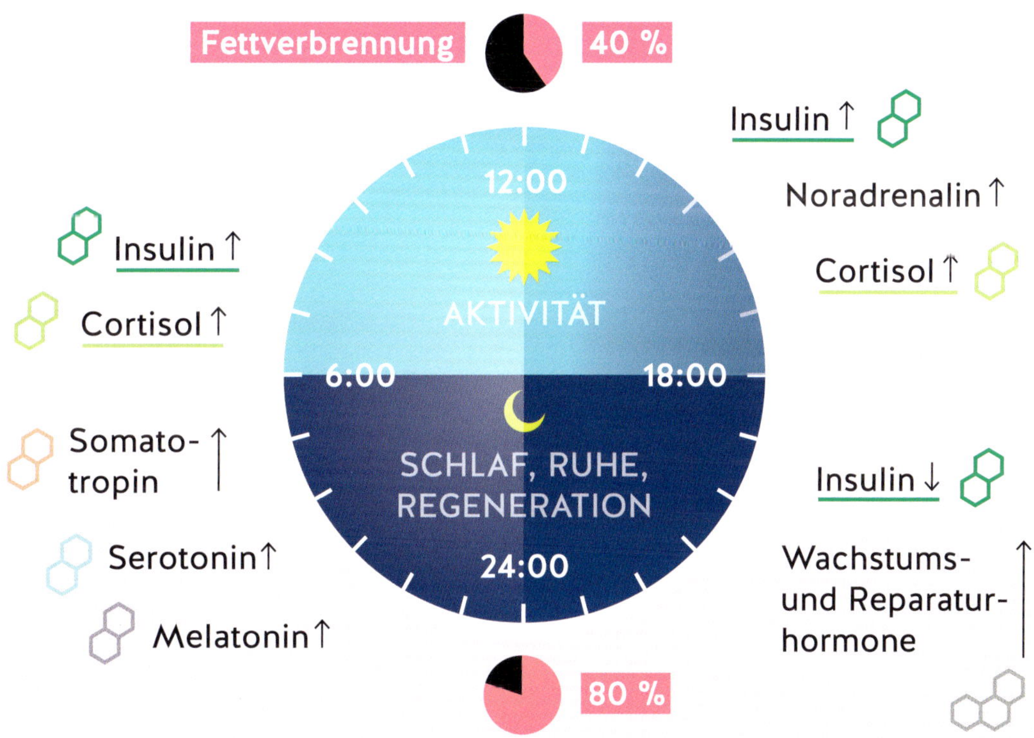


*Der zirkadiane Rhythmus ist geprägt von Phasen der Aktivität und der Regeneration. Ist dieser Rhythmus aus dem Gleichgewicht, hat das fatale Auswirkungen auf unsere Hormone und unseren Energiestoffwechsel.*

## Bitte nicht »grasen«!

Das Schlechteste, was Sie Ihrem Stoffwechsel und seiner inneren Uhr antun können, ist, ständig zu essen. Das stresst den Stoffwechsel und macht ihn auf Dauer krank. Dieses Essverhalten, das Ernährungswissenschaftler in Anlehnung an das Fressverhalten von Weidetieren »Grasen« nennen, nimmt in den Industrienationen stark zu, weil es uns durch die überall erhältlichen kleinen Mahlzeiten beim Bäcker, Metzger, an der Tankstelle oder wo auch immer allzu leicht gemacht wird. Wir sind aber nun mal keine Kühe oder Ziegen, die aufgrund ihres völlig anderen Verdauungs- und Stoffwechselsystems ständig essen und wiederkäuen müssen.

### Essen im natürlichen Rhythmus

Wir sollten versuchen, uns diesem Rhythmus anzupassen und unsere Essenszeiten entsprechend einzurichten. Aber nicht nur wann, sondern auch was wir wann essen ist, ist entscheidend. Denn unsere innere Uhr reagiert äußerst empfindlich auf Stoffwechselveränderungen durch bestimmte Nährstoffe. Um unsere Verdauungsorgane zu schonen und das Körpergewicht stabil zu halten, sind für Erwachsene nicht mehr als drei Mahlzeiten am Tag mit den entsprechenden Pausen dazwischen empfehlenswert. Mindestens vier Stunden Abstand sollten Sie zwischen einzelnen Mahlzeiten einhalten – gerade auch, wenn Sie Ihre Leber entlasten wollen.

### Wann bekommt uns was am besten?

Entscheidend dafür, dass wir die Nahrungsmittel, die wir zu uns nehmen, gut verwerten und unseren Stoffwechsel nicht beeinträchtigen, sind also neben den regelmäßigen Zeiten die Zusammensetzung und Größe der jeweiligen Mahlzeiten. Es ist also keineswegs egal, was wir wann essen. Nicht die absolute Kalorienanzahl ist am Ende des Tages verantwortlich dafür, ob wir zunehmen, unser Gewicht halten oder auch abnehmen.

- **Frühstück:** Nach der nächtlichen Fastenphase verlangt unser Körper nach Nährstoffen für einen guten Start in den Tag, und das sollten vor allem langkettige, komplexe Kohlenhydrate sein, wie sie in Müsli, Haferflocken oder Vollkornbrot vorkommen. Das Gehirn, das auf die Versorgung mit Glukose angewiesen ist, braucht nun Energie.
  Ideal ist hier auch die Kombination von Vollkornbrot mit Streichfetten wie Butter, hochwertige Margarine, vegetarischer Brotaufstrich (ohne gehärtete Fette). Der Insulinanstieg fällt nämlich weniger drastisch aus, wenn die Kohlenhydrate mit Fett kombiniert werden.
- **Mittagessen:** Mittags verkraftet der Körper auch gut eine Mischkostmahlzeit, bestehend aus Kohlenhydraten, tierischen und/oder pflanzlichen Eiweißen und Fetten.
- **Abendessen:** Damit das Wachstumshormon (HGH) vermehrt ausgeschüttet und alle Reparatur- und Wachstumsprozesse im Körper möglichst gut angekurbelt werden, sollte man abends möglichst kohlenhydratarm, aber eiweißreich essen. Einmal pro Woche das Abendessen wegzulassen und es durch einen Pre-Bedtime-Proteinshake (siehe Seite 76) zu ersetzen ist auch eine gute Sache. Dann hat der Körper noch mehr Zeit für die Fettverbrennung.

# Schnelle und langsame Kohlenhydrate im Überblick

### Schnelle Kohlenhydrate

Bei Kohlenhydratketten aus Einfach- oder Zweifachzucker gelangt der Zucker sehr rasch ins Blut und der Blutzuckerspiegel steigt entsprechend schnell an.

- Produkte aus Weizenmehl wie Baguette, Laugenbrezel, Kuchen
- Spaghetti, Pizza

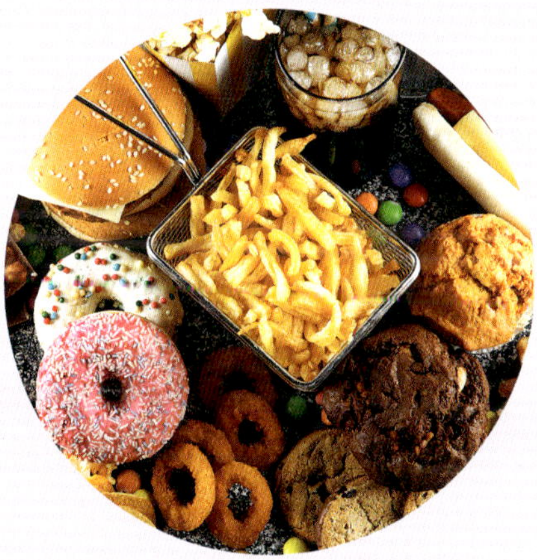

- Cornflakes (Mais)
- weißer Rundkornreis, Schnellkochreis
- Kartoffelbrei, Pellkartoffeln
- gekochte Möhren, Saubohnen, Kürbis, Süßkartoffeln
- reife Bananen, Wassermelone und Trockenfrüchte
- Eiscreme, Fruchtgummis, Kekse, Waffeln, Malzzucker, Traubenzucker
- Fruchtsäfte, Süßgetränke
- Honig und Konfitüre

### Langsame Kohlenhydrate

Diese Kohlenhydrate bestehen aus langen Ketten mit mehreren Zuckermolekülen. Um sie auseinanderzunehmen und in den Blutkreislauf zu transportieren, braucht der Verdauungsapparat viel Zeit und die Wirkung auf den Blutzuckerspiegel ist entsprechend langsamer. Besonders langsam übrigens bei Vollkornprodukten: Durch die Ballaststoffe wird die Zerlegung der Kohlenhydrate in Glukose verzögert.

- Vollkornbrot, Vollkornnudeln
- Dinkel, Bulgur, brauner Reis und Wildreis
- Zucchini, Kohlgemüse, Paprika, Pilze
- Äpfel, Birnen, Beerenfrüchte, Grapefruits, Orangen, Pfirsiche
- Hülsenfrüchte wie Bohnen, Linsen und Erbsen
- Salate (hier allerdings auf das Dressing achten!)
- Haselnüsse, Walnüsse, Mandeln

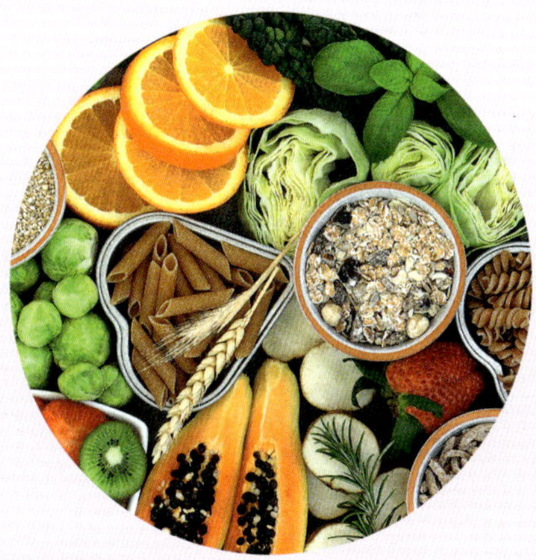

# Leberhelfer aus der Natur

Die Natur hält eine Auswahl an ausgezeichneten Leberhelfern vor, die rein pflanzlich und bioaktiv die Regeneration der Leberzellen anregen. Pflanzliche Bitterstoffe leiten die angesammelten Giftstoffe aus, entgiften so die Leber und stimulieren den Heilungsprozess auf natürliche Art und Weise. Die Aufnahme probiotischer Lebensmittel unterstütz zudem eine gesunde Darmflora und somit die Lebergesundheit.

### Natursubstanzen

Aloe vera
Bärlauch
Galgant
Ingwer
Kardamom
Koriander
Kreuzkümmel
Zimt

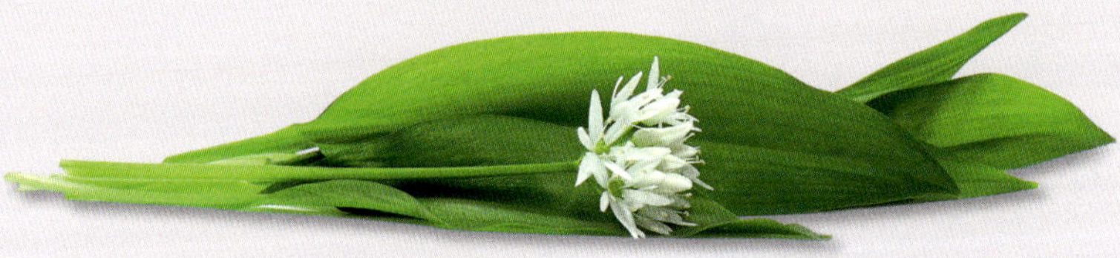

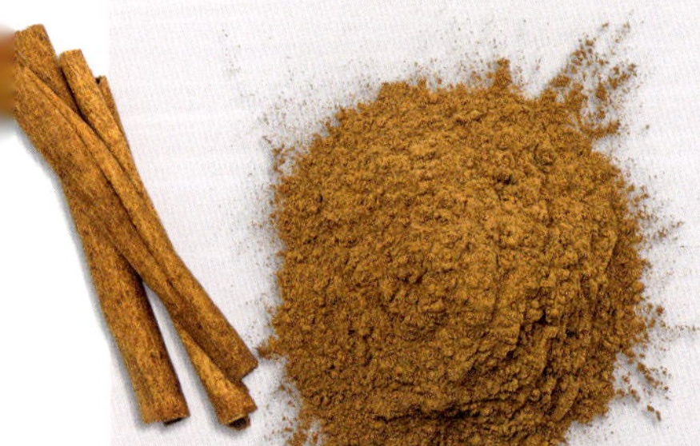

### Tees/Bitterstoffe
(siehe Seite 46 und 89)

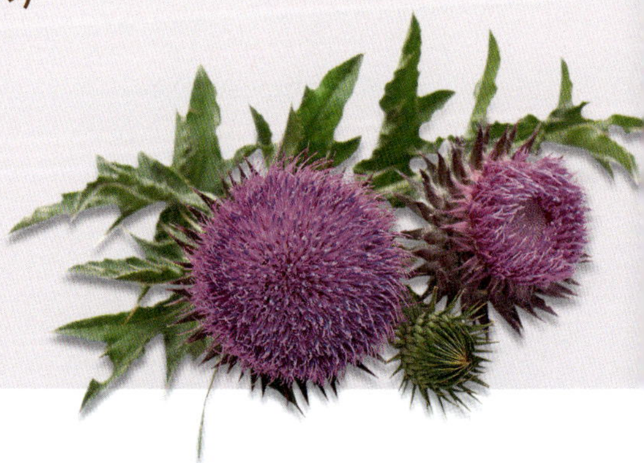

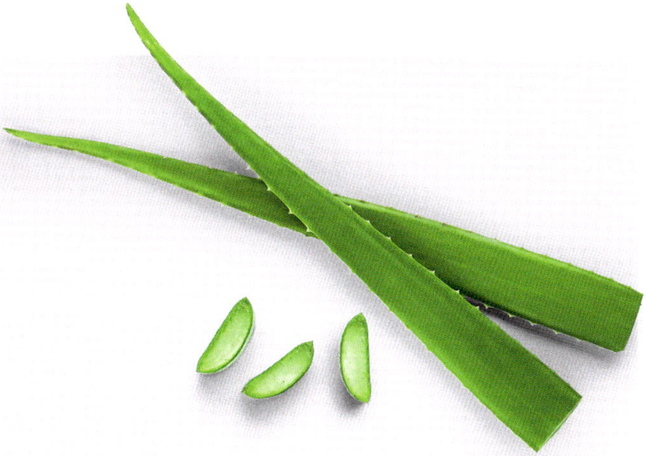

## Leberwickel (siehe Seite 139)

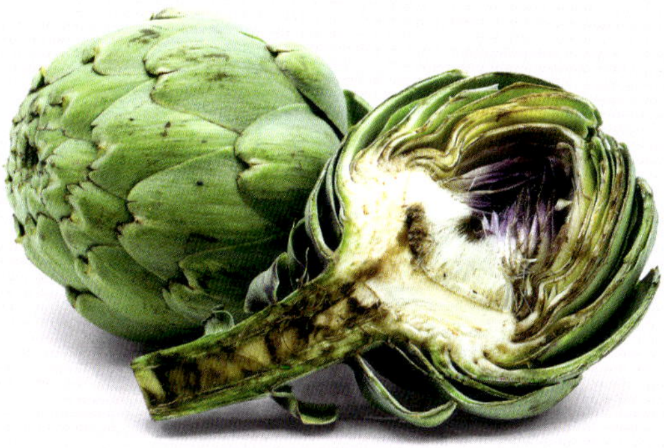

## Lebensmittel/Bitterstoffe

Artischocken
Kohlrabi
Löwenzahn
Mariendistel
Petersilie
Pfefferminze
Radicchio
Rucola
Salbei
Schafgarbe

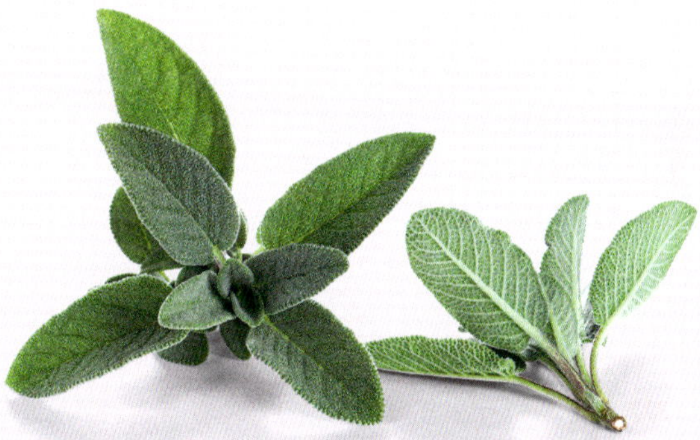

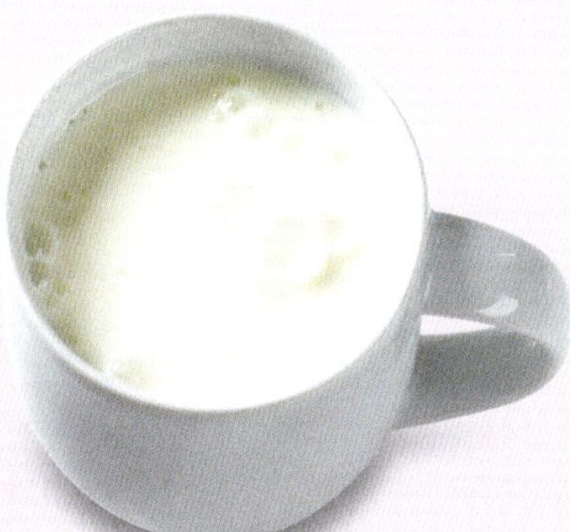

## Probiotika

Sauermilchprodukte
Fermentierte Produkte

# OHNE BEWEGUNG GEHT NICHTS

**Für die Regulation des Insulinstoffwechsels spielen neben der Ernährung körperliche Aktivitäten und tägliche Bewegung eine immens wichtige Rolle. Jede Muskelbewegung hilft dabei, den Energieverbrauch zu erhöhen. Und abgesehen davon tun Sie damit auch noch etwas Gutes für Ihr Gehirn.**

## Bewegung ist kein Luxus

Wer sich viel bewegt, kann sich besser entspannen. Diese Erfahrung haben wir alle schon gemacht: Nach einer Fahrradtour, einer Berg- oder Strandwanderung, einer langen Joggingrunde oder einem ausgiebigen Spaziergang können wir uns zufrieden und ausgeglichen aufs Sofa fallen lassen und abends gut einschlafen. Nur leider lässt unser Alltag dies zeitlich meist nicht zu. Noch früher aufzustehen, um noch eine Runde zu laufen – wer schafft das schon? Und nach der Arbeit kommt man geschafft und oft hungrig nach Hause – da legt man verständlicherweise doch lieber erst mal die Beine hoch oder isst etwas. Weil es den meisten von uns durchaus bewusst ist, dass sie sich zu wenig bewegen, melden sie sich im Fitnessstudio oder bei irgendeinem Sportkurs an und sind stolz, wenn sie es einmal die Woche schaffen, sich dort auszupowern.

Klar, es ist besser als nichts und natürlich tut es Ihnen gut, wenn Sie wenigstens einmal die Woche so richtig ins Schwitzen kommen. Noch wichtiger ist allerdings, dass Sie mehr Bewegung in Ihren Alltag einbauen – und zwar täglich! Denn es entspricht unserer menschlichen Natur einfach nicht, stundenlang nur herumzusitzen. Bei jedem Kind können Sie beobachten, wie gerne es sich bewegt und auch, wie die eigene Körperwahrnehmung, körperliche Geschicklichkeit und Koordination mit der geistigen und kognitiven Entwicklung verbunden sind. Es ist erwiesen, dass ein Großteil der Rückenbeschwerden, Gelenkprobleme, Stoffwechsel- und Herz-Kreislauf-Erkrankungen auf einen Mangel an Bewegung zurückzuführen ist.

Aber nicht nur das: Körperliche Aktivitäten üben auch einen großen Einfluss auf unsere Gehirnprozesse aus, sie steigern unsere Lernfähigkeit und haben nachweislich einen positiven Einfluss auf unsere psychische Gesundheit.

In früheren Zeiten war Bewegung einfach Teil des täglichen Lebens und musste nicht extra in den Alltag integriert werden. Heutzutage trifft das auf die meisten von uns nicht mehr zu. Deshalb sollten wir uns klarmachen, dass Bewegung kein Luxus ist – nichts, worauf wir auch verzichten können, wenn alles andere so viel wichtiger erscheint.

### Bewegung ist nicht gleichbedeutend mit Sport

Es gibt gar keinen Zweifel: Neben einer Ernährungsumstellung sind Bewegung und Sport die besten Möglichkeiten, um selbst einen entgleisten Stoffwechsel wieder in Balance zu bringen. Wenn Sie jetzt denken, dass Sie leider unsportlich sind und da nicht mithalten können oder wollen, können wir Sie beruhigen: Die Art von Bewegung, die wirklich wichtig ist für jeden von uns, hat mit sportlicher Leistung gar nichts oder nur wenig zu tun. Nutzen Sie einfach jede Gelegenheit, sich Bewegung zu verschaffen. Mehrere Studien haben gezeigt, dass auch körperliche Alltagsaktivitäten wie Treppensteigen (statt Fahrstuhl) oder zu Fuß zum Einkaufen zu gehen schon einen positiven Beitrag zur Regulation des Insulinstoffwechsels leisten können. Jede Art von Bewegung verbessert nämlich die Empfindlichkeit der Insulinrezeptoren und sorgt auf diese Weise dafür, dass die Übersetzung der Insulinsignale schneller vonstattengeht.

### Wer rastet, der rostet …

»Jeder hat eine Chance, die nichts kostet, und das ist Bewegung.« So brachte der Gehirnforscher Gerd Kempermann das Ergebnis einer Studie auf den Punkt, in der es darum ging, welche Faktoren das Risiko vermindern, an Demenz zu erkranken. Körperliche Aktivität fördert das Neuronenwachstum (Neurogenese) im Hippokampus. Diese nachgewachsenen Neuronen sind – in jedem Alter – besonders wichtig für Lernprozesse und verbessern unsere Auffassungsgabe. Natürlich regt auch geistige Aktivität die Neurogenese an. Nachgewiesen ist aber, dass sich rund 30 Prozent mehr Nervenzellen bilden, wenn der geistigen Beanspruchung körperliche Aktivitäten vorangehen – eine faszinierende Erkenntnis, die wieder einmal zeigt, wie untrennbar Körper und Geist miteinander verbunden sind!
Die Weltgesundheitsorganisation (WHO) empfiehlt mindestens:

- 150 Minuten pro Woche moderate Bewegung (spazieren gehen, gemütliches Fahrradfahren, mehr Alltagsaktivitäten wie Treppensteigen etc.) oder
- 75 Minuten pro Woche intensive Bewegung (Joggen, zügiges Fahrradfahren, Schwimmen, Gruppenkurs im Sportverein wie Aerobic, Zumba etc.)

Als ideal gilt eine Kombination von Kraft- und Ausdauersport zwei- bis dreimal pro Woche für 30 bis 60 Minuten. Doch letztlich müssen Sie selbst herausfinden, was zu Ihnen, Ihrer Konstitution und Ihrem Tagesablauf passt. Es können auch kürzere Einheiten von Morgen- oder Abendgymnastik sein. Wir kommen gleich noch zu sprechen auf achtsam ausgeführte Bewegungsarten wie Yoga, Qigong oder auch unsere KiD-Übungen (siehe Seite 64), die wir Ihnen im Rahmen der 9-Wochen-Leberkur ans Herz legen möchten. Davor noch ein paar Informationen, die Ihre Motivation, sich zu bewegen, vielleicht noch stärken können.

### Den Stoffwechsel in Schwung bringen und Stress abbauen

Wussten Sie, dass erzwungene Bewegungslosigkeit einen besonders hohen Stressfaktor darstellt? In tierexperimentellen neurobiologischen Studien wurde dies eindeutig nachgewiesen – und bei uns Menschen ließe sich das zum Beispiel nach langen, anstrengenden oder langweiligen Meetings, die uns zum Stillsitzen zwingen, mit Sicherheit auch feststellen. Umgekehrt ist es ebenso unstrittig, dass körperliche Aktivität vor den negativen Folgen von Stress schützen kann. Allerdings mit einer Einschränkung: Die verstärkte Neubildung von Nervenzellen konnte nur dann nachgewiesen werden, wenn das körperliche Training mit Freude verbunden war und freiwillig absolviert wurde. Zwingen Sie sich also nicht zu einer Sportart, die Ihnen keine Freude macht und dem »ganz normalen« Leistungsdruck, unter den wir immer wieder bei der Arbeit stehen, noch verstärkt.
Dann nämlich wird der unter anderen Umständen durchaus gesunde Sport zu einem zusätzlichen Stressmoment in Ihrem Leben und es passiert das Gegenteil von dem, was Sie eigentlich erzielen möchten. Die Stresshormone bewirken nämlich,

dass sich das Energieangebot im Körper verringert, weil weniger Glukose ins Gehirn aufgenommen werden kann. Chronischer Stress, egal wodurch er ausgelöst wird, wirkt sich immer ungünstig auf Gesundheit und Wohlbefinden aus.
Seien Sie also ehrlich mit sich und Ihrem Umfeld. Nur weil Ihr Partner oder Ihre Partnerin Tennisspielen gut findet, muss das auf Sie nicht auch zutreffen. Quälen Sie sich auch nicht mit schweißtreibendem Indoorcycling oder Zirkeltraining, weil Sie glauben, dadurch schneller abzunehmen. Wenn es Ihnen guttun soll, muss es Ihnen auch Freude bereiten. Ansonsten finden Sie über kurz oder lang sowieso Ausreden, warum Sie nicht mehr hingehen können, und fühlen sich als willensschwacher Versager, wenn Sie es schließlich ganz aufgeben. Tun Sie sich das nicht an!

### Mehr Gute-Laune-Hormone durch Bewegung

Wenn es gelungen ist, eine Sport- oder Bewegungsart zu finden, die Ihnen individuell entspricht, bewirkt die körperliche Aktivität einen signifikanten Anstieg des Botenstoffs Serotonin. Dieser Neurotransmitter ist maßgeblich beteiligt an der Regulation von Stimmung, Appetit, Schlaf, Gedächtnis, Angst, Aggression, Schmerzverarbeitung, Stressverarbeitung, motorischer Aktivität und der zirkadianen Rhythmik, also unserer inneren Uhr. Serotonin macht gute Laune und wirkt angstlösend. Vermutlich hat die Wirksamkeit von Sport bei Depressionen vor allem mit der vermehrten Serotonin-Ausschüttung zu tun. Eine Studie der Duke University von 2000 konnte tatsächlich belegen, dass körperliche Bewegung bei der Behandlung von leichten und mittelgradigen Depressionen deutlich besser wirkt als Sertralin (ein gängiges Antidepressivum). Ist das nicht faszinierend und sollte uns alle motivieren, uns mehr zu bewegen, auch wenn wir nicht unter Depressionen leiden?

Durch körperliche Bewegung gelangt außerdem vermehrt Sauerstoff in unsere Zellen und der Stoffwechsel kommt in Fahrt. Während die Produktion der sogenannten Glückshormone wie Endorphine und Serotonin steigt, sinken der Blutzucker, die Blutfette und eben der Stresshormonpegel.

## Myokine – die heilenden Botenstoffe der Muskulatur

Erst 2007 entdeckten die dänische Forscherin Bente Klarlund Pedersen und ihr Team von der Universität in Kopenhagen diese Muskelheilstoffe im Rahmen einer Studie über den Einfluss des Sports auf das Immunsystem. Nach dem Training wurde bei den Probanden der Anstieg einer Substanz namens **Interleukin-6 (IL-6)** gemessen. Interleukine spielen eine wichtige Rolle bei der Regulation von Entzündungsreaktionen im Körper. Das entdeckte IL-6 wurde aber nicht von den Immunzellen produziert. Die bahnbrechende Entdeckung war, dass die Muskelzellen den Stoff herstellten.
Dabei ist IL-6 bei Weitem nicht die einzige Heilsubstanz, die unsere Muskeln freisetzen. Man schätzt, dass zwischen 200 und 600 solcher Stoffe existieren. Pedersen gab ihnen den Namen »Myokine« – abgeleitet von den griechischen Wörtern für »Muskel« und »Bewegung«. Erst durch körperliche Aktivität werden die Myokine ins Blut abgeben. Mit dem Blutstrom wandern sie dann ins Fettgewebe, zu Leber, Herz, Tumorzellen oder ins Gehirn. Ihre Aufgaben sind vielfältig: Eine einzelne Myokin-Art kann auf mehrere Organe gleichzeitig wirken. Interleukin-6 etwa stimuliert die Bildung neuer Abwehrzellen und wirkt entzündungshemmend. Außerdem regt es den Fettstoffwechsel an und macht die Zellen empfänglicher für Insulin. Auf diese Weise senkt es das Risiko für Übergewicht und Diabetes.

Ein anderes Myokin, das als **BDNF (brain-derived neurotrophic factor)** bezeichnet wird, überwindet die Blut-Hirn-Schranke und stimuliert einen Wachstumsfaktor für die Gedächtnispforte im Hippocampus. So verbessert der Muskelheilstoff das Erinnerungs- und Lernvermögen und schützt möglicherweise auch vor Demenz und Depressionen.

## Achtsame Bewegungsübungen

Neben sportlichen Aktivitäten und Alltagsbewegungen sind achtsam und in der Regel auch langsamer ausgeführte Bewegungskünste wie Yoga, Qigong, Tai-Chi-Chuan oder auch Kampfkünste wie Aikido ausgesprochen heilsam für Körper und Geist. Sie eignen sich ausgesprochen gut dafür, einen aufgewühlten Geist, der nach der Arbeit noch mit tausend Fragen beschäftigt ist, zur Ruhe und in den gegenwärtigen Moment zu bringen. Denn das Motto lautet hier stets: »Der Geist (oder die Vorstellungskraft) führt, der Körper (beziehungsweise die Bewegung) folgt.«

Dieses Zusammenspiel von Körper und Geist fordert unsere ganze Aufmerksamkeit und Konzentration und entspannt gleichzeitig durch die klare Fokussierung auf die eigene Körperwahrnehmung. Evolutionär betrachtet, war unser Denken nämlich immer direkt an unser Verhalten und unsere unmittelbare Umgebung gekoppelt. War einer unserer Vorfahren auf der Suche nach einer Wasserquelle, war sein Denken Teil einer aktiven Untersuchung und Analyse seiner Umgebung. Was er dachte, war Teil einer direkten Erfahrung oder – zum Beispiel bei der Jagd – an Handlungsstrategien gebunden, die er bald erleben und überprüfen konnte.

Meditation und achtsame Bewegungspraktiken sind Kulturtechniken, die die innere und äußere Wahrnehmung unserer kognitiv-biologischen Prozesse fördern, indem sie das eigene Denken mit den eigenen Handlungen und der tatsächlichen Umgebung verbinden. Wenn Sie noch keine Erfahrungen damit gemacht haben, probieren Sie es doch einfach mal aus. Sie werden im Übrigen staunen, wie sehr diese Übungen Sie trotz der langsamen Ausführung herausfordern.

Ähnliche Erfahrungen können Sie auch mit den KiD-Übungen (KiD = Kraft in der Dehnung) machen, von denen wir Ihnen einige im Rahmen der 9-Wochen-Kur vorstellen werden. Auf den nächsten Seiten erfahren Sie, was es damit auf sich hat.

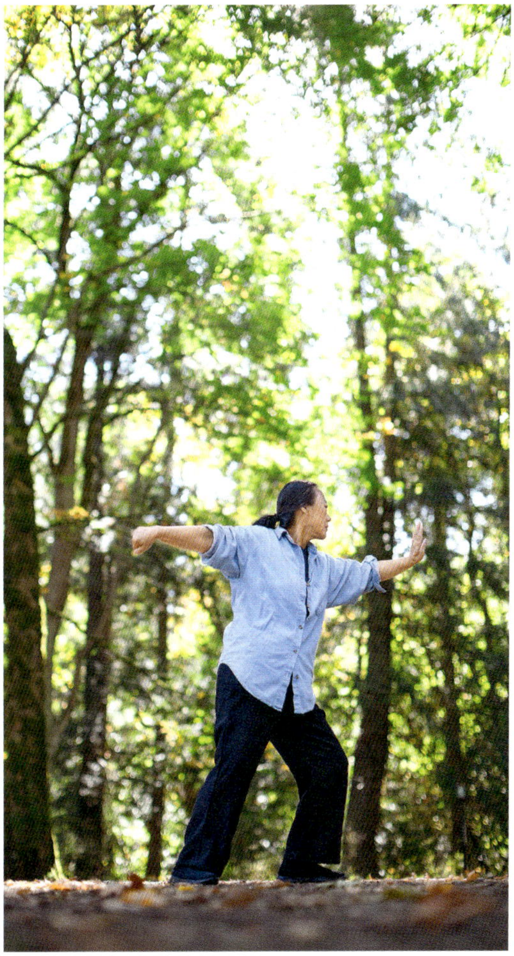

*Achtsame Aktivitäten unterstützen dabei, den Geist zu beruhigen, und fördern die Konzentration.*

# KiD – KRAFT IN DER DEHNUNG

**Die KiD-Übungen wurden von uns entwickelt auf der Basis von Erfahrungen mit traditionellen fernöstlichen Übungsmethoden wie Yoga und Qigong sowie neuen Erkenntnissen aus der Neurophysiologie. Sie sind einfach durchzuführen, dabei aber sehr wirksam – und machen Spaß!**

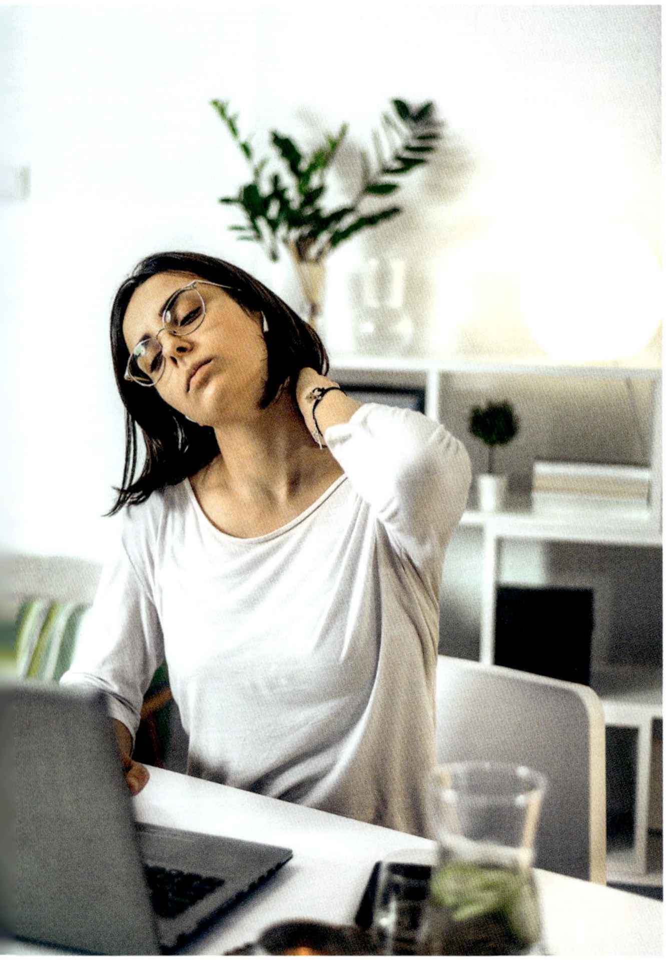

*Mit den KiD-Übungen fördern Sie nicht nur Ihre Beweglichkeit und Kraft, sondern lindern auch Stresssymptome wie Steifigkeit.*

## Ausgleich für einseitige Körperhaltungen

Da wir fast alle viel zu viel Zeit in der Sitzposition verbringen, befinden sich unsere Arm-, Brust- und Bauchmuskulatur bis zu den Hüften in einer ständigen Beugeposition. Unsere Halswirbelsäule nimmt dann häufig auch noch eine Art »Schildkrötenposition« ein, das heißt, die Nackenmuskulatur wird verkürzt, die Schultern ziehen wir dabei nach vorne und oben. Das entspricht im Grunde einer Schutzposition, weil wir unsere empfindliche Körpervorderseite einziehen. Und genau damit bringt unser Gehirn sie auch in Verbindung. Wir gewöhnen uns auf diese Art also nicht nur eine schlechte Körperhaltung an, die sich negativ auf unseren Bewegungsapparat auswirkt. Darüber hinaus bringt unser Körper diese Haltung mit einer ängstlichen Stimmungslage in Verbindung und es kann passieren, dass uns Angst- oder Schutzreaktionen wie Herzrasen oder Atemnot überfallen, ohne dass es einen äußeren Anlass dazu gibt.
Mit den KiD-Übungen können wir dem entgegenwirken. Sie entlasten unsere Wirbelsäule und macht unser Muskel-Faszien-System wieder elastisch und geschmeidig. Wir senden über unsere Sehnen, Muskeln und Gelenke quasi Signale an unser Gehirn, dass alles in Ordnung ist, dass wir der Welt offen gegenübertreten können und keine Gefahr droht.

## Was die KiD-Übungen so besonders macht

Bei diesen Übungen wird das Dehnen der Muskeln und Faszien um den Faktor Kraft erweitert. Das geschieht, indem die Muskulatur in maximaler Dehnposition aktiviert wird. Entwickelt wurden diese Übungen auf der Basis von Erfahrungen mit fernöstlichen Bewegungskünsten wie Yoga, Qigong, Tai-Chi-Chuan, Meridian-Dehnungen und dem Kampfsport, die dieses Prinzip ebenfalls nutzen, aber zum einen den Aspekt der Kraftentfaltung und Aktivierung nicht in der Weise beinhalten und zum anderen deutlich schwieriger zu erlernen sind. Mit KiD-Übungen erzielen Sie bei einem relativ geringen Zeitaufwand optimale Effekte.

### Wirkungen des KiD-Trainings

- Es verbessert Leistung, Regeneration, Beweglichkeit.
- Es steigert die Elastizität der Faszien.
- Es wirkt antientzündlich und schmerzhemmend.
- Es ist gelenkschonend und gelenkentlastend.
- Es wirkt auf der vegetativen Ebene auch vielen anderen Beschwerden wie allgemeiner Unruhe oder Schlafstörungen entgegen.
- Es verbessert und stärkt unsere körperliche Selbstwahrnehmung.

Beim »klassischen« Muskeltraining kontrahieren, also verkürzen primär die Muskelfasern, ohne dass das Fasziengewebe angesprochen wird. Bei den »klassischen« Dehnübungen wiederum ist es umgekehrt: Die Muskelfasern werden passiv gedehnt, die einzelnen Faseranteile aber nur unwesentlich stimuliert. Bei den KiD-Übungen lernt der Körper, dass seine Muskeln auch in aufgedehnter Position zur Aktivität fähig und bereit sein sollen. Zudem wird das Gewebe stärker durchblutet, sodass sich die Versorgung mit Sauerstoff und Nährstoffen verbessert. Das wiederum führt zu einer erhöhten Neubildung von Mitochondrien, den Kraftwerken der Zellen, wodurch der Energiestoffwechsel in den Muskelzellen optimiert wird.

## Unser Faszien-Netzwerk

Früher dachte man, die Faszien seien im Grunde nur eine Art von Hülle oder »Verpackungsmaterial« für die Muskeln und Organe. Mittlerweile ist erwiesen, dass sie sehr viele wichtige Aufgaben zu erfüllen haben. Es gibt oberflächliche Faszien, die sich direkt unter der Haut befinden, und tiefe Faszien, die Knochen, Muskeln, Blutgefäße und Nervenbahnen umschließen. Viszerale Faszien sind für die optimale Einbettung der inneren Organe zuständig.

- Faszien dienen bei Bewegungen der Kraftübertragung innerhalb des Körpers.
- Sie verfügen über Rezeptoren, die empfindungssensibel sind und sie damit zu einem Sinnesorgan machen.
- Sie sind sehr eng verbunden mit unserem emotionalen beziehungsweise psychischen Befinden. (Auf Stresshormone reagieren sie unmittelbar mit Anspannung und Steifigkeit.)
- Sie stehen in Verbindung mit dem Immunsystem und dem vegetativen Nervensystem.
- Auch der Stoffwechsel findet teilweise in den Faszien statt.

Faszien sind ebenso stabil wie beweglich. Auf diese Weise können sie unsere inneren Organe schützen und Halt geben, sich aber auch unseren Bewegungen anpassen. Sie sind 0,3 bis 3 Millimeter dick und bestehen aus Fasern (Kollagen- sowie Elastinfasern) und einer flüssigen Grundsubstanz, von der sie auch umgeben sind, dem Hyaluronan (bekannt als Hyaluronsäure). Dazu kommen dann noch die Fibroblasten, kleine »Handwerkerzellen«, die die Kollagenfasern je nach Belastung ab- oder aufbauen.

All diese feinen Strukturen sind auf einen gesunden Stoffwechsel angewiesen.

### Verfilzte oder verklebte Faszien

Was passiert, wenn wir uns zu wenig bewegen oder uns verletzen? Dann werden unsere Nervenenden, die zu 80 Prozent durch das Fasziengewebe verlaufen, zwischen den Kollagenfasern eingeklemmt, weil die Fibroblasten anfangen, zu viele Kollagenfasern zu produzieren. Infolgedessen verfilzt das Gewebe regelrecht. Ein weiteres Problem kann entstehen, wenn durch falsche Ernährung oder eine Über- beziehungsweise Fehlbelastung unseres Körpers zu dicke Hyaluronschichten gebildet werden und das, was einmal schön flüssig war, in ein klebriges Etwas verwandelt wird.
Und dann gibt es noch den Stress, der ebenfalls einen großen Einfluss auf unsere Faszien hat. Erhöht sich die Anzahl der Stresshormone, ziehen sich die Faszien zusammen und verkrampfen regelrecht. All dies führt unweigerlich zu Schmerzen, die wir aber beseitigen können, indem wir unsere Faszien trainieren, elastisch und geschmeidig machen!

## Das Geheimnis der Sprungkraft

Haben Sie sich auch schon mal gefragt, woher zum Beispiel die feingliedrigen Antilopen oder auch kleine Frösche ihre Sprungkraft nehmen? Es ist nicht die Muskulatur, sondern die Elastizität der Faszien, die eine Fortbewegung ohne großen Kraftaufwand ermöglicht. Die Bindegewebsfasern können nämlich Energie speichern, wenn sie gedehnt werden. Diese Energie geben sie wieder ab, sobald sie sich wieder zusammenziehen. Und das ist das Geheimnis der riesigen Sprungkraft vieler Tiere wie beispielsweise Antilope, Frosch, Känguru, Gepard oder Pferd.

## Die neuromuskuläre Wirkung der KiD-Übungen

Aus der modernen Hirnforschung wissen wir, dass passive oder auch stereotype Dehnungen sowie isolierte lineare Dehnungskomponenten – denken Sie an die »Läuferdehnung« – wenig Spuren im Gehirn hinterlassen, und auch deshalb keine nachhaltigen Effekte zeitigen können. Zu extreme, zu schnell und zu häufig ausgeführte Dehnungen sind ebenfalls kontraproduktiv. Die besten, auf das Gehirn abgestimmten mehrdimensionalen Fortschritte erzielen aktive Stretchübungen gegen Widerstand wie die KiD-Übungen (eben Kraft in der Dehnung).
Bei diesen Übungen spielt außerdem die Selbstwahrnehmung eine wichtige Rolle. Im Alltag bewegen wir uns quasi automatisch, ohne wahrzunehmen, welche Muskeln sich gerade anspannen, verkürzen oder dehnen. Oft tritt unser Körper erst dann in unser Bewusstsein, wenn irgendwo ein Schmerz oder ein unangenehmes Gefühl entsteht. Deshalb haben wir auch wenig Möglichkeiten, Verspannungen zu lösen oder Fehlhaltungen zu korrigieren. Genau diese Fähigkeit zur Selbstregulation erlangen Sie aber mit den KiD-Übungen. Beim Bewegen erhält der Körper ständig Informationen von den Muskeln, Faszien, Sehnen und Gelenken und steuert aufgrund dieser Signale seine Bewegung. Führen Sie die Übungen deshalb möglichst sehr genau – fast überdeutlich – aus, denn nur dann kann Ihr Körper mithilfe dieser Signale biomechanische Ungleichgewichte korrigieren oder gar nicht erst entstehen lassen.

# Allgemeine Regeln für die KiD-Übungen

Für die meisten von uns sind Körperübungen mit einem Leistungsgedanken verbunden. Wir denken, dass wir mehr für uns tun, wenn wir uns anstrengen und so stark dehnen, Kraft ausüben oder bewegen, wie es uns gerade noch möglich ist. Typischerweise halten wir dann auch noch den Atem an und erreichen damit zumindest bei den KiD-Übungen und allen anderen Körperübungen, die achtsam durchgeführt werden sollten, genau das Gegenteil: Wir sind hinterher verspannter als vorher und verlieren Energie, anstatt sie zu gewinnen. Tun Sie sich also bitte den Gefallen und lassen Sie alle Gedanken an Leistung und Optimierung los. Versuchen Sie, Ihre ganze Aufmerksamkeit auf das Üben zu lenken und wahrzunehmen, was in Ihrem Körper passiert. Mit der Zeit verschieben sich die Grenzen Ihrer Beweglichkeit ganz von alleine.
Wir möchten Ihnen einige Regeln beziehungsweise Empfehlungen für die KiD-Übungen mit an die Hand geben:

- Versuchen Sie, die KiD-Übungen möglichst zweimal täglich (morgens und abends) etwa 10 bis 15 Minuten lang auszuführen.
- Bereits acht bis zehn ruhige Atemzüge reichen in jeder Übungsposition aus, um die Muskulatur so zu aktivieren, dass sie vom Organismus entsprechend reguliert wird.
- Gehen Sie langsam und vorsichtig in die Übungspositionen hinein und lösen Sie die Übungen noch behutsamer wieder auf.
- Die Endposition der Dehnungen haben Sie erreicht, wenn Sie ein Ziehen, eventuell einen leichten Dehnungsschmerz spüren. Das ist gemeint, wenn in den Übungsbeschreibungen von Überstrecken die Rede ist. Bereits diese Dehnstellung hat einen positiven Effekt, die Muskulatur bleibt dabei jedoch noch passiv.
  Eine Aktivierung und Kraftentfaltung in den Dehnungspositionen kommt dadurch zustande, dass Sie zusätzlich leichten Druck gegen einen Widerstand aufbauen. Diese Aktivierung veranlasst den Organismus dazu, die Muskulatur entsprechend zu regulieren.
- Akzeptieren Sie Ihre eigenen körperlichen Bewegungsgrenzen und versuchen Sie, sie nur langsam zu verschieben.
- Üben Sie gemeinsam sanft und schonend, aber doch mit einer gewissen Regelmäßigkeit und Intention. Bewegen Sie sich fließend und vermeiden Sie ruckartige Bewegungen.
- Achten Sie auch auf Ihre mentale Entspannung beim Üben. Richten Sie Ihre ganze Aufmerksamkeit auf die Übungen und führen Sie sie nicht mechanisch durch, während Sie sich innerlich mit etwas anderem beschäftigen. Atmen Sie regelmäßig und ruhig.
- Loben Sie sich selbst nach dem Üben und sprechen Sie sich Ihre Wertschätzung dafür aus, dass Sie sich die Zeit genommen und etwas für sich getan haben. Das machen wir viel zu selten, hat aber eine nicht zu unterschätzende Wirkung. Trinken Sie vielleicht in Ruhe noch ein Glas Wasser, eine Tasse Tee oder Kaffee und machen Sie ein kleines Ritual daraus.

# ENTSPANNT DURCHS LEBEN

**Wenn Sie sich gesund ernähren und ausreichend bewegen, haben Sie schon eine optimale Basis dafür geschaffen, sich entspannen zu können und sich selbst und Ihrer Leber das Leben leicht zu machen. Denn je entspannter und glücklicher Sie sind, desto weniger gestresst ist auch Ihre Leber. Achtsamkeit kann Ihnen dabei den Weg weisen.**

## Achtsamkeit – was ist das eigentlich?

Achtsamkeit ist in aller Munde. Immer mehr Menschen besuchen die mittlerweile auch von vielen Krankenkassen bezuschussten, sogenannten MBSR-Kurse. MBSR ist das Kürzel für »Mindfulness Based Stress Reduction«, was übersetzt so viel bedeutet wie »Achtsamkeitsbasierte Stressreduktion«. Diese Methode wurde in den 1970er-Jahren von dem Molekularbiologen Prof. Dr. Jon Kabat-Zinn entwickelt und seither immer mehr verfeinert und spezifiziert, zum Beispiel für Menschen mit Depressionen, Ängsten oder Schmerzsyndromen.
Die Grundlage für Kabat-Zinns Methode waren seine eigenen Meditations- und Yoga-Erfahrungen, die er in Asien gemacht hatte, sowie die noch in den Kinderschuhen steckende Verhaltensmedizin. Diese hat einen ganzheitlichen Ansatz und sieht den Menschen als Einheit von Körper und Geist, der wiederum mit seiner Umwelt in Verbindung steht. Ihr Ziel ist es, Kenntnisse und praktische Methoden zu entwickeln, die jedem Einzelnen die Möglichkeit geben, selbstverantwortlich etwas für seine Gesundheit zu tun. Das klassische achtwöchige Kursprogramm führte er 1979 zum ersten Mal in der Stress Reduction Clinic der Universität in Worcester durch. Seither haben Tausende von Menschen weltweit an diesen Kursen teilgenommen.

Bei der Übung der Atem-Achtsamkeit, einer im Grunde simplen Meditationsform oder Übung des Selbstgewahrseins, versucht man, seinen Atem einfach nur zu beobachten, ohne ihn zu verändern. Und wenn man merkt, dass man sich in irgendwelchen Gedankenwelten verloren hat, kehrt man wieder zur Beobachtung des Atems zurück – und zwar möglichst, ohne sich darüber zu ärgern. Denn die Haltung, mit der wir uns begegnen sollten, wenn wir Achtsamkeit üben, ist wohlwollend und mitfühlend und nicht be- oder gar verurteilend. Der innere Kritiker oder die innere Kritikerin, die bei vielen von uns streng und unbarmherzig über uns richtet, hat hier nichts verloren.

### Die Wirkung der eigenen Gedanken erkennen

Es entspricht der Natur unseres Geistes, dass wir immer wieder abschweifen, auch wenn wir noch so sehr versuchen, uns nur auf den Atem zu konzentrieren. Auf diese Weise haben wir aber die Möglichkeit, die Art unserer Gedanken zu beobachten: Sind wir ständig damit beschäftigt, über das nachzudenken, was wir später machen wollen oder müssen, oder ärgern wir uns über Dinge, die wir oder andere vermeintlich falsch gemacht haben? Neigen wir dazu, uns selbst kleinzumachen, oder eher die anderen? Strengen wir uns besonders an, weil wir glauben, immer die Besten sein zu müssen, um gemocht zu werden?

»Wir sind, was wir denken. Alles, was wir sind, entsteht aus unseren Gedanken. Mit unseren Gedanken formen wir die Welt.« Diese Worte werden Buddha zugeschrieben. Die ganze Welt – das mag Ihnen vielleicht übertrieben erscheinen. Als wissenschaftlich erwiesen darf aber gelten, dass wir mit unseren Gedanken Gefühle und körperliche Reaktionen in uns selbst nicht nur auslösen können, sondern dass wir das auch ständig mehr oder weniger unbewusst tun. Diese Zusammenhänge zu erkennen und nach und nach auch zu steuern, anstatt ihnen nur blind ausgeliefert zu sein, ist eines der wichtigsten Ziele der buddhistischen Weisheitslehre und auch der Achtsamkeitspraxis, wie Kabat-Zinn sie lehrt.

### Raus aus der Reizüberflutung

Zumindest fast alle von uns sind einer ständigen Reizüberflutung ausgesetzt. Multitasking ist zum Normalzustand im Job, aber auch in unserer Freizeit geworden. Die meisten Menschen werden heutzutage unruhig und fühlen sich unbehaglich, wenn es einfach nur still ist. Nicht für jeden ist Meditation der richtige Weg. Achtsame Körperübungen wie Yoga oder Qigong sind für Menschen, die tagsüber viel sitzen müssen, oft besser geeignet. Vielleicht sind Sie aber auch jemand, der besser zur Ruhe und zu sich kommen kann, wenn er einen ruhigen Waldspaziergang macht oder sich ans Ufer eines Sees oder eines Flusses setzt und einfach ins Wasser schaut. Für manche Menschen ist Gartenarbeit ein wunderbarer Ausgleich zum hektischen Alltag, da sie sich dabei zugleich wohltuend verbunden fühlen mit der Natur um sich herum. Und wieder andere können malend oder musizierend ganz zu sich kommen und eins mit dem werden, was Sie tun. Finden sie heraus, was Ihnen dabei hilft herunterzukommen und zu spüren, was Ihnen guttut.

### Achtsam essen und genießen

Das Schöne an Achtsamkeit ist, dass man sie im Alltag in den verschiedensten Situationen einbauen kann, ohne dass man dafür extra viel Zeit aufwenden müsste. Das kann schon die Dusche am Morgen sein, die Sie ganz bewusst genießen. Eine besonders gute Möglichkeit, gesunde Ernährung und Entspannung zu verknüpfen, ist das achtsame Kochen und/oder Essen. Es ist ja eigentlich klar, dass geschäftliche oder gar problematische Gespräche beim Essen für den Stoffwechsel nicht förderlich sein können. Aber mit Fernsehen oder Lesen während der Mahlzeiten berauben wir uns nicht nur des Genusses am Essen, weil wir ja kaum mitkriegen, was wir uns in den Mund schieben, sondern tun auch weder unserem Körper noch unserem Geist etwas Gutes. Probieren Sie es doch einfach während der 9-Wochen-Leber-Stoffwechselkur mal aus, sich Ihre Mahlzeiten ganz bewusst und in Ruhe zuzubereiten und ebenso beim Essen die verschiedenen Geschmacksrichtungen und Konsistenzen der einzelnen Lebensmittel genau wahrzunehmen. Achtsamkeit ist nämlich nichts Asketisches. Beim Essen bedeutet es vielmehr, es mit allen Sinnen wahrzunehmen und zu genießen!

Wenn Sie zusammen mit einem Partner, einer Partnerin oder der ganzen Familie essen, können Sie auch ein Spiel daraus machen, dass jeder zunächst für sich in Stille die verschiedenen Nahrungsmittel auf seinem Teller probiert und sich dann mit den anderen austauscht, welche Geschmacksrichtungen er oder sie wahrgenommen hat. Wie bei einer Weinprobe versuchen Sie herauszuschmecken, wie sich süß, sauer, scharf, bitter und salzig in einem Gericht ergänzen. Probieren Sie es aus. Das macht Spaß!

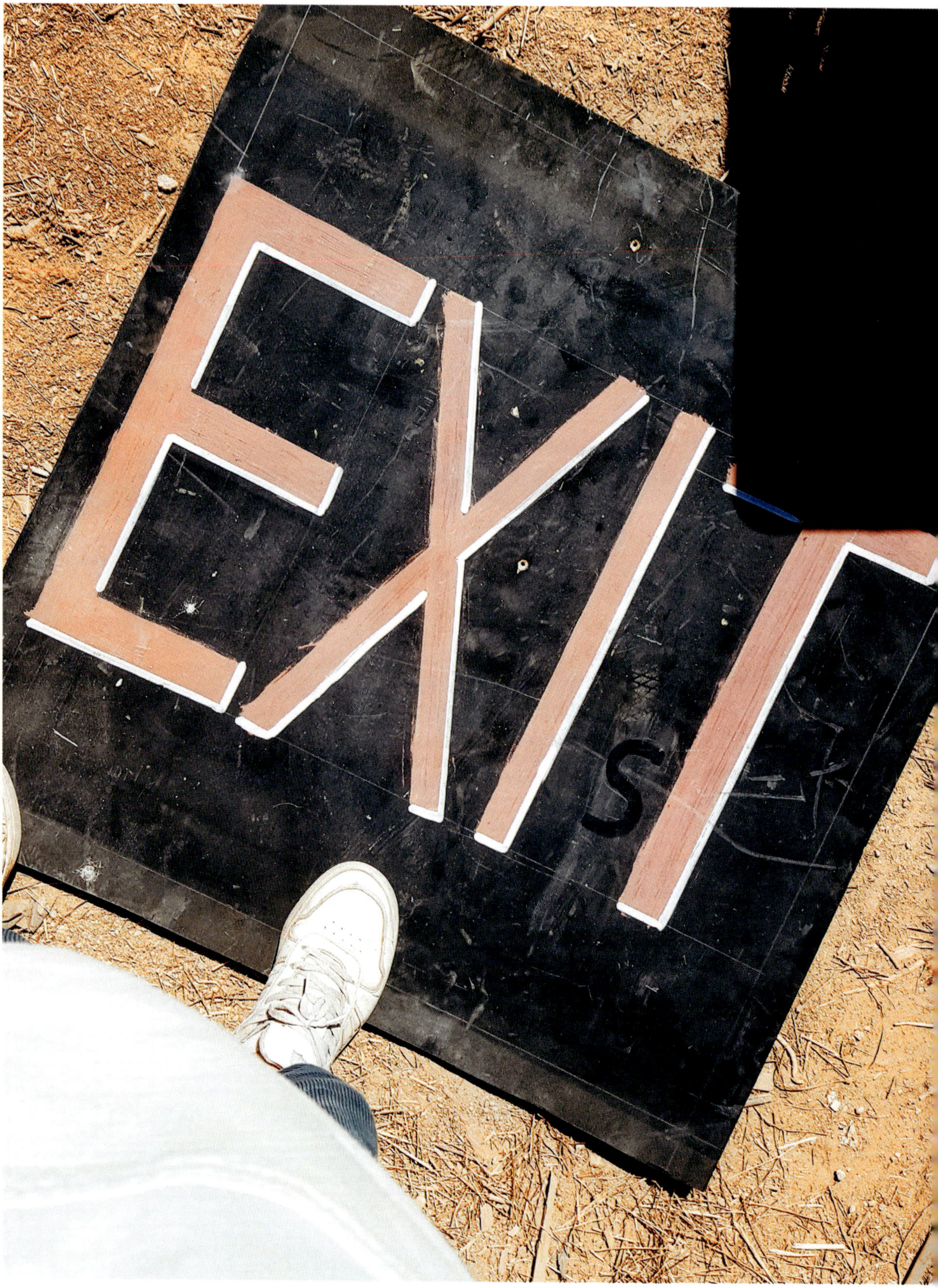

# In neun Tagen die Leber stärken, entlasten und entgiften

Jetzt geht's ans Eingemachte: In diesem Kapitel bekommen Sie alle Werkzeuge an die Hand, um Ihre Leber wieder auf Vordermann zu bringen. Der Fokus liegt dabei vor allem auf der Ernährung und den KiD-Übungen – aber auch die Entspannung kommt nicht zu kurz.

# NEUN TAGE ALS GAMECHANGER

In nur neun Tagen können Sie Ihrer Leber und Ihrem Stoffwechsel einen regelrechten Frischekick verpassen. Die Ernährung spielt dabei die entscheidende Rolle, aber auch genügend Schlaf und Bewegung sind wichtig. Und nicht zuletzt kommt es darauf an, dass Sie achtsam wahrnehmen, was Ihnen guttut und was nicht, was Sie stresst und was Ihnen Energie und innere Ruhe gibt.

## Freuen Sie sich drauf!

Zugegeben, diese Kur wird Sie auch herausfordern. Vermutlich müssen Sie ein paar lieb gewonnene Gewohnheiten verabschieden und Ihren Tagesablauf ein bisschen verändern. Doch gleichzeitig lernen Sie wahrscheinlich auch einige Nahrungsmittel, Gewürze und Zubereitungsarten zu schätzen, die Sie bisher nicht kannten. Und mit Sicherheit werden Sie auch bald merken, wie sich durch die Kombination aus gesunder Ernährung, Bewegung und Entspannung Ihr gesamtes Wohlbefinden verbessert. Lenken Sie Ihre Aufmerksamkeit also nicht auf den Verzicht, den Sie vielleicht leisten müssen, sondern betrachten Sie die 9-Tage-Kur als etwas, was Sie sich gönnen – etwas, was Sie in vielerlei Hinsicht bereichern wird. Ihre innere Einstellung spielt dabei durchaus eine Rolle, denn dass Gedanken und Gefühle einen beträchtlichen Einfluss auf unser Erleben und auf unsere Gesundheit haben, ist mittlerweile auch wissenschaftlich belegt.

### Nehmen Sie sich Zeit

Es macht wenig Sinn, mit der Kur in einer besonders stressigen Lebensphase zu beginnen. Denn dann können Sie die neuen Impulse nicht aufnehmen, sondern empfinden sie eher als zusätzlichen Stress. Beginnen Sie mit der Kur am besten an einem Freitag oder Samstag, sodass Anfang und Ende der Kur jeweils auf ein Wochenende fallen und Sie möglichst wenig von außen gesteuert werden. Aber nicht nur Ihre Verpflichtungen bei der Arbeit, sondern auch private Termine, Einladungen zum Essen oder Feste, bei denen Sie gerne mit anderen auf etwas anstoßen möchten, sollten nicht in die Zeit der Kur fallen. Denn natürlich sind Alkohol, Süßgetränke, Kuchen, Süßigkeiten oder andere Speisen, die schnelle Kohlenhydrate enthalten, während der 9-Wochen-Kur tabu – außer am letzten Tag, an dem Sie sich mit einem kleinen Glas Rotwein belohnen dürfen. Achten Sie außerdem auf ausreichend Schlaf. Auch das ist ein Teil der Kur, da die Leber sich im Schlaf erholen kann (siehe Seite 76). Nicht zuletzt gehört auch die achtsame Selbstwahrnehmung zu einer erfolgreichen Kur. Denn je bewusster Ihnen wird, was Ihnen guttut, desto leichter wird es Ihnen fallen, es auch nach der Kur in Ihren Alltag zu integrieren. Kurzum: Nehmen Sie sich in diesen neun Tagen wirklich genug Zeit für sich und Ihre Gesundheit. Dann können Sie die Kur genießen und Sie haben mehr davon.

### Drei Phasen der Kur

Wir haben die Kur in drei Phasen mit unterschiedlichen Schwerpunkten unterteilt:

- Tag 1–3: Die Leber stärken
- Tag 4–5: Die Leber entlasten
- Tag 6–9: Die Leber entgiften

Dabei gibt es natürlich Überschneidungen, da manche Lebensmittel oder Gewürze für alle drei Phasen geeignet sind. Grundsätzlich wichtig dabei ist aber, dass wir die Leber erst dann wirkungsvoll entgiften können, wenn wir sie zuvor gestärkt haben. Und diese Stärkung erfolgt nicht nur über die Leber alleine, sondern über das gesamte Verdauungssystem, insbesondere über den Darm und die Darmbakterien, also das Mikrobiom. Leber-Entgiftungskuren, die das nicht berücksichtigen, bewirken nämlich im schlechtesten Fall das Gegenteil von dem, was gewünscht ist. Denn wenn der Darm nicht gesund ist, können die Gifte nicht ausgeleitet werden und man vergiftet sich sozusagen selbst.

### Gut vorbereitet in die Kur

Auf der nächsten Seite finden Sie eine Einkaufsliste, auf der alle Zutaten, die Sie teilweise ganz frisch kaufen sollten, aufgelistet sind. Je nachdem, wo Sie wohnen, müssen Sie vielleicht das eine oder andere Gewürz im Internet bestellen. Vermeiden Sie also Stress, der dadurch entstehen könnte, dass Sie nicht alles zur Hand haben, was Sie für die Rezepte brauchen, wenn Sie in die 9-Tage-Kur starten. Generell sollten Sie sich insbesondere die Rezepte, aber auch das »Rahmenprogramm« (Bewegung, Entspannung, Achtsamkeit) für den jeweils nächsten Tag spätestens am Nachmittag davor anschauen. Es kommt vor, dass Sie bestimmte Lebensmittel schon einen Tag vorher kochen müssen (zum Beispiel Kartoffeln wegen der resistenten Stärke, siehe Seite 87). Und wenn wir Ihnen vorschlagen, am nächsten Tag schon vor dem Frühstück eine Runde spazieren zu gehen, sollten Sie das spätestens am Tag davor wissen, um sich darauf einstellen zu können.

Ansonsten verlangt Ihnen die 9-Tage-Kur aber nichts ab, was besondere Fertigkeiten oder sportliche Vorerfahrungen voraussetzen würde. Alles, was wir zum Thema Bewegung und Sport vorschlagen, können Sie auf Ihrem Leistungsniveau umsetzen. Es kommt überhaupt nicht darauf an, wie schnell Sie joggen oder walken können. Und auch für die KiD-Übungen ist keine besondere Flexibilität oder Muskelkraft erforderlich.

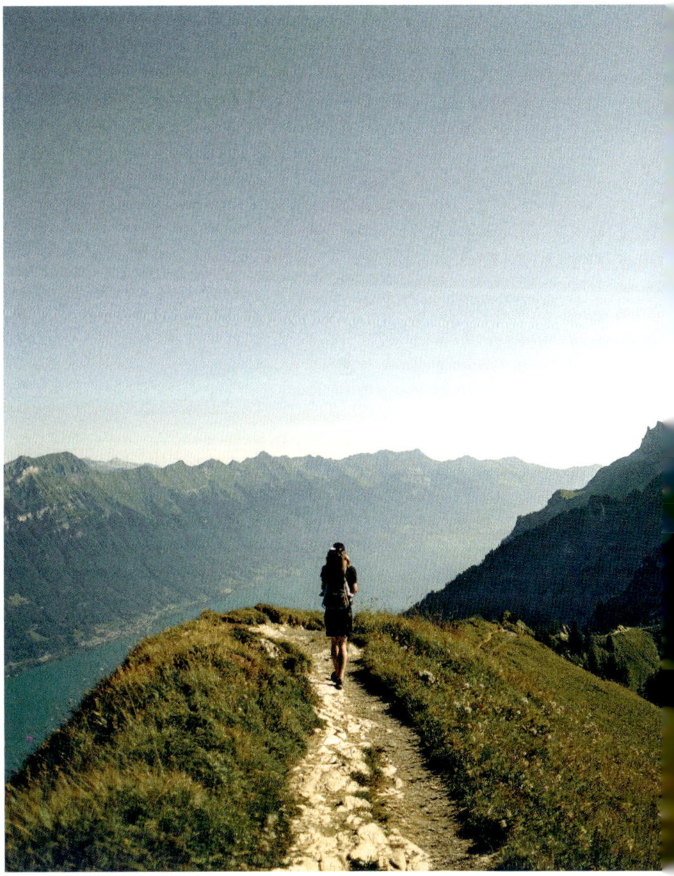

*Schon neun Kurtage reichen aus, um den Weg in Richtung eines gesünderen Lebens zu ebnen.*

# Die Leberkur-Einkaufsliste

Planen entstresst! Damit Sie entspannt in die 9-Tage-Kur gehen, finden Sie in der folgenden Einkaufsliste die Gesamtmengen aller Lebensmittel, die Sie für die Leberkur-Rezepte benötigen.

**Tipp:** Die Liste am besten kopieren und notieren, was im Vorrat fehlt. Kaufen Sie empfindliches Obst und Gemüse sowie Fisch und Geflügel möglichst frisch nach Bedarf ein.

### Konserven und TK-Produkte

- Kapern (zum Beispiel Nonpareilles; in Lake; 2 TL)
- Kichererbsen (520 g Abtropfgewicht)
- Kokosmilch (400 ml)
- Oliven, schwarz, ohne Stein (70 g)
- Sanddornmark (1 EL)
- TK-Erbsen (175 g)
- TK-Wildheidelbeeren (150 g)
- Tomaten, getrocknet (in Öl; 30 g)
- Tomaten, stückig (400 g)

### Getreide und Hülsenfrüchte

- Braunhirseflocken (40 g)
- Buchweizenflocken (80 g)
- Buchweizengrütze (80 g)
- Kichererbsen, getrocknet (150 g)
- Kichererbsenmehl (40 g)
- Quinoa, hell (180 g)
- Rote Linsen (100 g)

### Nüsse, Kerne und Samen

- Chiasamen (80 g)
- Chufas (Erdmandelflocken; 80 g)
- Haselnusskerne (30 g)
- Kokos-Chips (15 g)
- Kokosraspel (10 g)
- Leinsamen, geschrotet (50 g)
- Macadamianusskerne (15 g)
- Mandelmus, dunkel (130 g)
- Mandeln (150 g)
- Paranusskerne (50 g)
- Pekannusskerne (20 g)
- Pinienkerne (25 g)
- Sesam, ungeschält (15 g)
- Tahin, dunkles (Sesampaste; 70 g)

### Gewürze

- Cayennepfeffer/Chilipulver
- Currypaste, gelb
- Fenchelsamen
- Gemüsebrühpulver, gluten-, fett- und hefefrei
- Kakao-Nibs
- Kakaopulver, schwach entölt
- Kardamom, gemahlen
- Koriander, gemahlen
- Kreuzkümmel, gemahlen
- Kurkuma, gemahlen
- Muskatnuss, gerieben
- Nelkenpulver
- Paprikapulver edelsüß/rosenscharf
- Pfeffer, schwarz
- Salz
- Sambal Oelek
- Senf, scharf
- Sojasauce (Tamari)
- Tomatenmark
- Vanille, gemahlen
- Zimt, gemahlen

### Essig und Öle

- Apfelessig
- Hanföl
- Himbeeressig
- Kokosöl, nativ
- Leinöl
- Olivenöl
- Rotweinessig
- Sesamöl, hell
- Walnussöl

### Getränke

- Aroniabeerensaft (75 ml)
- Kombucha-Getränk (150 ml)
- Mineralwasser, mit Kohlensäure (6 EL)
- Mineralwasser, still (200 ml)
- Möhrensaft, ungesüßt (50 ml)

### Milchprodukte und pflanzliche Alternativen

- Bergkäse (30 g)
- Feta (100 g)
- Haferdrink, ungesüßt (750 ml)
- Kokosdrink, ungesüßt (500 ml)
- Kokos-Joghurtalternative, vegan (325 g)
- Manchego (30 g)
- Mandeldrink, ungesüßt (1,3 l)
- Parmesan (50 g)
- Schafjoghurt (450 g)
- Schafmilch (200 ml)
- Schafmilchfrischkäse (100 g)
- Schafquark (150 g)
- Ziegenfrischkäse (150 g)
- Ziegenfrischkäsetaler (2 Stück, à 40 g)
- Ziegenjoghurt (400 g)
- Ziegenkefir (300 ml)
- Ziegenmilch (50 ml)

### Fisch

- Wildlachsfilet (2 Stück, à 125 g)

### Gemüse, Pilze und Salate

- Artischocken (2 Stück; à 350 g)
- Aubergine (150 g)
- Blattsalate, gemischt (125 g; zum Beispiel Feldsalat, Chicorée, Radicchio)
- Blattspinat, jung (330 g)
- Blumenkohlröschen (150 g)
- Brokkoliröschen (300 g)
- Champignons (75 g)
- Chilischoten (4 Stück)
- Fenchelknolle (200 g)
- Frühlingszwiebeln (2 Stück)
- Galgant (10 g)
- Hokkaidokürbis (150 g)
- Ingwer, frisch (140 g)
- Kartoffeln, festkochend (400 g)
- Kirschtomaten (500 g)
- Knoblauchzehen (12 Stück)
- Knollensellerie (300 g)
- Kohlrabi, jung, mit Grün (700 g)
- Kurkuma, frisch (20 g)
- Lauch (200 g)
- Mangold (200 g)
- Möhren (3 Stück)
- Mungobohnensprossen (50 g)
- Pak-Choi, Mini (200 g)
- Paprika, gelb (2 Stück)
- Paprika, grün (1 Stück)
- Paprika, rot (4 Stück)
- Radieschen (120 g)
- Radieschensprossen (50 g)
- Rettich (150 g)
- Rote Bete (500 g)
- Rucola (100 g)
- Salatgurke (1 Stück)
- Salatgurken, Mini (4 Stück)
- Schalotte (1 Stück)
- Shiitake-Pilze (80 g)
- Spargel, weiß (500 g)
- Spitzkohl (250 g)
- Spitzpaprika, rot (2 Stück)
- Staudensellerie (3 Stangen)
- Steckrübe (400 g)
- Tomaten (2 Stück)
- Wirsing (200 g)
- Zucchini (600 g)
- Zucchini, gelb (300 g)
- Zwiebel (2 Stück)
- Zwiebel, rot (2 Stück groß; 3 Stück klein)

### Obst

- Ananas (300 g)
- Apfel (50 g)
- Aprikosen (80 g)
- Avocado (4 Stück)
- Erdbeeren (100 g)
- Grapefruit (2 Stück)
- Heidelbeeren (50 g)
- Himbeeren (130 g)
- Limetten (3 Stück)
- Papaya (210 g)
- Physalis, getrocknet (4 Stück)
- Zitronen (8 Stück, davon 3 Bio-)

### Kräuter

- Basilikum (2–3 Bund)
- Brunnenkresse (10 g)
- Dill (1 Bund)
- Kerbel (40 g)
- Koriandergrün (1–2 Bund)
- Kresse (¼ Beet)
- Löwenzahn, jung (115 g)
- Oregano (2–3 Stängel)
- Petersilie (2–3 Bund)
- Pfefferminze (6 Stängel)
- Rosmarin, getrocknet
- Thymian, frisch (1 Bund)
- Thymian, getrocknet
- Wildkräuter (100 g)

### Eier, Geflügel und Aufschnitt

- Bio-Hähnchenbrustaufschnitt (200 g)
- Bio-Hähnchenbrustfilets (4 Stück, à 150–160 g)
- Eier (Größe M, 14 Stück)

# 1. TAG: DIE LEBER REGENERIERT SICH IN DER NACHT

**Stärken und pflegen Sie Ihre Leber, indem Sie sich ausreichend Schlaf, Ruhe und Entspannung gönnen und dabei ganz ohne Anstrengung – während des Schlafs – auch noch die Fettverbrennung stimulieren.**

## Ruhe für die Leber, Anregung für die Fettverbrennung

Starten Sie ausgeschlafen in den ersten Tag der Leberkur, indem Sie am Abend davor früh zu Bett gehen. Damit tun Sie sozusagen im Schlaf Ihrer Leber etwas Gutes, denn unser wichtigstes Stoffwechselorgan hat tagsüber so viel zu tun, dass es sich nur in der Nacht wirklich erholen kann. Insbesondere der Schlaf in den frühen Morgenstunden ist wie ein Heilbad für eine gestresste Leber. Von 1 Uhr bis 3 Uhr ist die Zeit der Leber. Und auf ihr baut dann der Heilschlaf bis etwa 6 Uhr auf. Die Stresshormone und insbesondere Cortisol werden dann nur sehr spärlich ausgeschüttet, damit der Körper sich erholen kann.

Vor allem nachts wird hingegen das sogenannte Wachstumshormon Somatotropin ausgeschüttet. Es repariert und erneuert unsere Zellen und Gewebe und zieht die Energie, die dafür benötigt wird, aus den Fettzellen. Voraussetzung dafür ist allerdings, dass einerseits genügend Protein zur Verfügung steht und andererseits nur wenig Insulin vorhanden ist. Denn Insulin sorgt ja dafür, dass die Glukose aus dem Blut in die Zellen gelangt und Fett verstoffwechselt wird.

Wenn Sie also Ihre Fettverbrennung in der Nacht ankurbeln möchten, müssen Sie zum einen möglichst wenig Kohlenhydrate und dafür Proteine am Abend zu sich nehmen. Dann kann Energie aus Fett gewonnen werden.

## Pre-Bedtime-Proteinshakes

Mit diesen Shakes, die wir Ihnen während der 9-Tage-Kur täglich ans Herz legen, schlagen wir gleich zwei Fliegen mit einer Klappe:

- Proteinshakes sind sättigend und verhindern, dass Sie abends hungrig werden und in den Unterzucker geraten – insbesondere dann, wenn Sie es gewohnt waren, sich abends kohlenhydratreich zu ernähren. Ansonsten würde die Leber nämlich einspringen und Zucker produzieren, was wir unbedingt vermeiden sollten.
- Mithilfe der Proteine locken Sie das Wachstumshormon Somatotropin sowie wichtige Sexual-, Neuro- und Regenerationshormone an und fördern auf diese Weise die Fettverbrennung in der Nacht. Je weniger Zucker am Abend, desto besser der Schlaf, die Regeneration und die nächtliche Fettverbrennung (siehe Abbildung Seite 55).

- Wenn Sie mithilfe der 9-Tage-Leberkur auch abnehmen möchten, können Sie an manchen Tagen auf das Abendessen verzichten und nur den Proteinshake zu sich nehmen.

### Ein Spaziergang vor dem Frühstück?

Schon vor dem Frühstück aus dem Haus gehen? Probieren Sie es doch einfach mal! Mit einem ausgiebigen, entspannten Spaziergang vor dem Frühstück verlängern Sie nämlich die Phase der Fettverbrennung und wirken einer Fettleber aktiv entgegen. Ein solcher »Kaltstart« (Nüchternlauf) am Morgen hat einen fantastischen Effekt auf den Fettstoffwechsel: Weil die Glykogenspeicher über Nacht nicht aufgefüllt wurden, holt sich der Körper Energie aus den Fettreserven. Trinken Sie gerne ein Glas Wasser oder einen Espresso (ohne Zucker!), wenn Sie Kreislaufprobleme haben – und auf geht's! Sollten Sie morgens lieber eine Runde joggen, können Sie das natürlich auch gerne tun. Damit verbrennen Sie noch mehr Fett. Zwingen Sie sich aber nicht dazu. Es ist wichtiger, dass Sie in dieser Woche Erfahrungen machen, die Sie motivieren, sie in Ihrem Alltag zu integrieren.

## Besser schlafen mit Heilpflanzen

Haben Sie öfters Ein- oder Durchschlafprobleme? Damit sind Sie nicht allein. In Deutschland leidet jeder Dritte regelmäßig unter Schlafstörungen. Bevor Sie zu allopathischen Schlafmitteln greifen, die viele Nebenwirkungen haben, sollten Sie auf jeden Fall ausprobieren, ob Ihnen nicht auch Heilpflanzen zu einem guten Schlaf verhelfen können. Hier ein Überblick über die bekanntesten beruhigenden und schlaffördernden Heilpflanzen, die Sie sowohl als Tee oder in Kapselform, oft auch als Kombinationspräparat zu sich nehmen können. Einige eignen sich außerdem zur äußerlichen Anwendung.

- **Lavendel** (Blüten): Kleine, mit Lavendelblüten gefüllte Kissen, die Sie sich neben oder ins Bett legen können, oder ein paar Tropfen Lavendelöl, das Sie in eine Duftlampe geben, wirken bereits über ihren Duft entspannend und schlaffördernd.
- **Baldrian** (Wurzel): Der Wirkstoff dieser bekanntesten pflanzlichen Einschlafhilfe sitzt in der Wurzel. Baldrian stärkt die Nerven und wirkt beruhigend und entspannend, ohne die Konzentrationsfähigkeit zu vermindern.
- **Hopfen** (Zapfen): Die weiblichen Zapfen des Hopfens stecken voller ätherischer Öle und Bitterstoffe, die beruhigend auf den Körper wirken und gegen innere Unruhe und Überreizung helfen.
- **Zitronenmelisse** (Blätter): Aufgrund ihrer vielfältigen Wirkung wird sie sowohl als »Kraut der Ruhe«, aber auch als »Lebenselixier« bezeichnet. Sie hilft bei Stress, innerer Unruhe und nervösen Zuständen. Ein Tee oder auch ein Bad vor dem Einschlafen kann wunderbar entspannen. Sie regt aber auch den Stoffwechsel an und hilft sogar beim Abnehmen beziehungsweise bei der Fettverbrennung während des Schlafes.

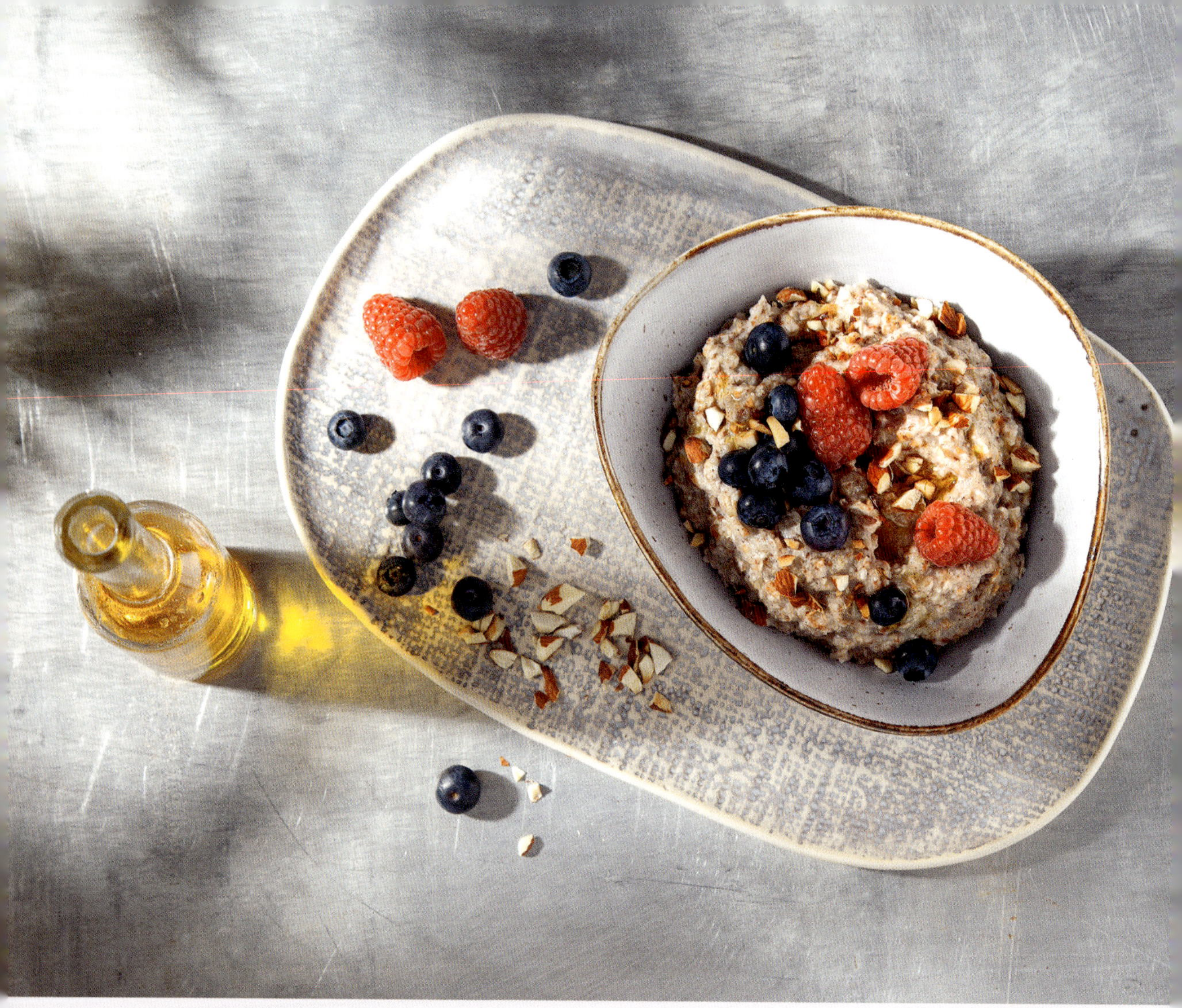

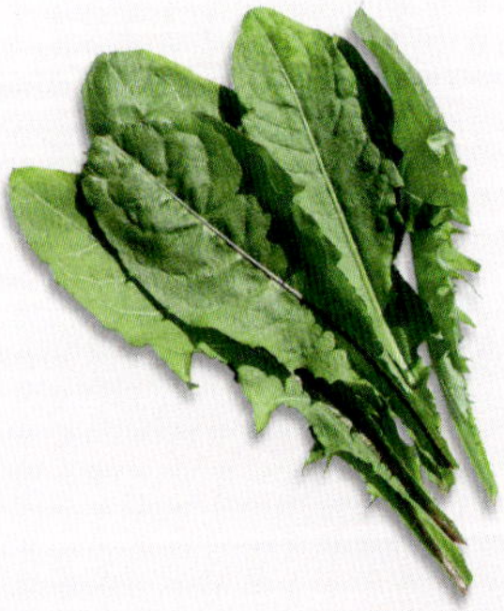

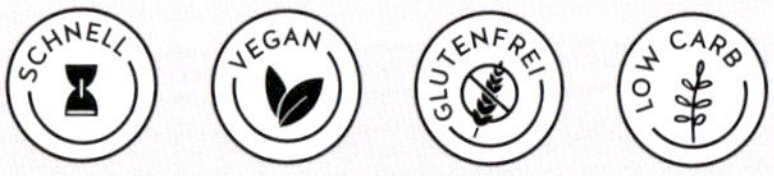


Shot

## Löwenzahn-Mariendistel-Shot

1 Für 2 Shots (à 80 ml): 10 g Brunnenkresse und 20 g junge Löwenzahnblätter verlesen und waschen. ½ Stange Sellerie (ca. 50 g) waschen, putzen und klein würfeln. Alles mit 1 EL Zitronensaft, 2 TL gemahlenen Mariendistelsamen und 50 ml Wasser in einem hohen Rührgefäß mit dem Stabmixer fein pürieren.

**NÄHRWERTE PRO PORTION**

20 kcal, 1 g EW, 0 g F, 1 g KH, 3 g BST

SCHNELL VEGAN GLUTENFREI

Frühstück

# Buchweizen-Hirse-Porridge mit Beeren

**Für 2 Portionen**
**20 Min. Zubereitung**

80 g Buchweizengrütze
320 ml ungesüßter Mandeldrink
2 TL natives Kokosöl
4 EL Braunhirseflocken
2 EL geschroteter Leinsamen
2 EL Mandeln
50 g Heidelbeeren
50 g Himbeeren
¼ TL gemahlene Vanille
2 TL Walnuss- oder Hanföl

1 Den Buchweizen mit dem Mandeldrink in einem Topf zum Kochen bringen. Anschließend die Temperatur reduzieren und die Grütze bei schwacher Hitze ca. 10 Min. bei geschlossenem Deckel quellen lassen. Dann das Kokosöl, die Braunhirseflocken und Leinsamen unterrühren und zugedeckt weitere 5 Min. quellen lassen, dabei ab und zu umrühren. Falls der Brei zu dick wird, noch etwas Wasser unterrühren.
2 In der Zwischenzeit die Mandeln klein hacken und in einer Pfanne ohne Fett bei mittlerer Hitze 3–4 Min. anrösten. Herausnehmen und auf einem Teller abkühlen lassen.
3 Die Beeren verlesen, kurz abbrausen und abtropfen lassen. Die Vanille in den Porridge einrühren. Den Porridge auf zwei Schalen verteilen, mit Beeren und Mandeln toppen und mit je 1 TL Walnuss- oder Hanföl beträufelt servieren.

**NÄHRWERTE PRO PORTION**

510 kcal, 12 g EW, 22 g F, 54 g KH, 14 g BST

SCHNELL · GLUTENFREI · LOW CARB

Mittagessen

# Sesamlachs auf Gurkengemüse

**Für 2 Portionen**
**30 Min. Zubereitung**

2 Wildlachsfilets (à ca. 125 g; ohne Haut)
Salz, Pfeffer
1 EL ungeschälter Sesam
1 rote Zwiebel
1 Knoblauchzehe
1 Salatgurke
½ rote Chilischote
2 EL Olivenöl
½ TL edelsüßes Paprikapulver
250 ml Gemüsebrühe (gluten-, fett- und hefefrei)
4 Stängel Petersilie
120 g vorgegarte Kichererbsen (siehe Tipp)
1 EL dunkles Tahin (Sesampaste)
2 TL Zitronensaft

1 Die Lachsfilets kurz abspülen, trocken tupfen, mit Salz und Pfeffer würzen und rundum mit Sesam bestreuen. Den Sesam dabei etwas andrücken. Zwiebel und Knoblauch schälen und getrennt fein würfeln. Die Gurke waschen, putzen und so schälen, dass noch Streifen stehen bleiben. Dann längs halbieren und entkernen. Die Gurkenhälften in knapp 1 cm breite Stücke schneiden. Die Chilischote putzen, längs halbieren, entkernen, waschen und fein würfeln.

2 In einem Topf 1 EL Öl erhitzen, die Zwiebel bei mittlerer Hitze darin glasig dünsten. Gurken, Knoblauch- und Chiliwürfel dazugeben und 2–3 Min. mitdünsten. Alles mit Paprikapulver bestäuben und kurz dünsten. Die Brühe dazugießen, mit Salz und Pfeffer würzen und das Gurkengemüse zugedeckt bei niedriger Hitze weitere 8–10 Min. garen.

3 Inzwischen das übrige Öl (1 EL) in einer beschichteten Pfanne erhitzen, den Sesam-Lachs darin bei mittlerer Hitze auf jeder Seite ca. 2 Min. anbraten. Danach noch 5–6 Min. bei niedriger Hitze weiterbraten, zwischendurch vorsichtig wenden.

4 Die Petersilie waschen, trocken schütteln, die Blättchen abzupfen und hacken. Die Kichererbsen in einem Sieb abschütten, kurz abbrausen und abtropfen lassen. Mit dem Tahin unter das Gurkengemüse mischen und mit Zitronensaft, Salz und Pfeffer abschmecken. Das Gemüse mit den Lachsfilets anrichten und mit Petersilie bestreuen.

**NÄHRWERTE PRO PORTION**

520 kcal, 35 g EW, 32 g F, 19 g KH, 9 g BST

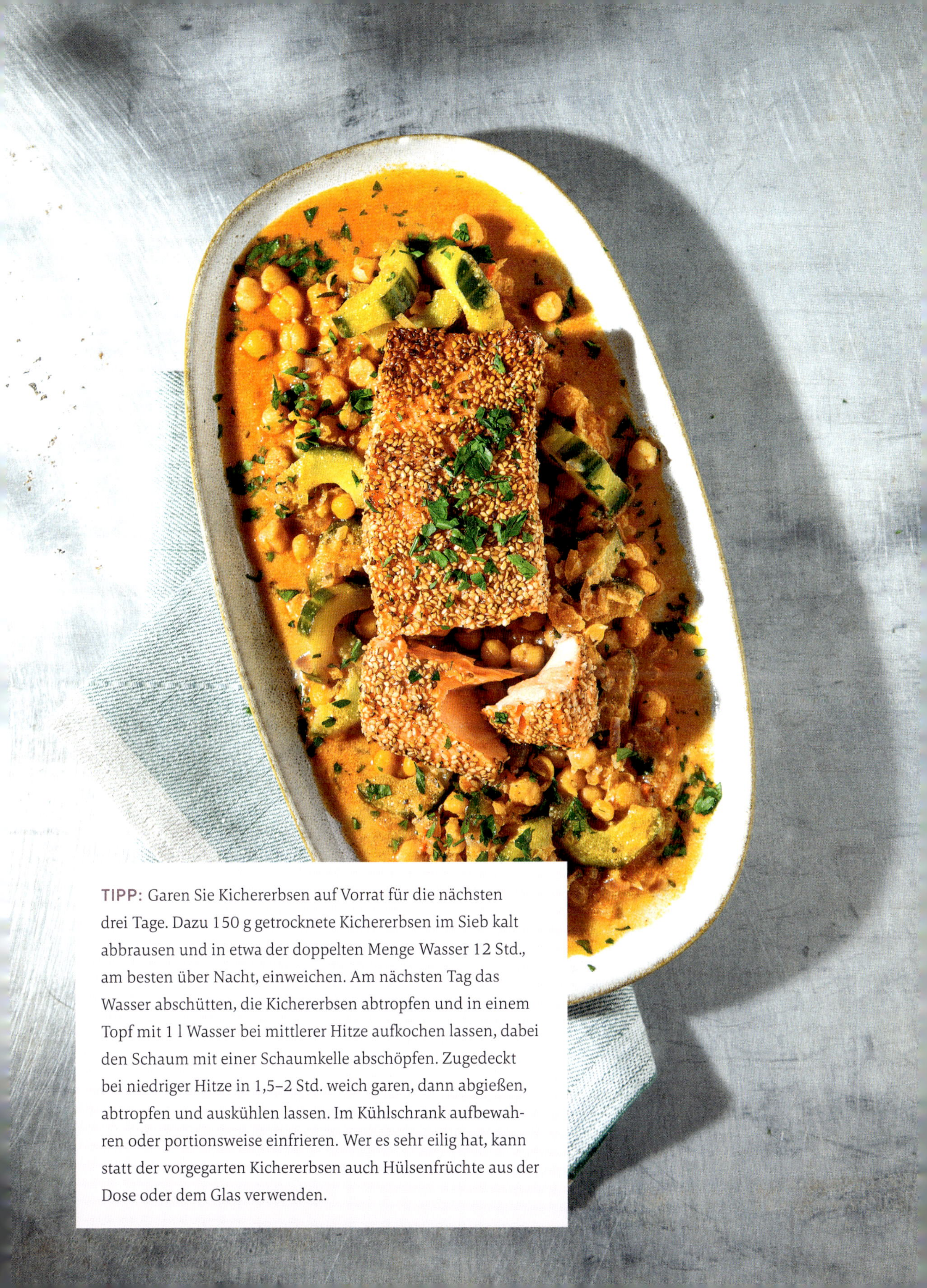

**TIPP:** Garen Sie Kichererbsen auf Vorrat für die nächsten drei Tage. Dazu 150 g getrocknete Kichererbsen im Sieb kalt abbrausen und in etwa der doppelten Menge Wasser 12 Std., am besten über Nacht, einweichen. Am nächsten Tag das Wasser abschütten, die Kichererbsen abtropfen und in einem Topf mit 1 l Wasser bei mittlerer Hitze aufkochen lassen, dabei den Schaum mit einer Schaumkelle abschöpfen. Zugedeckt bei niedriger Hitze in 1,5–2 Std. weich garen, dann abgießen, abtropfen und auskühlen lassen. Im Kühlschrank aufbewahren oder portionsweise einfrieren. Wer es sehr eilig hat, kann statt der vorgegarten Kichererbsen auch Hülsenfrüchte aus der Dose oder dem Glas verwenden.

VEGAN · GLUTENFREI · MEAL-PREP · LOW CARB

Abendessen

# Schmortomatensuppe mit Basilikumöl

**Für 2 Portionen**

**1 Std. Zubereitung**

400 g Kirschtomaten
2 junge Knoblauchzehen
4 Zweige Thymian
1 TL Fenchelsamen
5 EL Olivenöl
Salz, Pfeffer
5 Stängel Basilikum
¼ TL geriebene Bio-Zitronenschale
1 Schalotte
300 ml Gemüsebrühe (gluten-, fett- und hefefrei)
2 TL Pinienkerne

**Außerdem**

Olivenöl für das Blech

**TIPP:** Das Basilikumöl wird besonders glatt und homogen, wenn Sie das Olivenöl vor dem Pürieren ca. 30 Min. ins Gefrierfach stellen. Für eine Sommer-Erfrischung zum Löffeln: Die Suppe vorbereiten, abkühlen lassen und abgedeckt 3–4 Std. in den Kühlschrank stellen.

1 Den Backofen auf 200 °C (Ober-/Unterhitze) vorheizen. Ein Backblech mit etwas Öl bestreichen. Die Tomaten waschen, quer halbieren und mit den Schnittseiten nach oben auf dem geölten Backblech verteilen. Den Knoblauch schälen und in feine Scheiben schneiden. Den Thymian abbrausen und trocken schütteln. Die Fenchelsamen mit einem Mörser leicht andrücken. Knoblauch und Thymian auf den Tomaten verteilen, mit 2 EL Öl beträufeln und mit Fenchelsamen, Salz und Pfeffer würzen. Im heißen Ofen (Mitte) etwa 30 Min. garen.

2 Inzwischen das Basilikum abbrausen, trocken schütteln, die Blätter abzupfen und grob hacken. Mit der Zitronenschale, 2 EL Öl und 1 Prise Salz im Blitzhacker oder in einem hohen Rührbecher mit dem Stabmixer fein pürieren.

3 Die Tomaten aus dem Ofen nehmen und den Thymian entfernen. Die Schalotte schälen, fein würfeln und in einem Topf mit 1 EL Öl bei mittlerer Hitze glasig dünsten. Die Ofentomaten samt Knoblauch und gezogenem Saft dazugeben, kurz dünsten und mit Brühe aufgießen. Alles zum Kochen bringen und zugedeckt bei niedriger Hitze ca. 20 Min. köcheln lassen. Derweil die Pinienkerne in einer Pfanne ohne Fett rösten.

4 Die Suppe vom Herd nehmen, im Topf mit einem Stabmixer glatt pürieren, salzen und pfeffern. Auf zwei Schalen verteilen und mit jeweils 1 EL Basilikumöl beträufeln. Mit Pinienkernen bestreut servieren.

**NÄHRWERTE PRO PORTION**

330 kcal, 4 g EW, 31 g F, 8 g KH, 4 g BST

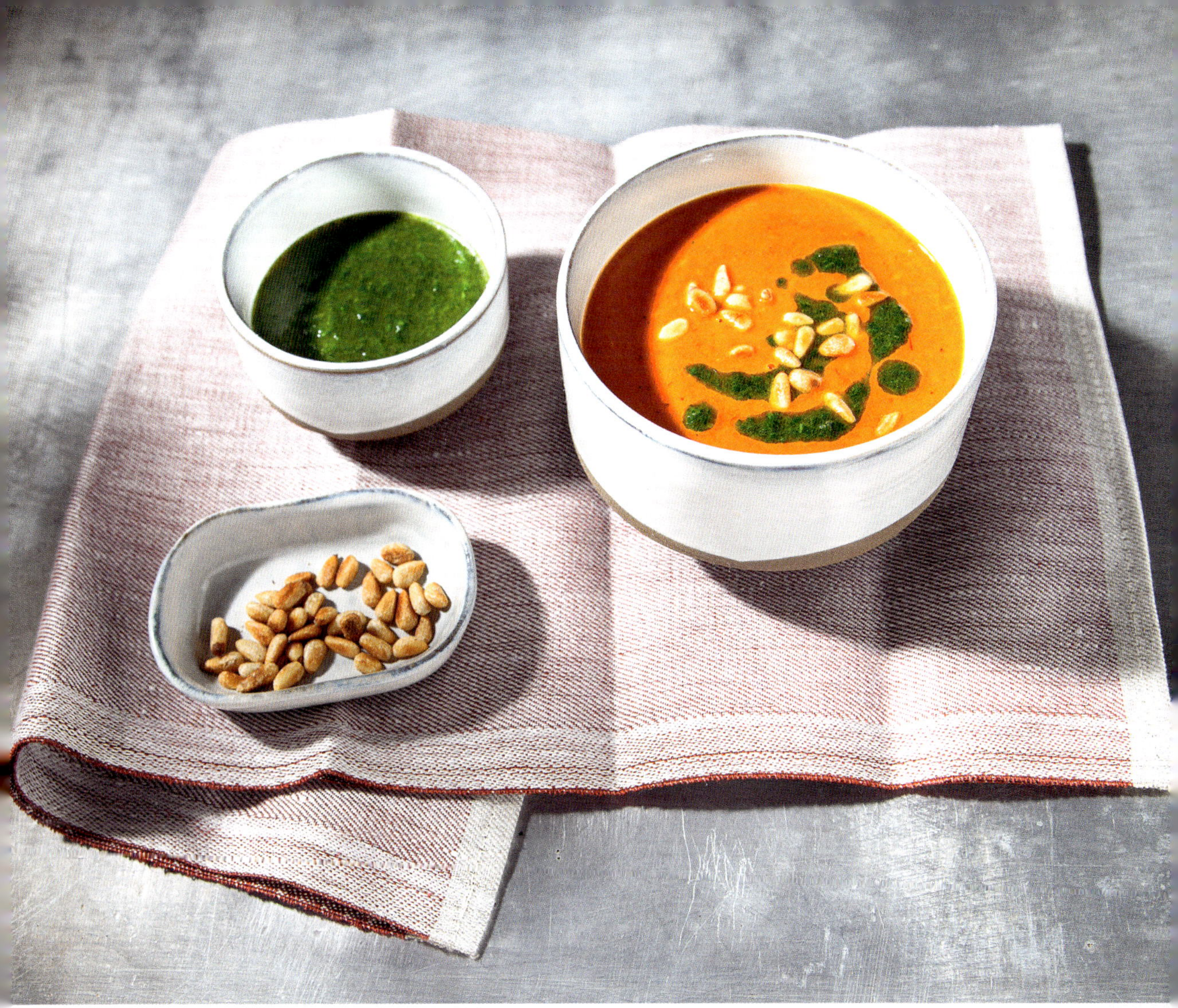

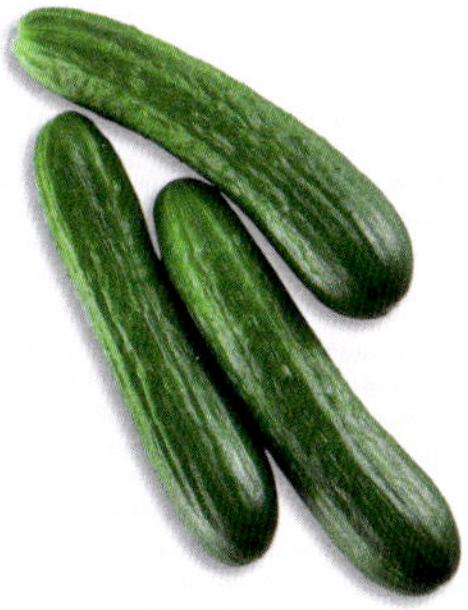

**NÄHRWERTE PRO PORTION**

180 kcal, 6 g EW, 13 g F, 9 g KH, 2 g BST

Pre-Bedtime-Proteinshake

## Grüner Gemüseshake

1 Für 2 Gläser (à 300 ml): 2 Mini-Salatgurken waschen, putzen und grob würfeln. 50 g jungen Blattspinat verlesen, waschen und abtropfen lassen. Beides mit 100 g Schafmilchfrischkäse, 150 ml ungesüßtem Haferdrink, 1 EL Walnussöl und 50 ml kaltem Wasser in den Standmixer geben und cremig-fein pürieren. Mit Salz, Pfeffer und 1 Prise Chilipulver würzen.

# Die KiD-Übungen

Wir beginnen heute mit zwei KiD-Übungen, die im Laufe der 9-Tage-Kur immer wieder auftauchen und ergänzt werden durch neue Übungen. Lesen Sie am besten die allgemeinen Regeln für die KiD-Übungen am Beginn dieses Kapitels (siehe Seite 67) noch einmal durch, bevor Sie mit den Übungen beginnen.

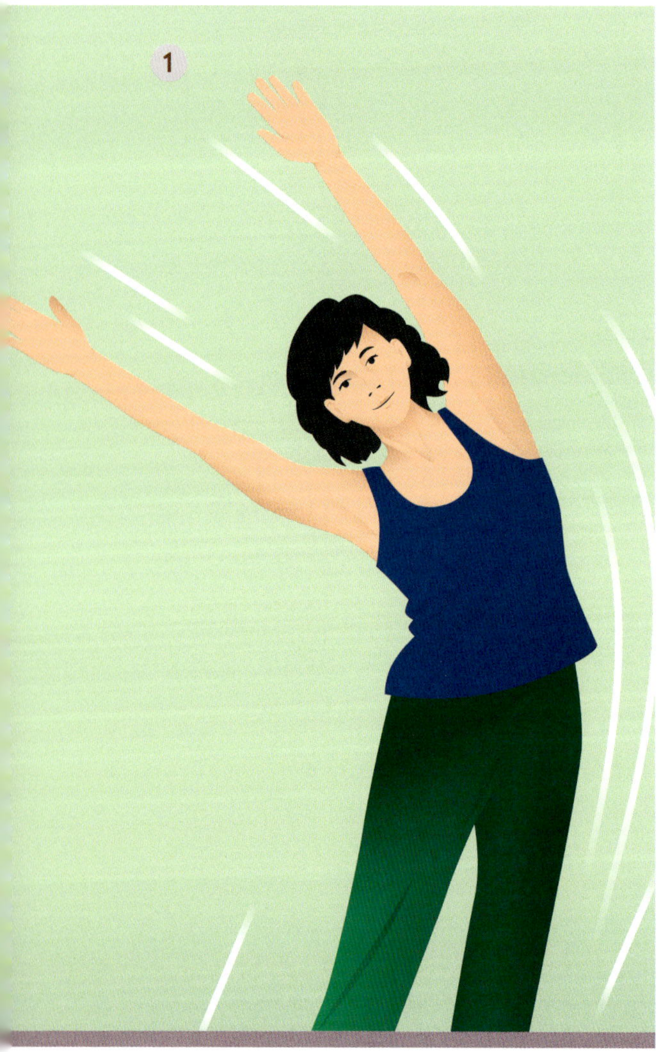


## Der Baum im Wind

***Bei dieser Übung dehnen und öffnen Sie sich in einer seitlichen Linie von der Hüfte über den Brustkorb, die Schultergelenke, die Arme bis zu den Fingerspitzen. Sie vermittelt Ihnen ein angenehmes Gefühl von Stabilität und Flexibilität.***

- Nehmen Sie eine stabile Ausgangsstellung im Stehen ein. Die Beine stehen hüftbreit auseinander und gut verwurzelt im Boden wie ein Baum: Seine Krone wird bei der Übung hin und her schwingen wie im Wind, der Stamm bleibt jedoch die ganze Zeit über stabil.
- Heben Sie nun Ihre Arme und halten Sie sie ausgestreckt über dem Kopf. Achten Sie dabei darauf, dass Sie Ihre Schultern nicht nach oben zu den Ohren ziehen. Auch wenn die Achselhöhlen geöffnet werden, dürfen die Schultern bei dieser Streckung ganz entspannt bleiben.
- Beugen Sie den Oberkörper nun so weit nach rechts, dass Sie noch stabil stehen, und spüren Sie in die Dehnung Ihrer linken Körperseite hinein. **1**
- Bleiben Sie für einige Atemzüge in dieser Seitbeugung, bevor Sie Ihren Oberkörper zur linken Seite neigen. Wechseln Sie dann mehrere Male von einer Seite zur anderen und atmen jeweils tief, aber anstrengungslos in die gedehnte Seite hinein. Genießen Sie das Gefühl, gut verankert zu sein im Boden und gleichzeitig beweglich und flexibel im Oberkörperbereich.

**Vorsicht**: Bei Hüftgelenk-Prothesen und nach Versteifungen im Wirbelsäulenbereich sollten Sie diese Übung nicht ausführen!

## Der Kreis der Hände I und II

*Diese Übung besteht aus zwei Teilen, wobei die zweite Übung das Pendant, also das Gegenstück zur ersten bildet. Sie sollten deshalb immer beide Übungen nacheinander machen. Sie dehnen dabei abwechselnd die Innen- und die Außenseiten Ihrer Arme beziehungsweise Hände. Vor allem die Muskeln und Faszien auf den Innenseiten sind sehr oft verkürzt und verkrampft. Wenn Sie den ganzen Tag über viel sitzen müssen, führen Sie die Übung besser im Stehen aus, obwohl es auch im Sitzen geht.*

## Der Kreis der Hände I

- Nehmen Sie eine stabile und aufrechte Ausgangsstellung im Stehen oder im Sitzen ein. Wenn Sie sich für das Sitzen entscheiden, benutzen Sie am besten einen Hocker oder einen harten Stuhl und setzen sich nur auf die Kante, ohne sich anzulehnen.
- Strecken Sie nun beide Arme nach vorne aus und drehen die Handinnenfläche der rechten Hand nach vorne und von sich weg.
- Ziehen Sie nun die rechte Hand mit den Fingerspitzen der linken Hand zurück, bis Sie eine deutliche Dehnung auf der Innenseite Ihres rechten Arms spüren. **1**
- Der Ellbogen des gedehnten Armes sollte dabei durchgedrückt sein. Die Finger des gedehnten Armes drücken nun in die andere Hand.
- Achten Sie bei dieser Übung darauf, dass Sie die Schultern nicht hochziehen und verkrampfen.
- Machen Sie die Übung vier- bis achtmal und wiederholen Sie sie dann auf der anderen Seite.

## Der Kreis der Hände II

- Nehmen Sie wieder eine stabile und aufrechte Ausgangsstellung im Stehen oder Sitzen ein.
- Strecken Sie dann beide Arme nach vorne aus und drehen dieses Mal die Handinnenfläche der rechten Hand zu sich. Mit den Fingerspitzen der linken Hand ziehen Sie die Finger der rechten Hand zu sich hin, sodass Sie eine deutliche Dehnung auf der Außenseite Ihres rechten Arms und im Handrücken spüren. Der Ellbogen des gedehnten Armes sollte durchgedrückt sein.
- Mit den Fingern des gedehnten rechten Armes drücken Sie gegen Ihre linke Hand. **2**
- Achten Sie auch bei dieser Übung darauf, dass Sie die Schultern nicht hochziehen und verkrampfen.
- Führen Sie auch diese Übung vier- bis achtmal durch und wiederholen Sie sie dann auf der anderen Seite.

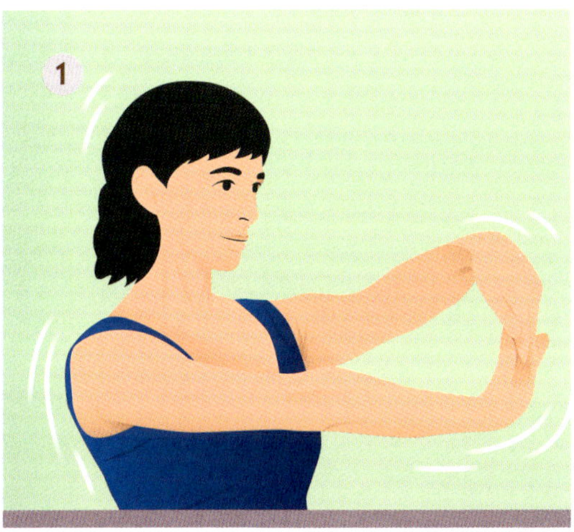


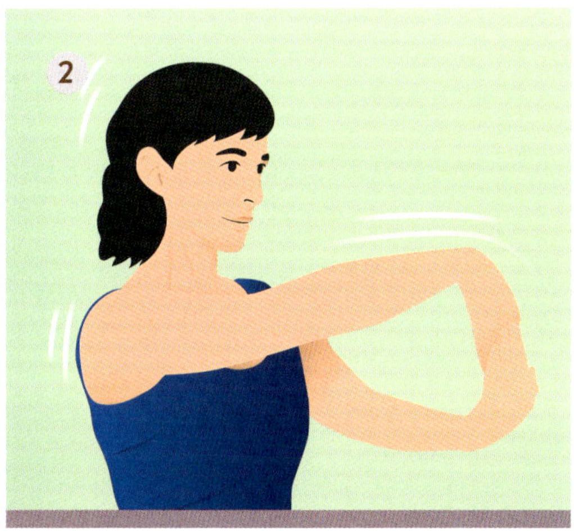

# 2. TAG: DIE LEBER WIRD ANGEREGT

**Essen oder trinken Sie gerne Bitteres? Dann wird es Ihnen ganz leichtfallen, Ihre Leber mit Bitterstoffen anzuregen und zu unterstützen. Und wenn Sie bisher glaubten, Bitteres schmecke Ihnen gar nicht, werden unsere leckeren Rezepte Sie bestimmt eines Besseren belehren.**

## Bitterkräuter – Unterstützung aus der Natur

Bitterkräuter spielen schon seit jeher eine wichtige Rolle in der Naturheilkunde. Schon Hildegard von Bingen wies vor über 1.000 Jahren auf ihre heilsame Wirkung auf unsere Verdauungsorgane hin. Sie stärken Leber und Galle, unterstützen die Produktion von enzymhaltigen Verdauungssäften und haben durch die vielfältigen Gerb- und Schleimstoffe viele weitere positive Wirkungen. Darüber hinaus stärken sie das Immun- und das Nervensystem. In der 9-Tage-Leberkur finden Sie die Bitterkräuter in den morgendlichen Shots sowie in vielen weiteren Rezepten.

Hier nur die wichtigsten Heilwirkungen:

- Bitterkräuter regen die Speichel- und Magensäureproduktion an, fördern die Darmbewegungen und stimulieren den Stoffwechsel.
- Sie regen die Produktion von Gallenflüssigkeit an, sodass fettige Nahrungsmittel besser verdaut werden und Völlegefühl, Übelkeit oder Blähungen vermieden werden.
- Sie unterstützen die Leber in ihrer Entgiftungsfunktion.

## Ausgewählte Bitterkräuter und ihre Wirkungen

- **Löwenzahn** (Blätter, Wurzel): fördert den Gallenfluss und die Fettverbrennung, hilft bei Blähungen und Sodbrennen.
- **Mariendistel** (Samen): stärkt die Leber, neutralisiert Lebergifte, wirkt cholesterinsenkend und verdauungsfördernd. Täglich 1–2 TL gemahlene Samen in Joghurt, Porridge, Drinks einrühren oder pur kauen und viel Flüssigkeit danach trinken.
- **Schafgarbe** (Kraut): wirkt krampf- und blähungslösend und fördert den Gallenfluss.
- **Ingwer** (Wurzel): entzündungshemmend, unterstützt das Immunsystem.
- **Wermut** (Kraut): verdauungsfördernd. Täglich 1–2 Tassen trinken: 0,4 g Kraut mit 1/4 l heißem Wasser übergießen, ca. 10 Min. ziehen lassen, abseihen.
- **Artemisia** (Blätter): siehe Seite 88.

- Sie wirken appetithemmend und verhindern Heißhungerattacken, indem sie an bestimmten Rezeptoren andocken, welche die Entleerung des Magens im Verdauungsprozess verlangsamen.
- Sie liefern basische Verbindungen, die einer Übersäuerung entgegenwirken.
- Sie regulieren den Cholesterinspiegel und die Blutfettwerte.
- Sie sind antioxidativ und haben eine entzündungshemmende Wirkung.

## Resistente Stärke – was ist das?

Für das heutige Mittagessen nutzen wir die positiven Effekte der resistenten Stärke auf die Darmflora, indem wir Bratkartoffeln aus vorgekochten Kartoffeln machen. Ein Trick, den Sie sich auch in Zukunft immer wieder zunutze machen können. Grundsätzlich enthalten frisch gekochte Kartoffeln, aber auch Nudeln oder Reis jede Menge Stärke. Isst man diese, beginnt schon im Mund die enzymatische Spaltung des komplexen Kohlenhydrats, bis es letztendlich im Darm als Glukose ins Blut aufgenommen wird. Infolgedessen steigt der Blutzuckerspiegel an, Insulin wird ausgeschüttet, um den Einfachzucker Glukose in die Zellen zu schleusen. Und genau hier liegt der erste wichtige Unterschied zwischen Stärke und der resistenten Form. Wissenschaftliche Untersuchungen belegen, dass die Stärke aus gekochten und anschließend komplett abgekühlten Kartoffeln, Reis und Nudeln für die Verdauungsenzyme nicht aufspaltbar ist. Durch das Abkühlen verändert die Stärke nämlich ihre chemische Struktur. Dieser Prozess dauert etwa 12 bis 24 Stunden. Selbst erneutes Erhitzen zerstört die resistente Stärke nicht. Weil resistente Stärke den Dünndarm unverdaut passiert, wirkt sie wie pflanzliche Ballaststoffe (zum Beispiel wie das bekannte Probiotikum Inulin). Ebenso wie Ballaststoffe landet sie während des Verdauungsprozesses im Dickdarm und wird dort von Milchsäurebakterien fermentiert. Die Folge: Nach einem Gericht mit resistenter Stärke steigt der Blutzuckerspiegel weniger an, die Insulinausschüttung ist entsprechend geringer und wir fühlen uns länger satt.
Im Dickdarm dient die resistente Stärke nützlichen Milchsäurebakterien als Nahrung und wird von diesen abgebaut zu Butyrat, einer kurzkettigen Fettsäure, auch Buttersäure genannt:

- Buttersäure ist der wichtigste Energielieferant für die Darmschleimhaut, schützt vor Entzündungen und fördert eine gesunde Darmflora.
- Kurzkettige Fettsäuren (SCFA = short chain fatty acids) wie Acetat, Propionat und Butyrat haben einen positiven Einfluss auf entzündliche Erkrankungen wie die rheumatoide Arthritis.
- Butyrat stärkt die Darmbarriere, wirkt antientzündlich, fördert die Balance der gesunden Gallensäuren und kann die Entstehung von pathologischen, zytotoxischen sekundären krebsstimulierenden Gallensäuren hemmen und fördert grundsätzlich eine bessere Entgiftung.
- Die Insulinempfindlichkeit wird verbessert.
- Butyrat hat einen günstigen Einfluss auf die Blutfettwerte.

### Resistente Stärke in Lebensmitteln

Der durchschnittliche Verzehr von resistenter Stärke liegt in Deutschland bei circa vier Gramm pro Tag. In Indien und China sind es durchschnittlich zehn beziehungsweise 18 Gramm. Experten empfehlen, den Anteil hierzulande leicht zu erhöhen. Die Menge kann auf die Zufuhr von Ballaststoffen angerechnet werden, die bei täglich 30 Gramm liegen sollte.

- Von Natur aus ist resistente Stärke in größeren Mengen zum Beispiel in Hülsenfrüchten, geschrotetem Getreide und unreifen Bananen enthalten.
- Inulin ist natürlicherweise enthalten in: Chicorée, Artischocke, Schwarzwurzel, Lauchgewächsen (Porree, Knoblauch, Zwiebel), Spargel, Kohl.

# Artemisia – viel mehr als nur bitter

Der einjährige Beifuß *(Artemisia annua)* zählt zu den ältesten Heilkräutern in Osteuropa und ist nicht zu verwechseln mit dem gewöhnlichen Beifuß, der hierzulande als Küchengewürz bekannt ist. *Artemisia annua* ist verwandt mit Wermut, aber nicht ganz so bitter.

In der Traditionellen Chinesischen Medizin spielen Bitterstoffe eine große Rolle. Man sagt, dass sie den Körper entschleimen, die Funktion der Drüsen stärken und Leber und Nieren entlasten. Seit Hunderten von Jahren wird *Artemisia annua* in China außerdem erfolgreich gegen Bakterien, Viren, Pilze und Parasiten sowie zur Stärkung des Immunsystems eingesetzt. Doch der einjährige Beifuß kann noch viel mehr: 2015 wurde die chinesische Wissenschaftlerin Tu Youyou aufgrund einer Studie zur erfolgreichen Behandlung von Malaria mit dem Wirkstoff Artemisinin mit dem Nobelpreis für Medizin ausgezeichnet.

## Ein Radikalfänger ohnegleichen

Westliche Forscher haben über die letzten Jahre hinweg die Wirkungen von *Artemisia annua* auf Krebserkrankungen untersucht. Artemisia verfügt über ein besonders hohes Maß an **Oxygen Radical Absorbance Capacity (ORAC).** Damit ist gemeint, dass seine Inhaltsstoffe als starke Antioxidanzien wirken. Artemisia hat einen sensationell hohen ORAC-Wert von 72.820. Zum Vergleich: Unser heimischer Antioxidanzien-Star ist die Wildheidelbeere mit einem ORAC-Wert von 9.621. Verantwortlich für dieses außergewöhnlich hohe antioxidative Potenzial ist der Reichtum an Radikalfängern. Neben Vitamin E, Selen und Zink sind hier vor allem verschiedenste sekundäre Pflanzenstoffe zu nennen: Polyphenole (Flavonoide), Phytosterole, Kumarine und diverse flüchtige Öle (zum Beispiel Artemisinin, Kampfer oder Cineol). Viele dieser Substanzen sind sowohl für ihre antioxidative Wirkung als auch für ihre antientzündlichen und antimikrobiellen Effekte bekannt.
Eine regelmäßige Einnahme kann deshalb gegen ein Übermaß an freien Radikalen im Körper helfen. Dies könnte auch degenerative Prozesse bei Rheuma oder Arthrose verlangsamen oder gar stoppen. Auch hierzu laufen noch Studien.

*Artemisia annua enthält zahlreiche Mineralstoffe in hoher Konzentration, die viele wichtige Körperfunktionen unterstützen.*

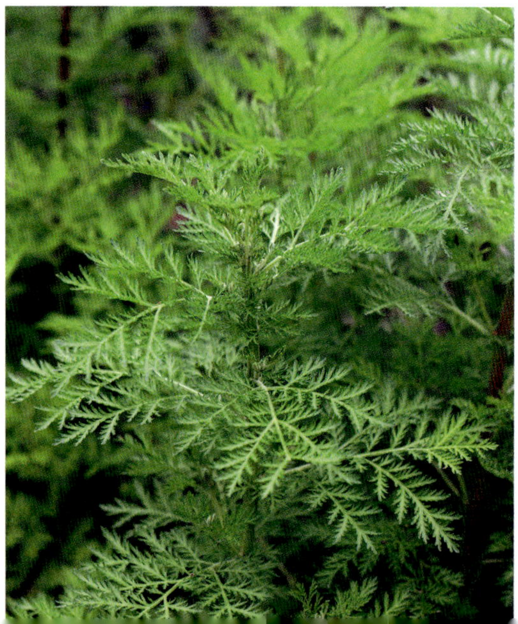

Derzeit wird *Artemisia annua* außerdem auf seine antivirale Wirkung gegen Covid-19 untersucht. Prof. Peter H. Seeberger, Direktor am Max-Planck-Institut für Kolloid- und Grenzflächenforschung in Potsdam, meint: »Angesichts der Ähnlichkeiten zwischen Covid-19 und Sars-CoV-2 müssen Pflanzenextrakte und Artemisininderivate gegen das neue Coronavirus getestet werden.«

## Wie wird Artemisia verabreicht?

Im Handel ist *Artemisia annua* in Form von Kapseln, Tabletten, Tinkturen und Flüssigextrakten erhältlich. Die Pflanze kann in frischer oder trockener Form verwendet werden, um eine Infusion oder Tee zu machen. Achten Sie auf Bioqualität beim Einkauf.

**Tee:** Die getrockneten Blätter der Pflanze lassen sich zu einem bitter schmeckenden Tee aufgießen. Die Teeblätter sind zerkleinert hierzulande frei erhältlich. Für eine Tasse empfiehlt sich eine Dosierung von ein bis zwei Teelöffeln und eine Ziehzeit von zehn Minuten mit abgekochtem Wasser. Artemisia sollte ungesüßt genommen werden, um die beste Wirkung zu erzielen. Sie können der Bitterkeit aber entgegenwirken, indem Sie etwas getrocknete Pfefferminze oder Anis hinzufügen.

Ein oder zwei Tassen täglich sollten über einen Zeitraum von maximal vier bis sechs Wochen konsumiert werden. Danach sollte die Einnahme pausiert werden. Ansonsten kann ein Gewöhnungseffekt eintreten, der die positive Wirkung beeinträchtigt. *Artemisia annua* ist nicht für den Langzeitgebrauch bestimmt. Ab besten verwenden Sie die Heilpflanze in einer 6-Wochen-Kur. Dann legen Sie eine Pause von vier Wochen ein und können wieder eine 6-Wochen-Kur machen.

**Tinktur:** Auch diese ist frei verkäuflich und setzt sich aus den Blättern der Pflanze sowie einer Alkohollösung zusammen. Nach mehreren Wochen Ziehzeit werden die Blätter abgeseiht und die klare Tinktur ist bereit. Je nach Art der Behandlung sind 10 bis 50 Tropfen einzunehmen. Menge und Dauer der Anwendung sollte mit einem Arzt oder Heilpraktiker abgesprochen werden.

## Traditionelle Einsatzgebiete von *Artemisia annua*

Als Kräutertee hilft *Artemisia annua* vor allem bei den folgenden Beschwerden:

- **Magen-Darm-Beschwerden:** Die Bitterstoffe in Artemisia unterstützen die Verdauung, indem sie die Ausschüttung von Magensäften fördern.
  Außerdem wirkt Artemisia krampflösend bei Schmerzen im Magen-Darm-Trakt.
- **Fieber:** Als natürliches Antipyretikum senkt Artemisia die Körpertemperatur bei Fieberzuständen.
- **Parasiten:** Artemisia wirkt gegen Parasiten und Darmwürmer (Spulwürmer, Madenwürmer, Bandwürmer etc.).
- **Entzündungen:** Die entzündungshemmende Wirkung von Artemisia kann bei verschiedensten Beschwerden (zum Beispiel Rheuma oder Arthrose) genutzt werden, um Schmerzen zu lindern.
- **Menstruationsprobleme:** Bei Schmerzen wirkt Artemisia krampflösend und lindernd; außerdem hilft es, den Menstruationszyklus zu regulieren.

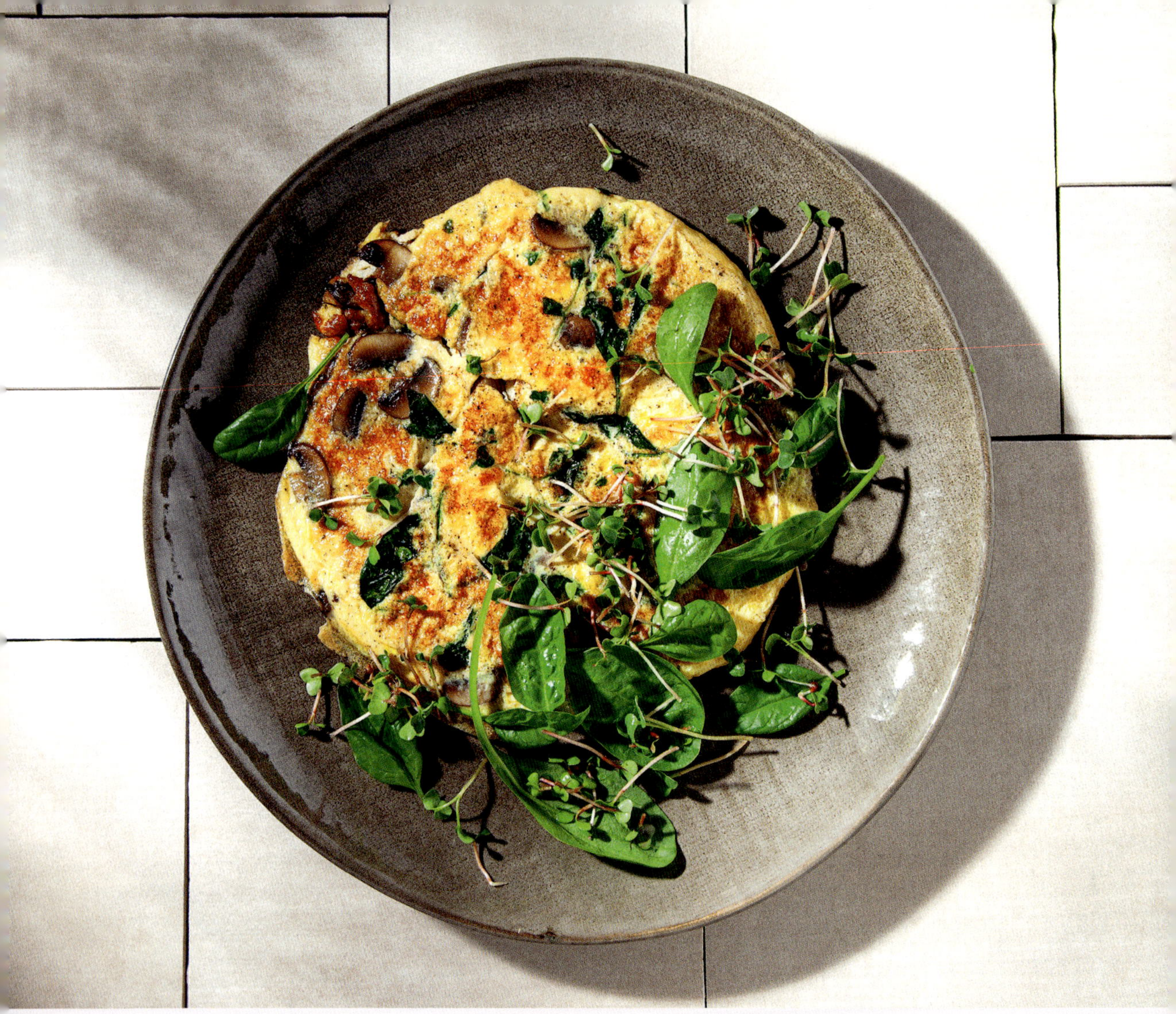

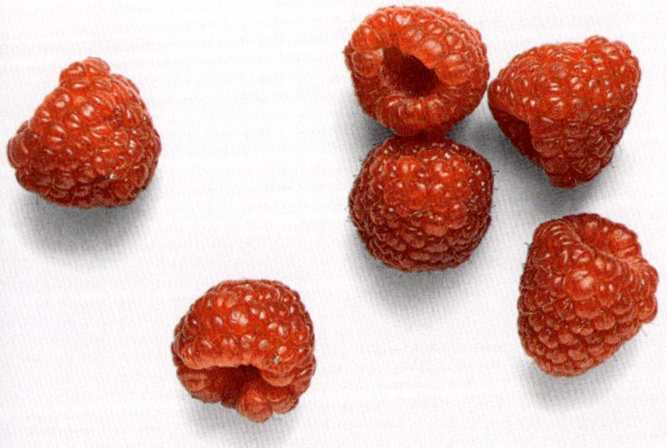

SCHNELL · VEGAN · GLUTENFREI

Shot

## Wermut-Himbeer-Shot

Für 2 Shots (à 100 ml): 1 TL getrocknetes Wermutkraut mit 100 ml kochendem Wasser übergießen und ca. 10 Min. ziehen lassen, abseihen und abkühlen lassen. 20 g Ingwer schälen und fein würfeln. 15 g junge Löwenzahnblätter und 80 g Himbeeren verlesen und abbrausen. Alles mit 1 EL Limettensaft und dem Tee in einem hohen Rührgefäß mit dem Stabmixer pürieren.

**NÄHRWERTE PRO PORTION**

35 kcal, 1 g EW, 0 g F, 5 g KH, 2 g BST

VEGETARISCH GLUTENFREI LOW CARB

Frühstück

# Champignon-Spinat-Omelett mit Sprossen

**Für 2 Portionen**
**30 Min. Zubereitung**

75 g kleine Champignons
30 g junger Blattspinat
30 g Radieschensprossen
5 Eier (Größe M)
50 ml Ziegenmilch (4 % Fett)
Salz, Pfeffer
frisch geriebene Muskatnuss
2 TL natives Kokosöl
2 TL Zitronensaft

1 Die Pilze putzen und in feine Scheiben schneiden. Spinat verlesen, abbrausen, gut abtropfen lassen und grob hacken. Die Sprossen in einem Sieb kurz abbrausen und abtropfen lassen. Eier mit Ziegenmilch verquirlen und mit Salz, Pfeffer und etwas Muskatnuss würzen.

2 Den Backofen auf 80 °C (Ober-/Unterhitze) vorheizen. Für ein Omelett 1 TL Kokosöl in einer mittelgroßen, beschichteten Pfanne erhitzen und die Hälfte der Pilze darin bei mittlerer Hitze ca. 3 Min. anbraten. Die Hälfte vom Spinat dazugeben und leicht zusammenfallen lassen. Ein Drittel der Sprossen untermischen, dann die Hälfte der Eiermilch über das Gemüse geben und bei niedriger bis mittlerer Hitze in 3–4 Min. stocken lassen. Das Omelett mithilfe eines Tellers wenden und in 1–2 Min. zu Ende garen.

3 Das fertige Omelett auf einem Teller im Ofen warmhalten. Das zweite Omelett mit dem übrigen Öl und Gemüse auf die gleiche Weise backen. Die Omeletts auf Tellern anrichten, mit den restlichen Sprossen bestreuen und mit je 1 TL Zitronensaft beträufelt servieren.

**NÄHRWERTE PRO PORTION**

290 kcal, 21 g EW, 20 g F, 4 g KH, 1 g BST

GLUTENFREI LOW CARB

Mittagessen

# Hähnchen mit Guacamole und Bratkartoffeln

**Für 2 Portionen**
**45 Min. Zubereitung**

400 g festkochende Kartoffeln (am Vortag kochen; siehe dazu »Resistente Stärke«, Seite 87)
Salz
½ Bio-Limette
1 Tomate
1 Knoblauchzehe
1 kleine rote Chilischote
5 Stängel Koriandergrün
1 kleine Avocado (ca. 180 g)
Pfeffer
4 EL Olivenöl
2 Hähnchenbrustfilets (à ca. 150 g)

1 Am Vortag: Die Kartoffeln gründlich waschen, mit Schale in einem Topf mit Salzwasser bedecken und bei mittlerer Hitze und geschlossenem Deckel ca. 20 Min. kochen. Anschließend die Kartoffeln abgießen und mit kaltem Wasser abschrecken.
2 Die Limette waschen, abtrocknen, die Schale fein abreiben und den Saft auspressen. Die Tomate waschen, vierteln, entkernen und klein würfeln. Den Knoblauch schälen und fein würfeln. Die Chilischote putzen, längs halbieren, entkernen, waschen und fein würfeln. Den Koriander abbrausen, trocken schütteln, die Blätter abzupfen und fein hacken. Die Avocado halbieren, entkernen, das Fruchtfleisch aus der Schale heben, auf einem Teller mit einer Gabel zerdrücken und sofort mit Limettensaft beträufeln. Alle Zutaten mit der Limettenschale vermengen und die Guacamole mit Salz und Pfeffer würzen.
3 Die kalten Kartoffeln in ca. 3 mm dünne Scheiben schneiden. 2 EL Öl in einer mittelgroßen beschichteten Pfanne erhitzen, die Kartoffeln darin bei niedriger Hitze ca. 10 Min. braten, ohne sie zu bewegen. Dann bei stärkerer Hitze unter Wenden in 6–8 Min. goldbraun braten, mit Salz und Pfeffer würzen.
4 Die Hähnchenfilets abbrausen, trocken tupfen und mit Salz und Pfeffer würzen. In einer Pfanne mit dem übrigen Öl (2 EL) von jeder Seite 4–5 Min. bei mittlerer Hitze anbraten. Dann aus der Pfanne nehmen, schräg in Scheiben schneiden und mit der Guacamole und den Bratkartoffeln auf Tellern anrichten.

**NÄHRWERTE PRO PORTION**

600 kcal, 41 g EW, 30 g F, 37 g KH, 6 g BST

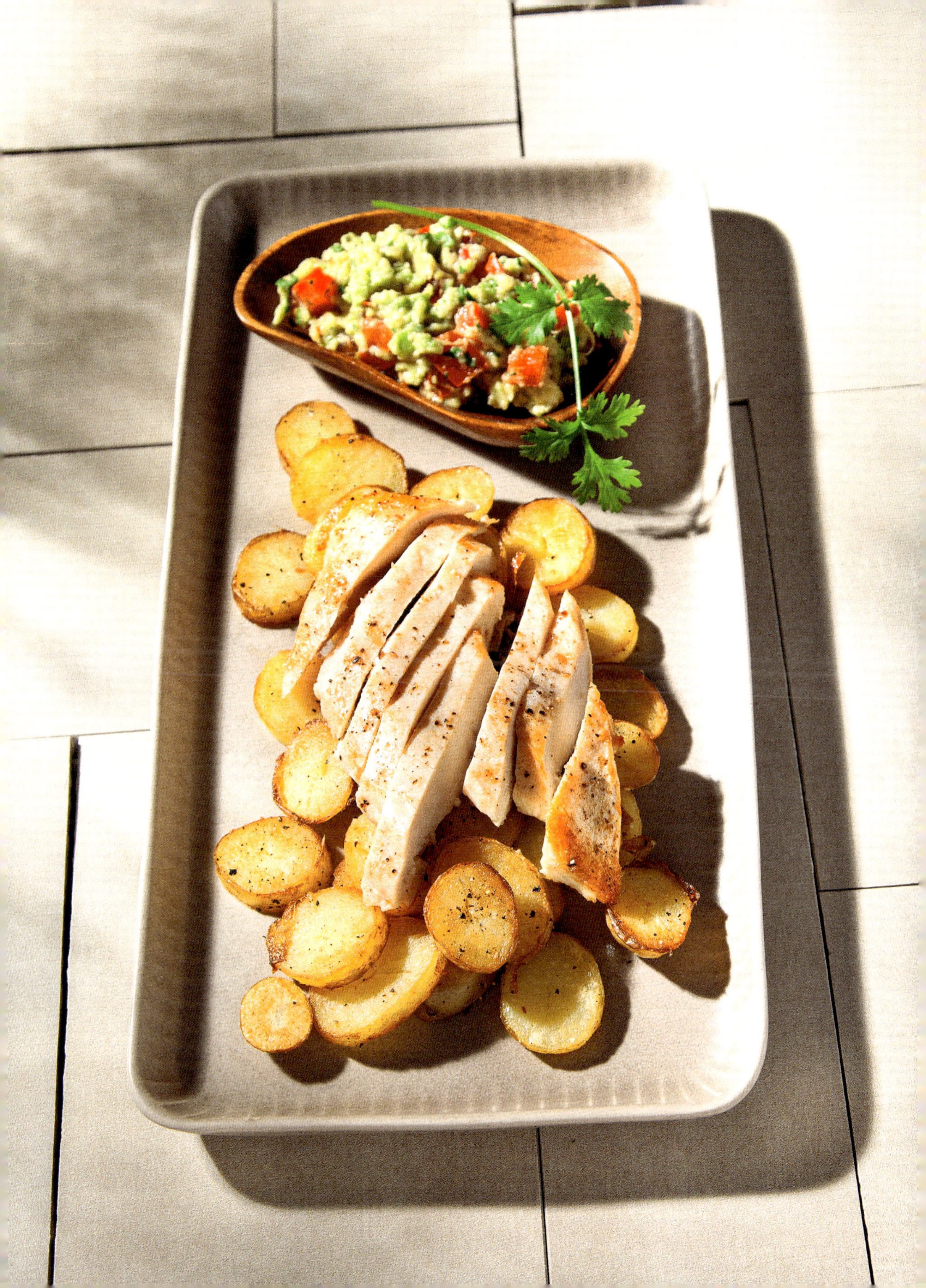

GLUTENFREI · MEAL-PREP · LOW CARB

Abendessen

# Grüne Minestrone mit Kräuterpesto

**Für 2 Portionen**
**Zubereitung: 35 Min.**

100 g TK-Erbsen
1 kleiner Fenchel (ca. 200 g)
100 g Brokkoliröschen
1 kleine Zucchini (ca. 125 g)
2 Stängel Oregano
650 ml Gemüsebrühe (gluten-, fett- und hefefrei)
15 g Mandeln
½ Bund Basilikum (ca. 15 g)
4 Zweige Thymian
4 Stängel Petersilie
½ TL geriebene Bio-Zitronenschale
4 EL Olivenöl
25 g frisch geriebener Parmesan
Salz, Pfeffer

1 Die Erbsen antauen lassen. Den Fenchel waschen, putzen, halbieren und den Strunk keilförmig herausschneiden. Die Hälften in feine Streifen schneiden. Das Fenchelgrün beiseitelegen. Brokkoliröschen waschen und klein schneiden. Zucchini waschen, putzen, halbieren und in ca. 0,5 cm dicke Scheiben schneiden. Oregano waschen, trocken schütteln, die Blätter abzupfen und fein hacken.
2 Die Brühe in einem Topf aufkochen. Das Gemüse und den Oregano dazugeben, erneut aufkochen und zugedeckt bei niedriger bis mittlerer Hitze 8–10 Min. garen.
3 Inzwischen die Mandeln hacken, in einer Pfanne ohne Fett bei mittlerer Hitze hellbraun rösten und auf einem Teller abkühlen lassen. Das Fenchelgrün grob hacken. Basilikum, Thymian und Petersilie waschen, trocken schütteln, die Blätter abzupfen. Die Kräuter mit Mandeln, Zitronenschale und Öl im Blitzhacker zu einer feinen Paste mixen. Den Käse dazugeben und kurz untermixen. Das Pesto leicht salzen und pfeffern.
4 Die Suppe mit Salz und Pfeffer abschmecken, in tiefen Tellern mit je 1 EL Kräuterpesto anrichten und servieren. Das restliche Pesto dazu reichen.

**NÄHRWERTE PRO PORTION**

380 kcal, 15 g EW, 28 g F, 14 g KH, 8 g BST

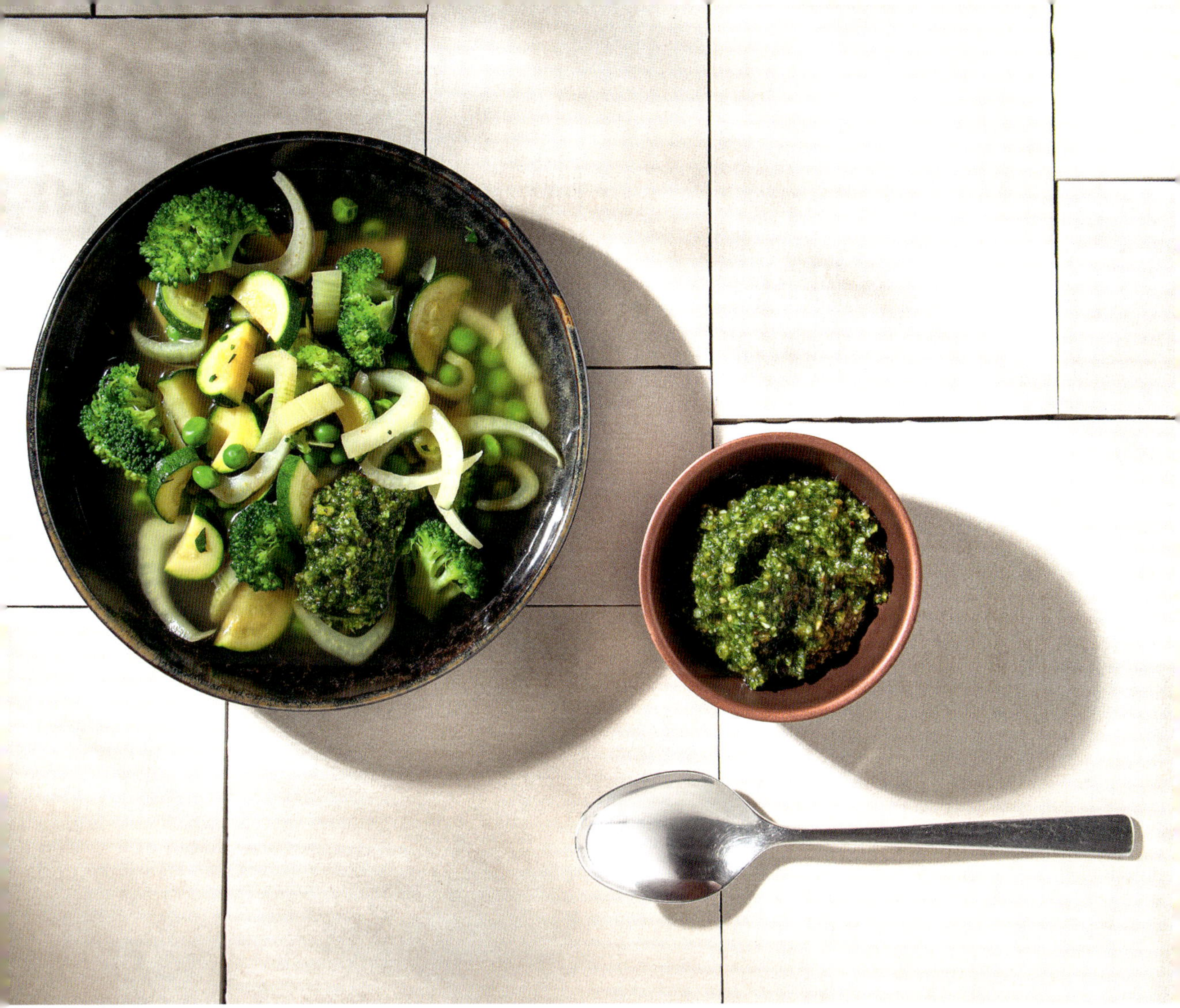

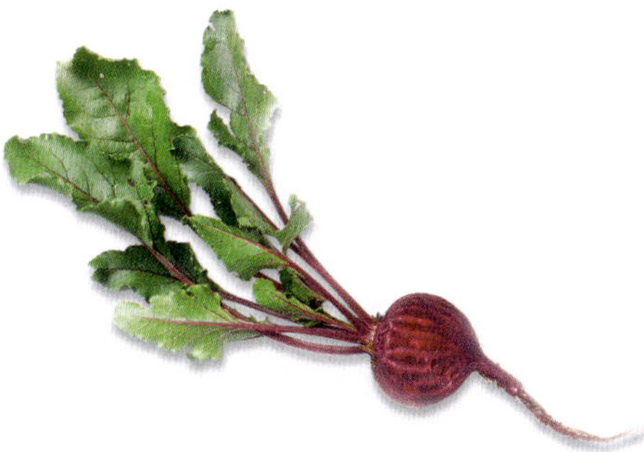

VEGETARISCH · GLUTENFREI · LOW CARB

Pre-Bedtime-Proteinshake

## Rote-Bete-Powershake

1 Für 2 Gläser (à 350 ml): 150 g Rote Bete putzen, schälen und fein raspeln, dabei am besten Einweghandschuhe tragen (alternativ 100 ml frischen Rote-Bete-Saft verwenden). Mit 200 g Ziegenjoghurt (5,5 % Fett), 30 g dunklem Mandelmus, 2 TL Zitronensaft, 20 g Chiasamen, 2 Msp. gemahlenem Zimt und 200 ml Wasser in einem Standmixer cremig-fein pürieren.

**NÄHRWERTE PRO PORTION**

250 kcal, 10 g EW, 17 g F, 12 g KH, 6 g BST

# Die KiD-Übungen

Wiederholen Sie heute zunächst die Übungen »Der Baum im Wind« und »Der Kreis der Hände I und II« (siehe Seite 84 f.) vom ersten Tag, bevor Sie sich der neuen Übung widmen. Seien Sie ganz wach beim Üben und achten Sie darauf, was Ihnen leichtfällt, was herausfordernd, aber doch angenehm ist und was Ihnen vielleicht auch widerstrebt. Respektieren Sie Ihre Grenzen, versuchen Sie aber gleichzeitig ganz vorsichtig, diese von Tag zu Tag etwas zu verschieben.

## Der Schritt (mit Drehung)

***Bei dieser Übung liegt der Fokus auf einer Aufdehnung der gesamten Vorderseite Ihres Körpers. Da wir (fast) alle viel zu viel sitzen und uns tendenziell eher an eine nach vorn gebeugte Körperhaltung gewöhnt haben, ist diese Dehnung durchaus herausfordernd. Sie verschaffen damit aber allen inneren Organen mehr Platz, insbesondere natürlich der Lunge mehr Atemvolumen, aber auch die Leber kann aufatmen, wenn der Oberbauch und das Zwerchfell aufgedehnt werden.***

- Nehmen Sie eine stabile Ausgangsstellung im Stehen ein und machen Sie dann mit dem rechten Bein einen großen Schritt nach vorn. Das hintere (linke) Bein bleibt gestreckt, beim vorderen (rechten) Bein beugen Sie das Knie leicht an. Die Schrittlänge und die Kniebeugung Ihres vorderen Beines sollen so groß sein, dass Sie in der Hüfte des hinteren Beines eine deutliche Dehnung verspüren.
- Lassen Sie sich gleichsam in diese Schrittstellung hineinsinken, sodass Sie stabil und gut geerdet stehen. Ihre Hände können Sie an den Hüften abstützen.
- Strecken Sie nun die Arme nach oben. Die Handinnenflächen zeigen dabei nach vorne; die Daumen sind zueinander ausgerichtet. Legen Sie in dieser Haltung eine Hand auf die andere und halten Sie die Hände aufeinander, sodass eine Hand den Handrücken der anderen Hand hält.
- Ihre Ellbogen sollten bei dieser Übung nicht nach vorne ausweichen. Nur wenn Ihre Arme gestreckt nach oben weisen, erreichen Sie eine Haltung und Grundspannung, die Ihren Brustkorb weitet.
- Achten Sie aber unbedingt darauf, dass Sie die Schultern locker lassen. Schultern und Oberarme sollten eher nach hinten fallen. So bleibt der Schulter-/Nackenbereich entspannt. Richten Sie Ihren Blick nach vorne.
- Neigen Sie nun den Oberkörper sanft leicht nach hinten und bewegen auch Ihre Arme noch ein kleines Stück weiter nach hinten. Damit erreichen Sie eine Aufdehnung der gesamten Vorderseite Ihres Körpers. Spüren Sie in diese Dehnung hinein vom Brustkorb über den Bauch und Unterbauch bis hinunter zur Leiste und dem Oberschenkel des hinteren (linken) Beines. **1**
- Wenn Sie sich nun leicht zur Seite des vorderen Beines drehen, können Sie die Aufdehnung in allen vorderen Körperbereichen noch einmal anders betonen. Spielen Sie mit dieser Dehnung, die Ihren Faszien so guttut. **2**
- Mit einer leichten Seitneigung (ebenfalls zur Seite des vorderen Beines) stimulieren Sie noch einmal andere Muskel- und Faszienpartien. **3**

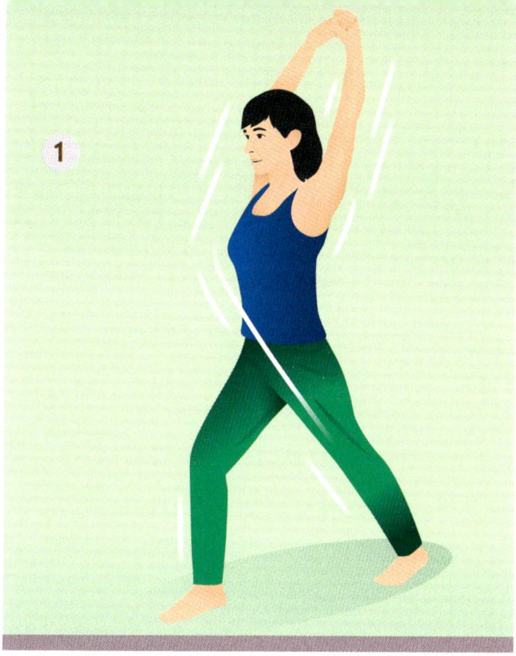


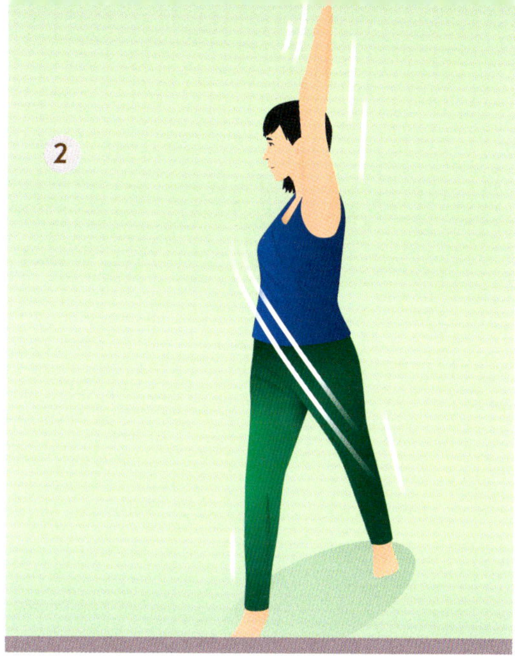


- Richten Sie zum Abschluss der Übung den Oberkörper und den Blick wieder nach vorne. Setzen Sie nun mit leichtem Schwung das vordere Bein wieder neben dem hinteren Bein ab. Lassen Sie die Knie leicht gebeugt und stellen Sie die Füße eng nebeneinander. Die Arme zeigen weiterhin nach oben. Ihre Handinnenflächen legen Sie jetzt aufeinander. **4**
- Lassen Sie die Arme sinken, lockern Sie Ihre Beine, bevor Sie die Übung auf der anderen Körperseite wiederholen, also mit einem großen Schritt nach vorne mit dem linken Bein.

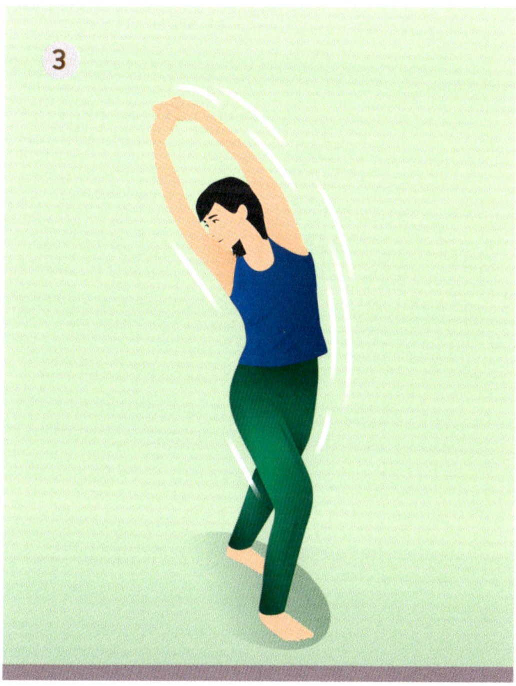


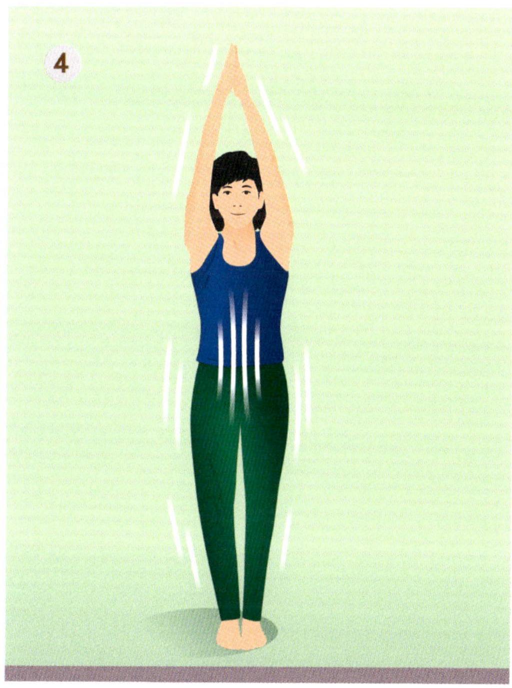

# 3. TAG: DIE LEBER MACHT EINEN ASIA-WELLNESS-TAG

Stress lass nach! Der heutige Tag steht ganz im Zeichen der Stressreduktion und der Förderung Ihrer Resilienz. Versuchen Sie, heute besonders nett zu sich zu sein und sich selbst und Ihrer Umgebung mit freundlicher Zugewandtheit zu begegnen. Was hilft Ihnen besonders dabei, loszulassen und sich zu entspannen? Welche Stressquellen können Sie vermeiden?

## Adaptogene – pflanzliche Helfer gegen Stress

Die Bezeichnung »adaptogen« hat ihren Ursprung im Englischen und kommt von »to adapt«, also »sich anpassen«. Adaptogene sind sekundäre (biologisch aktive) Pflanzenstoffe, die in Stresssituationen eine hilfreiche, ausgleichende Wirkung auf verschiedene Körperfunktionen haben. Sie unterstützen uns dabei, physische und psychisch-emotionale Stresssituationen besser zu überstehen beziehungsweise uns diesen Situationen besser anzupassen, indem sie unseren Organismus wieder ins Gleichgewicht bringen.
Am bekanntesten für ihre adaptogenen Pflanzenstoffe sind Ginseng, Ashwagandha, Rosenwurz, Maca und die Heilpilze Reishi/Ling Zhi sowie Shiitake, aber auch das als Gewürz mittlerweile sehr bekannte Kurkuma.
In den Rezepten für den heutigen Tag finden Sie sowohl Ginseng (im Shot vor dem Frühstück) als auch den Reishi-Pilz (im Pre-Bedtime-Proteinshake). Wir empfehlen Ihnen, sich für ein Adaptogen zu entscheiden und es über einen Zeitraum von zwei bis drei Monaten regelmäßig einzunehmen.

### Allgemeine Wirkung von Adaptogenen

- Sie wirken Ermüdungszuständen und Müdigkeit entgegen.
- Sie erhöhen die körperliche und geistige Leistungsfähigkeit.
- Sie optimieren die Immunabwehr des Organismus.
- Sie erhöhen Ausdauer und Resilienz.
- Sie stärken das Nervensystem und das Gehirn.
- Sie heben die Stimmung und wirken antidepressiv.
- Sie steigern die Aufmerksamkeit und boostern unsere mentale Leistung.

### Ginseng – Sinnbild für Gesundheit und langes Leben

Ginseng (Panax) wächst im Norden Koreas und im Nordosten Chinas. Die Wurzel wird bereits seit über 5000 Jahren als Heilmittel in der traditionellen koreanischen und chinesischen Medizin angewendet. Der Ginseng ist eines der am besten untersuchten Naturheilmittel weltweit. Der Unterschied zwischen weißem und rotem Ginseng ist relativ klein und besteht vor allem darin, dass der rote Ginseng nach der Ernte speziell verarbeitet wird, wodurch er seine rote Farbe erhält und besser haltbar ist.
Die Bandbreite seiner heilenden Wirkungen ist enorm: Er stärkt das Immunsystem, regt den Stoffwechsel an und verhilft ganz allgemein dazu, Körper und Geist widerstandsfähiger und stressresistenter zu machen. Er erhöht die Leistungsfähigkeit und wird bei chronischer Müdigkeit, Konzentrationsschwäche und Gedächtnisproblemen verwendet. Auch bei Schlafstörungen und Hormonschwankungen ist er hilfreich. Dem roten Ginseng wird sogar nachgesagt, dass er das Risiko, an Krebs zu erkranken, senken kann.
Sie bekommen roten Ginseng am Stück in jedem gut sortierten Asia-Supermarkt in der Gemüseabteilung. Als Pulver oder Kapseln ist Ginseng in der Apotheke, jedem Drogeriemarkt und natürlich auch online zu erhalten.
Empfehlung: 1 Beutel (1,1 g) Ginseng-Wurzel-Extrakt in heißem Wasser aufgelöst trinken.

### Ashwagandha – der indische Ginseng

Die indische Heilpflanze Ashwagandha, auch als Schlafbeere bekannt, wirkt kräftigend, ausgleichend und beruhigend. Sie ist ein ideales Mittel bei Erschöpfung, chronischem Stress und Schlafproblemen. Wie der Gingseng hat auch Ashwagandha eine leistungssteigernde, kräftigende Wirkung in Kombination mit beruhigenden Eigenschaften. Ashwagandha fördert einen gesunden Schlaf, macht aber tagsüber nicht müde. Sie stärkt Körper und Geist, ohne Unruhe zu verursachen. Ashwagandha wirkt außerdem entzündungshemmend und antioxidativ. Sie fördert das Gedächtnis, stärkt die Abwehrkräfte und das Immunsystem und wirkt gegen niedrigen Blutdruck. Ashwagandha können Sie vor allem online beziehen. Bevorzugen Sie auch hier die Wurzel am Stück.

### Reishi – der Pilz des ewigen Lebens

Der Reishi-Pilz *(Ganoderma lucidum)* wird auch als »König der Heilpflanzen« bezeichnet und wird in der Traditionellen Chinesischen Medizin seit über 4.000 Jahren geschätzt. Über 400 bioaktive Substanzen stecken in dem feinherben Pulver des natürlichen Heilpilzes. Er stärkt die Leber und die körpereigene Entgiftung, wirkt harmonisierend auf Magen, Milz und Herz, beruhigt den Geist, stärkt das Immunsystem, wirkt antientzündlich und hemmt sogar das Tumorwachstum.
Reishi reguliert epigenetische Schutzmechanismen. Er hemmt die Freisetzung von Histamin, ein biogenes Amin, das zu den sogenannten Gewebshormonen zählt, senkt den Cholesterinspiegel, reguliert den Zuckerstoffwechsel, wirkt antiviral, antioxidativ und schützt die Nerven. Positive Wirkungen hat er unter anderem bei Schlafstörungen, Demenz, Herz- oder Leberschwäche, Bluthochdruck, Schmerzzuständen (Nervenschmerz, Fibromyalgie), Allergien, Hauterkrankungen, Typ-2-Diabetes oder dem Metabolischen Syndrom.
Empfehlung: Pro Tag zwei gehäufte Teelöffel Pulver (2 g) in Drinks oder Smoothies einrühren oder über Speisen streuen. Reishi können Sie als Pulver oder Kapseln bekommen. Bevorzugen Sie Produkte aus europäischem Anbau, da bei Nicht-EU-Ware die Schwermetallbelastung oft zu hoch ist.

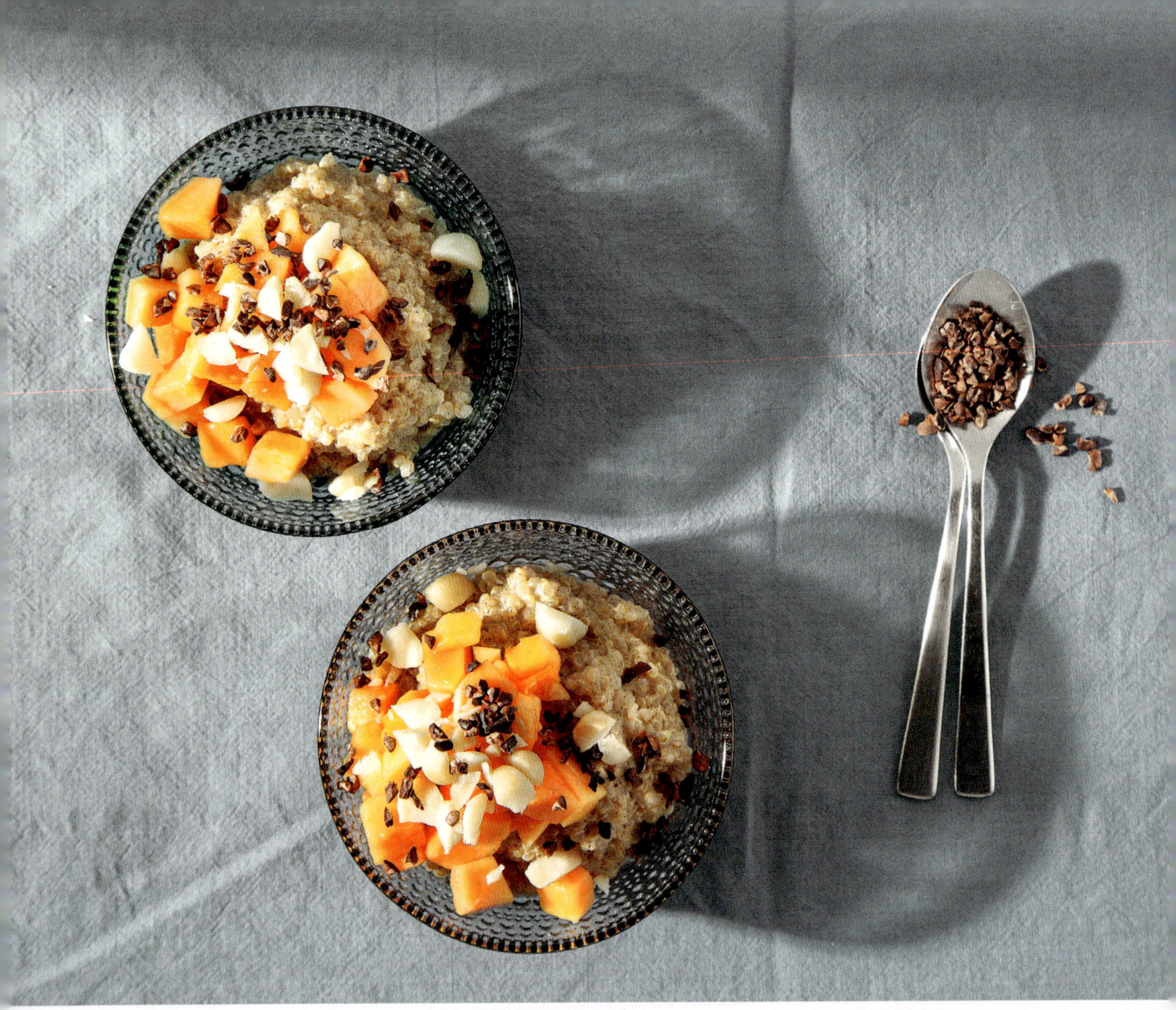

SCHNELL VEGAN GLUTENFREI

Shot

## Aronia-Ginseng-Shot

**1** Für 2 Shots (à 100 ml): 1 Beutel rotes Ginsengextrakt-Pulver (5,5 g; Reformhaus) in 75 ml heißem Wasser auflösen. 3 Stängel frische Pfefferminze abbrausen und die Blätter abzupfen. Beides mit 50 g TK-Wildheidelbeeren, 75 ml Aroniabeerensaft (Reformhaus), ¼ TL gemahlenem Zimt und 1 Msp. Chilipulver in einem hohen Rührgefäß mit dem Stabmixer pürieren.

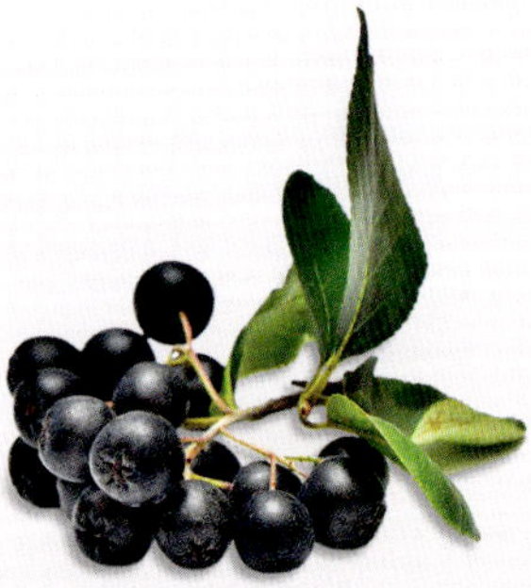

**NÄHRWERTE PRO PORTION**

40 kcal, 0 g EW, 0 g F, 7 g KH, 1,5 g BST

Frühstück

# Quinoa-Porridge mit Papaya

**Für 2 Portionen**
**30 Min. Zubereitung**

80 g helle Quinoa
200 ml ungesüßte Kokosmilch (Dose)
175 ml ungesüßter Mandeldrink
¼ TL gemahlene Vanille
¼ TL gemahlener Zimt
1 Msp. gemahlener Kardamom
150 g Papaya
1 EL Limettensaft
15 g Macadamianusskerne
2 TL Kakao-Nibs

1 Die Quinoa in einem Sieb mit heißem Wasser waschen und gut abtropfen lassen. Die Kokosmilch und den Mandeldrink in einem Topf verrühren, mit Vanille, Zimt und Kardamom würzen und zum Kochen bringen. Die Quinoa unter Rühren einstreuen und mit halb aufgelegtem Deckel bei milder Hitze ca. 20 Min. ausquellen lassen, dabei gelegentlich umrühren.
2 Inzwischen die Papaya entkernen, schälen und in kleine Würfel schneiden, mit dem Limettensaft beträufeln. Die Macadamianusskerne grob hacken.
3 Das Porridge auf zwei Schalen verteilen, die Papayawürfel darauf geben, mit den Macadamianusskerne und je 1 TL Kakao-Nibs bestreut servieren.

**NÄHRWERTE PRO PORTION**

430 kcal, 9 g EW, 30 g F, 33 g KH, 6 g BST

VEGAN · GLUTENFREI · LOW CARB · MEAL-PREP

Mittagessen

# Spitzkohl-Kokos-Curry mit Ananas

**Für 2 Portionen**
**45 Min. Zubereitung**

1 Stück Ingwer (ca. 15 g)
1 Stück Galgant (ca. 10 g)
200 ml ungesüßte Kokosmilch (Dose)
300 ml Gemüsebrühe (gluten-, fett- und hefefrei)
1 ½ EL vegane, gelbe Currypaste
¼ TL gemahlene Kurkuma
250 g Spitzkohl
1 Stange Staudensellerie
1 rote Zwiebel
100 g Ananas
30 g Paranusskerne
2 EL helles Sesamöl
2 Frühlingszwiebeln
6 Stängel Koriandergrün
Salz, Pfeffer

1 Ingwer und Galgant schälen und fein würfeln oder reiben. Die Kokosmilch mit der Brühe aufkochen, erst die Currypaste, dann Ingwer, Galgant und Kurkuma unterrühren und alles offen bei mittlerer Hitze ca. 10 Min. einkochen lassen.

2 Inzwischen den Spitzkohl waschen, putzen, halbieren und in feine Streifen schneiden. Den Sellerie gründlich waschen, putzen und in dünne Scheiben schneiden. Die Zwiebel schälen, halbieren und in feine Streifen schneiden. Die Ananas schälen, vom Strunk befreien und das Fruchtfleisch klein würfeln. Die Paranusskerne grob hacken.

3 In einem Wok 1 EL Öl erhitzen, die Nüsse und Ananasstücke zusammen bei starker Hitze 1–2 Min. anbraten, dann herausnehmen. Zwiebel, Spitzkohl und Sellerie mit dem übrigen Öl unter Rühren bei mittlerer bis hoher Hitze 2–3 Min. anbraten. Den Ananas-Nuss-Mix dazugeben und weitere 1–2 Min. unter Rühren braten. Mit der Kokosmilchsauce übergießen und aufkochen. Das Curry offen noch ca. 10 Min. bei niedriger Hitze köcheln lassen.

4 Inzwischen die Frühlingszwiebeln waschen, putzen und in feine Ringe schneiden. Den Koriander abbrausen, trocken schütteln und die Blätter abzupfen. Das Curry mit Salz und Pfeffer abschmecken, in Schalen verteilen und mit Frühlingszwiebeln und Koriander bestreut servieren.

**NÄHRWERTE PRO PORTION**

480 kcal, 8 g EW, 42 g F, 16 g KH, 6 g BST

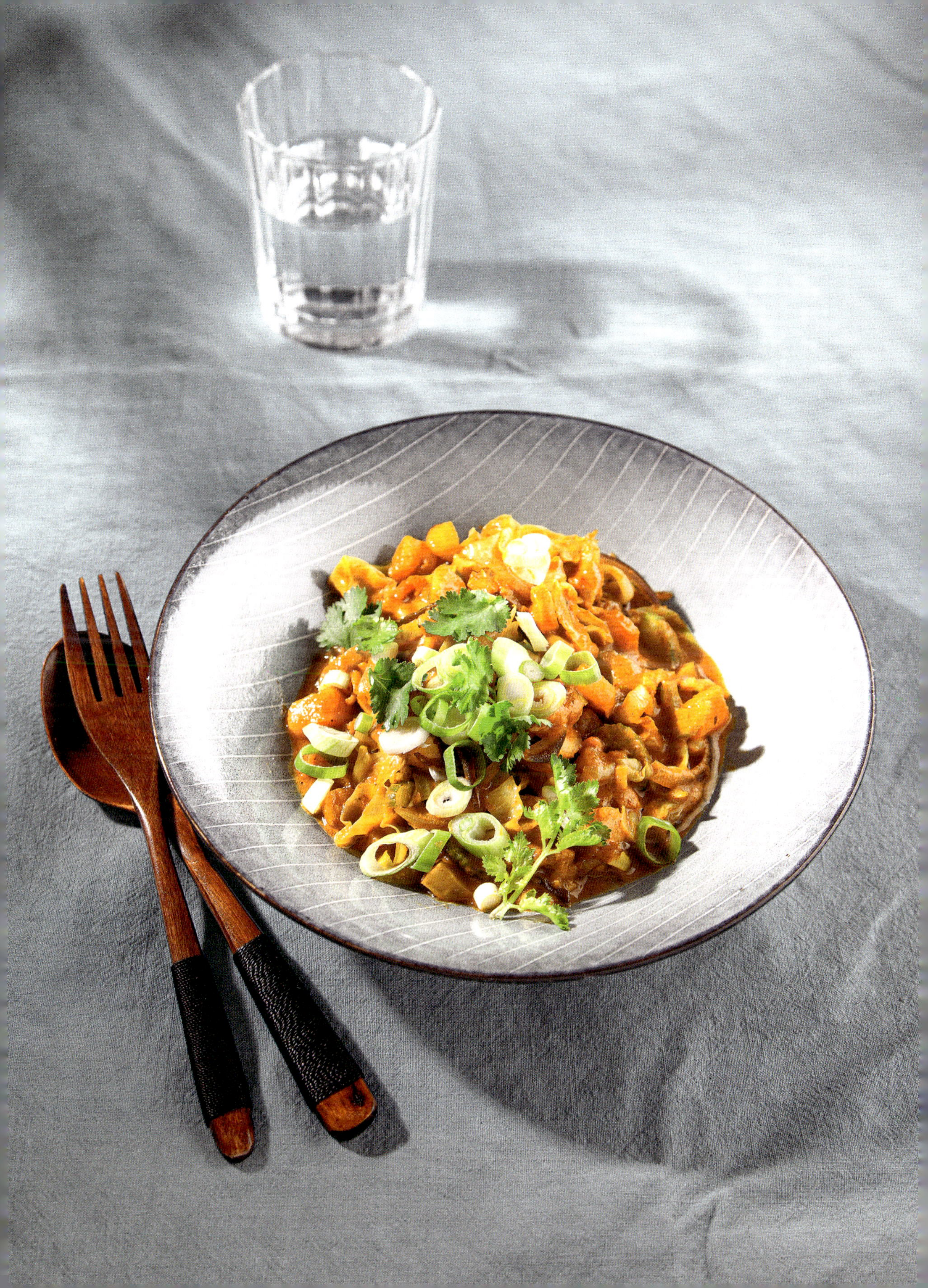

VEGETARISCH · GLUTENFREI · LOW CARB

Abendessen

# Asia-Gemüseomelett

**Für 2 Portionen**
**35 Min. Zubereitung**

1 rote Paprika
80 g Shiitake-Pilze
200 g Mini-Pak-Choi
50 g Mungobohnensprossen
1 Stück Ingwer (ca. 20 g)
5 Eier (Größe M)
4 EL Mineralwasser (mit Kohlensäure)
Salz, Pfeffer
5 TL helles Sesamöl
2 EL japanische Bio-Sojasauce (zum Beispiel Tamari)
1 EL Limettensaft
2 Stängel Koriandergrün

1 Die Paprika vierteln, putzen, waschen und quer in Streifen schneiden. Die Pilze putzen, Stiele entfernen und je nach Größe halbieren oder vierteln. Den Pak Choi waschen, putzen, die Stiele in feine Streifen und die Blätter in 1–2 cm breite Streifen schneiden. Die Sprossen in einem Sieb abbrausen und abtropfen lassen. Den Ingwer schälen und fein würfeln.

2 Den Backofen auf 80 °C (Ober-/Unterhitze) vorheizen. Die Eier mit dem Mineralwasser verrühren, salzen und pfeffern. In einer mittelgroßen, beschichteten Pfanne (ca. 24 cm Ø) 1 TL Öl erhitzen, die Hälfte der Eiermasse bei niedriger Hitze darin in 2–3 Min. stocken lassen. Das Omelett mithilfe eines Tellers wenden und weitere 2–3 Min. braten. Herausnehmen und im Ofen warmhalten. Das zweite Omelett auf die gleiche Weise mit 1 TL Öl und der übrigen Eiermasse backen und ebenfalls im Ofen warmhalten.

3 3 TL Öl im Wok oder in einer Pfanne erhitzen. Paprika, Pilze, Pak-Choi-Stiele und Ingwer darin bei hoher bis mittlerer Hitze 3–4 Min. unter Rühren braten. Die Sojasauce mit Limettensaft und 2 EL Wasser verrühren, mit den Sprossen und Pak-Choi-Blättern zum Gemüse geben und alles kurz schwenken.

4 Das Gemüse auf den Omeletts verteilen und die Omeletts umklappen. Koriander abbrausen, trocken schütteln, Blätter abzupfen und auf die Omeletts streuen. Sofort servieren.

### NÄHRWERTE PRO PORTION

350 kcal, 23 g EW, 22 g F, 13 g KH, 3 g BST

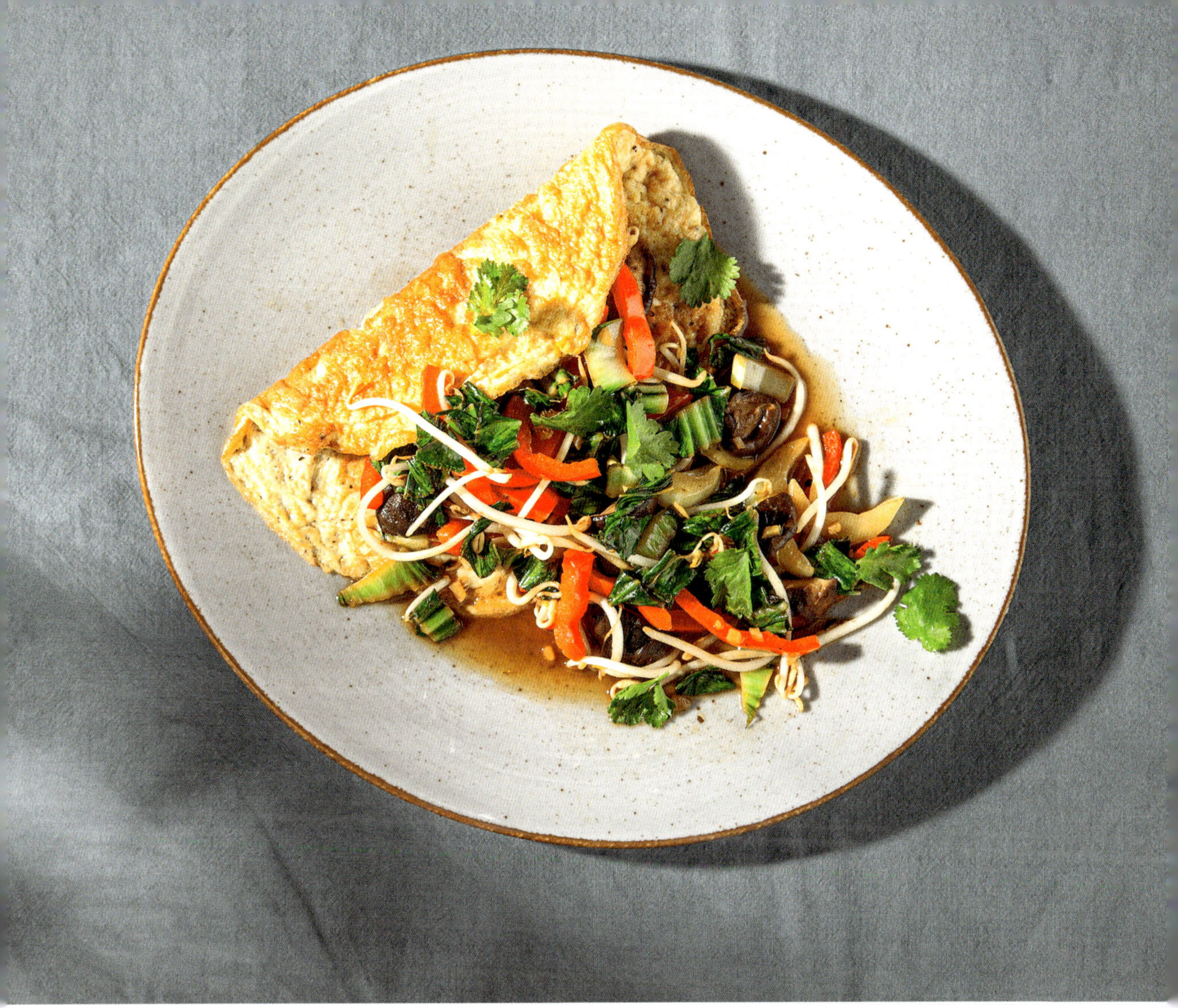

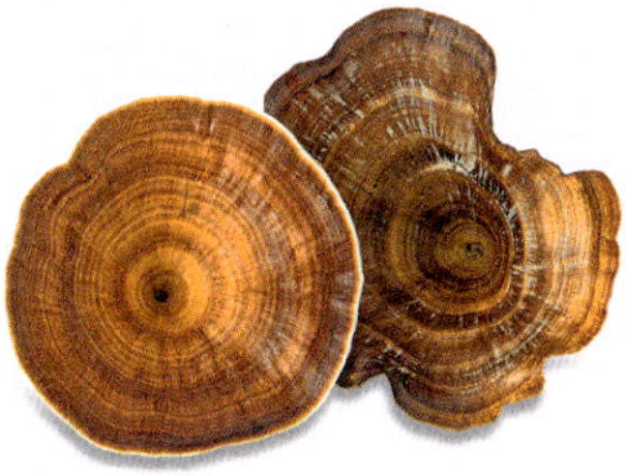

**NÄHRWERTE PRO PORTION**

190 kcal, 7 g EW, 15 g F, 5 g KH, 1 g BST

VEGETARISCH · GLUTENFREI · LOW CARB

Pre-Bedtime-Proteinshake

## Reishi-Schoko-Drink

1 Für 2 Tassen (à 250 ml): In einem Topf 250 ml ungesüßten Mandeldrink und 200 ml Schafmilch mit 1 TL schwach entöltem Kakaopulver und 2 TL Reishi-Pulver (Onlineshop) gründlich verrühren. 4 TL natives Kokosöl, 1 Prise Salz und ½ TL gemahlene Vanille unterrühren und alles langsam unter Rühren bis kurz vor dem Kochen erhitzen und warm genießen.

# Die KiD-Übungen

Wiederholen Sie heute zunächst die Übung »Der Schritt« (siehe Seite 96 f.) vom zweiten Tag, bevor Sie sich der neuen Übung widmen. Wenn Sie möchten und genügend Zeit haben, können Sie natürlich auch die Übungen vom ersten Tag wiederholen. Wenn es da eine Übung gab, die Ihnen besonders schwerfiel oder eine, die Ihnen besonders guttat, fühlen Sie sich frei, sie am Morgen oder am Abend dazuzunehmen.

## Der tanzende Kiefer

*Unsere Kaumuskulatur ist insbesondere im Verhältnis zu ihrer Größe die stärkste Muskulatur, die wir haben. Ohne besonderes Training hat sie eine durchschnittliche Beißkraft von sage und schreibe 80 Kilogramm! Leider gehört sie aber auch zu den am häufigsten verspannten Muskeln – ist sie doch verbunden mit inneren, archaischen Aggressions- und Stresszonen. Dysbalancen im Kieferbereich bewirken aber auch oft Verspannungen und Fehlstellungen im restlichen Körper. Häufig sind Schmerzen im Schulter-Nacken-Bereich sowie im Hüft-Lenden-Bereich mit einer angespannten Kaumuskulatur verbunden. Und sogar Schwindel, Tinnitus oder Schlafstörungen sind oftmals die Folge von einem jahrelang verspannten Kiefer. Wenn Sie mit der folgenden Übung regelmäßig Ihren Kieferbereich entspannen, kann das also weit über diesen Bereich hinaus zu Entstressung auf körperlicher und psychischer Ebene führen.*

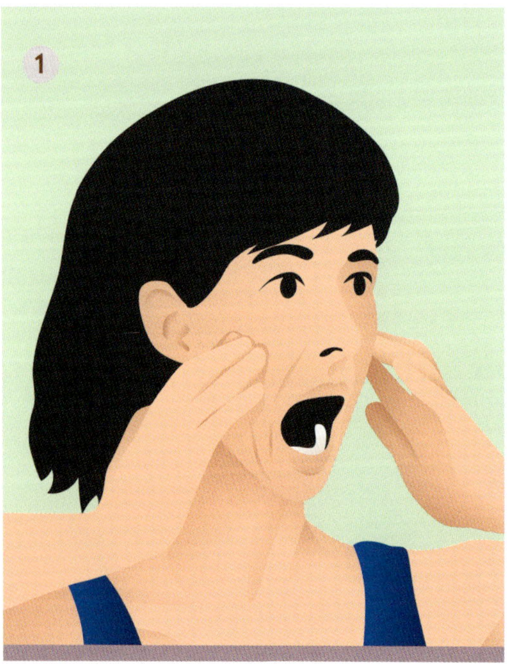


- Legen Sie Ihre Mittel- oder Zeigefinger jeweils auf das Kiefergelenksköpfchen, direkt vor dem Ohrläppchen, sodass, wenn Sie den Mund öffnen, die Finger jeweils in das Kiefergelenksgrübchen gleiten.
- Öffnen Sie den Mund so weit wie möglich und bewegen Sie Ihren Unterkiefer spielerisch tanzend nach links und rechts, nach vorne und hinten jeweils auf einen Ihrer Finger zu. **1**
- Vergessen Sie dabei nicht, zu atmen und sich immer wieder bewusst zu entspannen.
- Auch den Fingerdruck können Sie in verschiedene Richtungen und auch in die Tiefe senden. Manchmal begegnet er dabei schmerzhaften, verspannten Bereichen der Kaumuskeln. Bleiben Sie dann in genau dieser Position und spielen Sie weiter mit dem Kiefer, bis die unangenehme Empfindung nachlässt.
- Achten Sie bei dieser Übung ganz besonders darauf, dass Sie die Schultern locker lassen, damit der Schulter-Nacken-Bereich entspannt bleibt.

# Qigong für die Leber

Für den Asia-Wellness-Tag haben wir noch eine einfache Übung aus dem Qigong für Sie ausgewählt, die entspannend und ausgleichend auf die Energie von Leber und Gallenblase wirkt – ganz besonders, wenn Sie sie in der Natur ausführen.

## Der Leber-Laut Xü

***Jedem Organsystem wird in der Traditionellen Chinesischen Medizin (TCM) auch ein Laut zugeordnet. Zur Leber gehört der Laut Xü (gesprochen: ein langgezogenes Schüüü).***

- Nehmen Sie eine aufrechte, entspannte Haltung im Stehen oder Sitzen ein. Wenn Sie stehen, lassen Sie die Knie leicht gebeugt.
- Legen Sie Ihre Hände entweder entspannt auf Ihren Oberbauch auf der Höhe der Leber oder lassen Sie sie locker hängen.
- Atmen Sie ruhig durch die Nase ein und tönen Sie beim Ausatmen möglichst lange den Laut Xü (»Schüüü«).
- Stellen Sie sich dabei vor, wie beim Einatmen frische Energie (Qi) durch Ihre Nase in Ihren gesamten Körper einströmt und wie beim Ausatmen mit dem Laut Xü verbrauchte Energie ausströmt. Auch aufgestauter Ärger, Wut oder Frustration verlassen mit dem Laut Xü Ihren Körper.
- Atmen Sie auf diese Weise mindestens fünfmal tief ein und wieder aus. Wenn Sie möchten, können Sie die Übung aber auch gerne länger fortführen.
- Ihr Bauch darf sich beim Einatmen ganz natürlich etwas nach außen wölben und sich beim Ausatmen zurückbewegen. Forcieren Sie nichts.

### Qigong in der Natur

Sie können diese Übung auch sehr gerne draußen in der Natur durchführen oder mit einem Waldspaziergang verbinden. Die Leber wird ja in der TCM mit dem Element Holz, der Jahreszeit Frühling und der Farbe Grün in Verbindung gebracht. Moderate Bewegung in der Natur gilt deshalb für Störungen von Leber und Gallenblase als äußerst heilsam.

Wenn Sie Lust haben, machen Sie aus einem Teil Ihres Spaziergangs eine Achtsamkeitsübung. Spüren Sie, welche wechselnden Qualitäten der Boden unter Ihren Füßen hat. Welche Gerüche strömen Bäume und Blüten aus? Welche Geräusche gelangen an Ihr Ohr? Gehen Sie auf Entdeckungsreise wie ein neugieriges Kind. Seien Sie ganz im Hier und Jetzt.

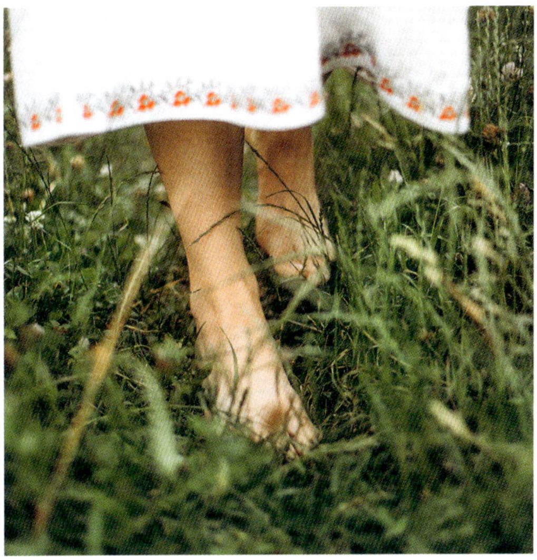

*Die bewusste Verbindung mit der Natur stärkt die Leber und hat eine heilsame Wirkung bei Störungen.*

# 4. TAG: DER DARM NÄHRT DIE LEBER

**In der zweiten Phase der 9-Tage-Kur widmen wir uns ganz besonders der Verbindung von Leber und Darm. Denn bevor wir die Leber effektiv entgiften können, müssen wir den Darm reinigen und entgiften sowie die Darmbakterien unterstützen und »füttern«, um das Mikrobiom wieder ins Gleichgewicht zu bringen.**

## Die Leber-Darm-Achse

Leber und Darm stehen in engem Austausch miteinander, denn über die Pfortader sind sie direkt miteinander verbunden. Der Darm ist somit die Quelle aller Stoffe, die in die Leber kommen. Normalerweise treten nur wenige bakterielle Bestandteile über die Darmwand in das Blut über. Die Leber als Entgiftungsexpertin hat dann auch kein Problem, sie schnell wieder abzubauen. Geraten jedoch durch eine Schädigung der Darmschleimhaut immer mehr schädliche Stoffe ins Blut und damit in die Leber, stößt sie an ihre Grenzen. Die Darmflora ist nämlich mitverantwortlich für die Aufrechterhaltung der Homöostase in der Leber. Ist der Darm nicht gesund und womöglich die Darmbarriere geschädigt (siehe Kasten zu »Leaky Gut«), steigt das Risiko für Lebererkrankungen deutlich an. Durch ein gestörtes Mikrobiom – die sogenannte Dysbiose – breiten sich Krankheitserreger aus, die zum Auftreten oder Fortschreiten chronischer Lebererkrankungen wie der nichtalkoholischen Fettlebererkrankung bis hin zur Leberzirrhose beitragen. Doch nicht nur die Leber wird überlastet und entzündet sich. Wenn die Leber toxische Bestandteile nicht mehr ausreichend abbauen kann, geraten diese weiter in den Blutkreislauf und Immunzellen werden aktiviert, die auch in anderen Organen schädliche Wirkungen haben können. So können etwa Botenstoffe aus dem Fettgewebe, das eng mit der Leber und dem Stoffwechsel verbunden ist, den Zuckerstoffwechsel negativ beeinflussen und zu Diabetes führen. Mittlerweile weiß man, dass auch weiter entfernte Organe wie das Gehirn von dieser Achse betroffen sind. Für Migräne und Demenz gibt es schon viele Daten, die auf eine Störung der Darm-Leber-Hirn-Achse hindeuten.

## Das Mikrobiom mit Pro- und Präbiotika unterstützen

Um die Leber zu pflegen, sollten wir also unbedingt darauf achten, dass die Darmflora gesund ist. Und dabei können uns sogenannte Probiotika und Präbiotika helfen.
Probiotika enthalten Mikroorganismen wie Milchsäurebakterien und Hefen, die sich im Darm ansiedeln und dazu beitragen, die Barrierefunktion des Darms zu stärken und Krankheitserreger in Schach

zu halten. Einige von ihnen stellen wertvolle Substanzen her – kurzkettige Fettsäuren wie Butyrat oder Propionat beispielsweise, die unter anderem bei der Gesunderhaltung von Nervenzellen helfen. Probiotika kommen natürlicherweise in milchsauren Produkten sowie in traditionell Eingemachtem oder Fermentiertem vor. Zudem gibt es Probiotika in Kapsel- und Tropfenform, die als Arzneimittel verwendet werden und oft rezeptfrei erhältlich sind. Zu den besten probiotischen Lebensmitteln zählen:

- Joghurt, Kefir, Buttermilch
- Sauerkraut, Kimchi, saure Gurken
- Apfelessig
- Kombucha (fermentierter Tee)
- Tempeh (fermentierte Sojabohnen)

Mit Präbiotika hingegen füttern wir die bereits in unserem Darm vorhandenen Mikroorganismen. Es handelt sich dabei um sekundäre Pflanzenstoffe, die nicht verdaubar sind (Ballaststoffe), die aber das Wachstum und die Aktivität der Darmbakterien fördern. Zu ihnen gehören Pflanzeninhaltsstoffe wie Inulin und Oligofruktose. Manche der »guten« Bakterien im Dickdarm stürzen sich geradezu auf Präbiotika, verwerten sie bevorzugt und können sich dadurch vermehren. Präbiotische Lebensmittel sorgen dafür, dass sich vor allem Bifidobakterien in unserem Darm wohlfühlen. Krank machende Bakterienstämme wie etwa Clostridien und bestimmte Arten von E. coli haben es dann schwerer, sich im Darm auszubreiten. Zudem helfen Probiotika bei Darmträgheit, Durchfall und Verstopfung. Die Deutsche Gesellschaft für Ernährung (DGE) empfiehlt, bis zu 30 Gramm Ballaststoffe aus verschiedenen Quellen zu sich zu nehmen.

## Leaky Gut – Was ist das?

»Leaky Gut« bedeutet übersetzt so viel wie »durchlässiger« oder »undichter Darm«. Das klingt so unschön, wie es auch ist. Wenn die Darmschleimhaut intakt ist, ist sie zwar durchlässig für Nährstoffe und Flüssigkeiten, erkennt aber toxische Stoffe und eliminiert sie. Ist die Darmmembran hingegen undicht, gelangen diese schädlichen Stoffe ungehindert in den Blutkreislauf und das Immunsystem reagiert mit entzündlichen und allergischen Prozessen. Eine ganze Reihe entzündlicher Erkrankungen wird mit dem Leaky-Gut-Syndrom in Verbindung gebracht.

Wie aber kann es zu dieser krankhaften Durchlässigkeit des Darms kommen? Um das zu verstehen, müssen wir einen Blick auf das Zusammenspiel von Darmschleimhaut und Darmflora werfen: Letztere besteht aus rund 2.000 verschiedenen Arten von Mikroorganismen, die verhindern, dass sich schädliche Keime in der Darmschleimhaut festsetzen. Diese, auch Mikrobiom genannte Lebensgemeinschaft kann durch verschiedene Ursachen aus dem Gleichgewicht gebracht werden. Insbesondere der Verzehr von zu viel Zucker und Weißmehlprodukten, Gluten, stark verarbeiteten Lebensmitteln mit Aroma- und Konservierungsstoffen schädigt das Mikrobiom, aber auch chronischer Stress, Alkohol, Schmerzmittel, Cortison, Infektionen oder die häufige Einnahme von Antibiotika.

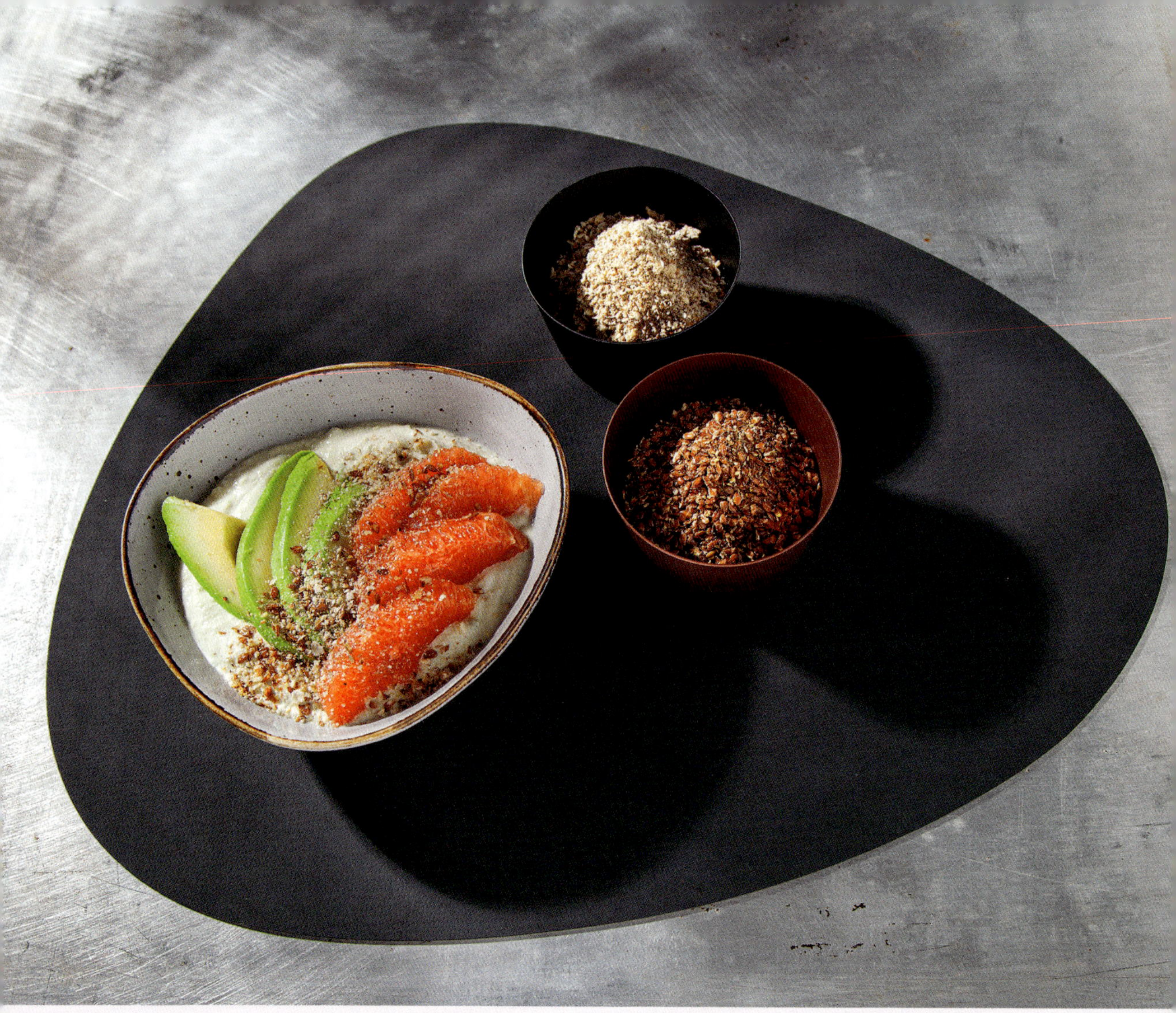

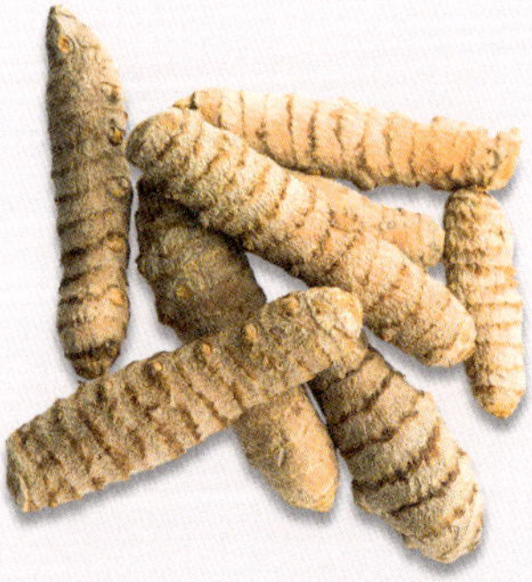

**NÄHRWERTE PRO PORTION**

32 kcal, 1 g EW, 1 g F, 7 g KH, 1 g BST

Shot

## Kombucha-Kurkuma-Shot

1 Für 2 Shots (à 100 ml): 20 g frischer Ingwer und 10 g frische Kurkuma schälen und fein reiben, dabei Einweghandschuhe tragen! 60 g Papaya schälen, entkernen und klein schneiden. Alles mit 150 ml Kombucha-Getränk in einem hohen Rührgefäß mit dem Stabmixer fein pürieren.

Frühstück

# Avocado-Leinsamen-Quark mit Grapefruit

**Für 2 Portionen**
**15 Min. Zubereitung**

1 rosa Grapefruit
½ Bio-Limette
1 Avocado
150 g Schafquark
(20 % Fett i. Tr.)
2 TL Leinöl
2 EL Chufas (Erdmandelflocken)
2 TL geschroteter Leinsamen

1 Die Grapefruit mit einem scharfen Messer rundum so schälen, dass die weiße Haut zum Großteil mit entfernt wird. Die Filets zwischen den Trennhäuten herausschneiden, den Saft dabei auffangen.

2 Die Limette heiß waschen, abtrocknen, die Schale fein abreiben und den Saft auspressen. Die Avocado längs halbieren, entkernen, das Fruchtfleisch mit einem Löffel aus der Schale lösen. Eine Hälfte in Scheiben schneiden, die zweite Hälfte mit 1 EL Limettensaft und 2 EL Grapefruitsaft in einem tiefen Teller mit einer Gabel zerdrücken. Mit Quark und Leinöl vermischen.

3 Avocadoquark, Grapefruitfilets und Avocadoscheiben in flachen Schalen oder auf Tellern anrichten. Mit Chufas und geschrotetem Leinsamen bestreut servieren.

**NÄHRWERTE PRO PORTION**

330 kcal, 10 g EW, 21 g F, 18 g KH, 6 g BST

VEGAN GLUTENFREI

Mittagessen

# Gemüse-Quinoa-Wok mit Mandeln

**Für 2 Portionen**
**30 Min. Zubereitung**

100 g helle Quinoa
Salz
1 Stange Staudensellerie
1 Möhre
200 g Mangold
75 g TK-Erbsen
1 kleine rote Zwiebel
1 Knoblauchzehe
2 EL helles Sesamöl
60 g geschälte Mandeln
2 EL japanische Bio-Sojasauce (zum Beispiel Tamari; siehe Kasten)
2 TL Limettensaft
1 TL Sambal Oelek
6 Stängel Koriandergrün

1 Die Quinoa im Sieb mit heißem Wasser abbrausen, kurz abtropfen und in einem Topf mit 250 ml Salzwasser aufkochen. Zugedeckt bei niedriger Hitze in 10–12 Min. bissfest garen, dann abgießen und abkühlen lassen.

2 Inzwischen den Staudensellerie waschen und putzen, die Möhre schälen und beides in dünne Scheiben schneiden. Den Mangold waschen und putzen, die weißen Stiele abschneiden und in ca. 0,5 cm breite Streifen schneiden, die Mangoldblätter grob hacken. Die Erbsen antauen lassen. Zwiebel und Knoblauch schälen und fein würfeln.

3 In einem Wok 1 EL Öl erhitzen, die Mandeln darin bei mittlerer Hitze unter Rühren in 3–4 Min. hellbraun anbraten, dann herausnehmen. Zwiebel, Knoblauch, Möhre, Sellerie und Mangoldstiele mit dem übrigen Öl in den Wok geben und bei hoher Hitze unter Rühren ca. 3 Min. braten. Mandeln, Quinoa, Erbsen und Mangoldgrün untermischen. Mit Sojasauce, Limettensaft und Sambal Oelek würzen und unter Wenden weitere 1–2 Min. braten.

4 Den Koriander abbrausen, trocken schütteln und die Blätter abzupfen. Die Gemüse-Quinoa anrichten und mit Koriander bestreut servieren.

**NÄHRWERTE PRO PORTION**

565 kcal, 20 g EW, 30 g F, 45 g KH, 14 g BST

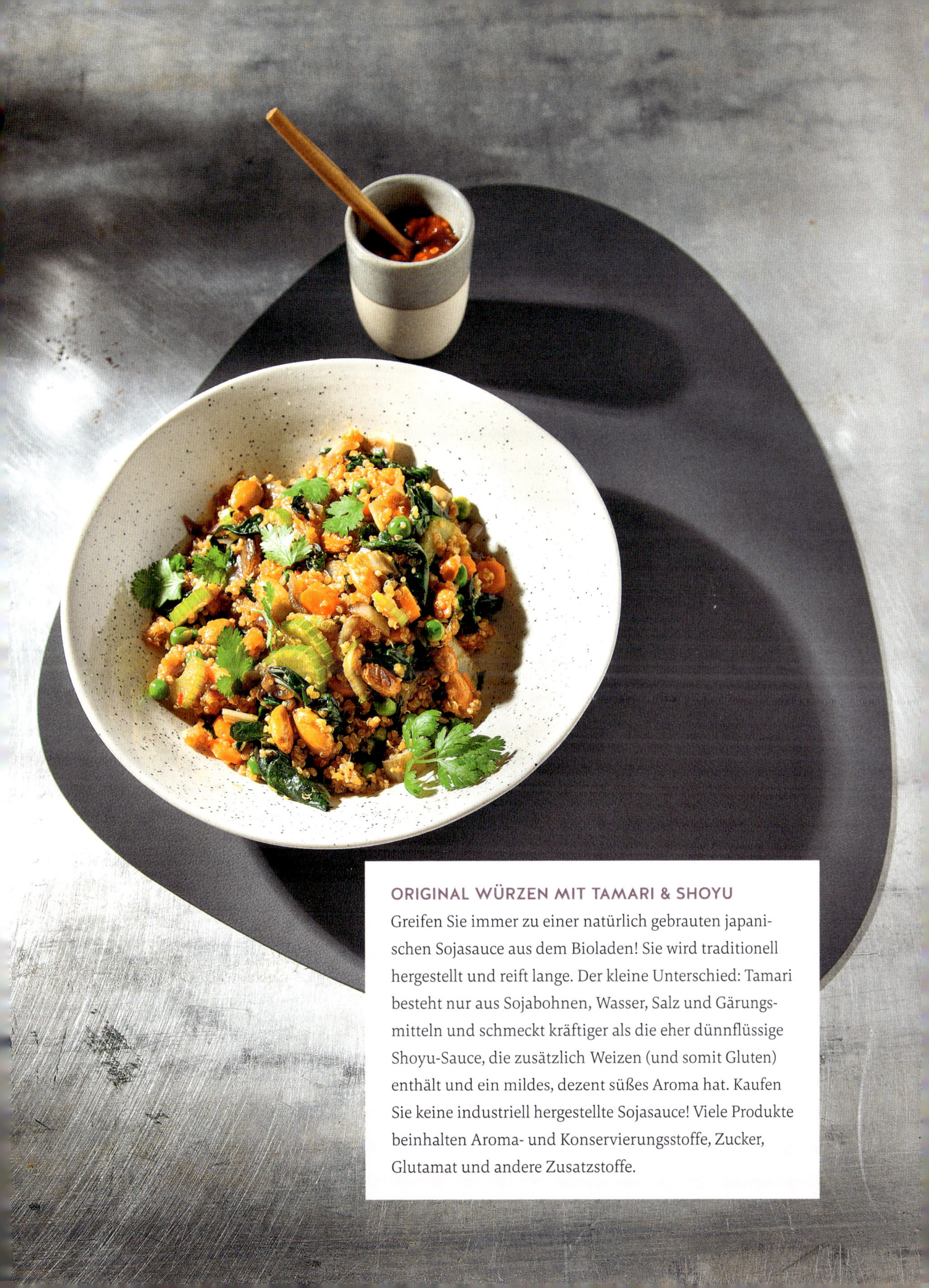

### ORIGINAL WÜRZEN MIT TAMARI & SHOYU

Greifen Sie immer zu einer natürlich gebrauten japanischen Sojasauce aus dem Bioladen! Sie wird traditionell hergestellt und reift lange. Der kleine Unterschied: Tamari besteht nur aus Sojabohnen, Wasser, Salz und Gärungsmitteln und schmeckt kräftiger als die eher dünnflüssige Shoyu-Sauce, die zusätzlich Weizen (und somit Gluten) enthält und ein mildes, dezent süßes Aroma hat. Kaufen Sie keine industriell hergestellte Sojasauce! Viele Produkte beinhalten Aroma- und Konservierungsstoffe, Zucker, Glutamat und andere Zusatzstoffe.

Abendessen

# Artischocken mit Kerbel-Zitronen-Frischkäse

**Für 2 Personen**

**20 Min. Zubereitung**
**35–40 Min. Garen**

2 große Artischocken (à ca. 350 g)
1 ½ Bio-Zitronen
Salz
150 g Ziegenfrischkäse (mind. 40 % Fett i. Tr.)
1–2 EL Mineralwasser (mit Kohlensäure)
1 Handvoll Kerbel (ca. 20 g; alternativ Petersilie)

1 Von den Artischocken die Stiele abbrechen, das obere Drittel der Artischockenspitzen mit einer Küchenschere flach abschneiden. Den Saft von 1 Zitrone auspressen und mit 1,5 l Salzwasser aufkochen. Die Artischocken darin bei mittlerer Hitze zugedeckt in 35–40 Min. garen.

2 Für den Dip die übrige Zitronenhälfte heiß waschen, abtrocknen, die Schale fein abreiben und 1 EL Zitronensaft auspressen. Den Ziegenfrischkäse mit Mineralwasser, Zitronenschale und -saft sowie 1 Prise Salz glatt rühren. Den Kerbel abbrausen, trocken schütteln, die Blättchen abzupfen, fein hacken und unter die Frischkäsecreme rühren.

3 Die Artischocken mit einer Schaumkelle aus dem Kochwasser heben und mit dem Kerbel-Zitronen-Frischkäse anrichten. Die Artischockenblätter einzeln abziehen, in die Creme dippen und genüsslich »abzuzeln«.

**NÄHRWERTE PRO PORTION**

190 kcal, 12 g EW, 8 g F, 7 g KH, 17 g BST

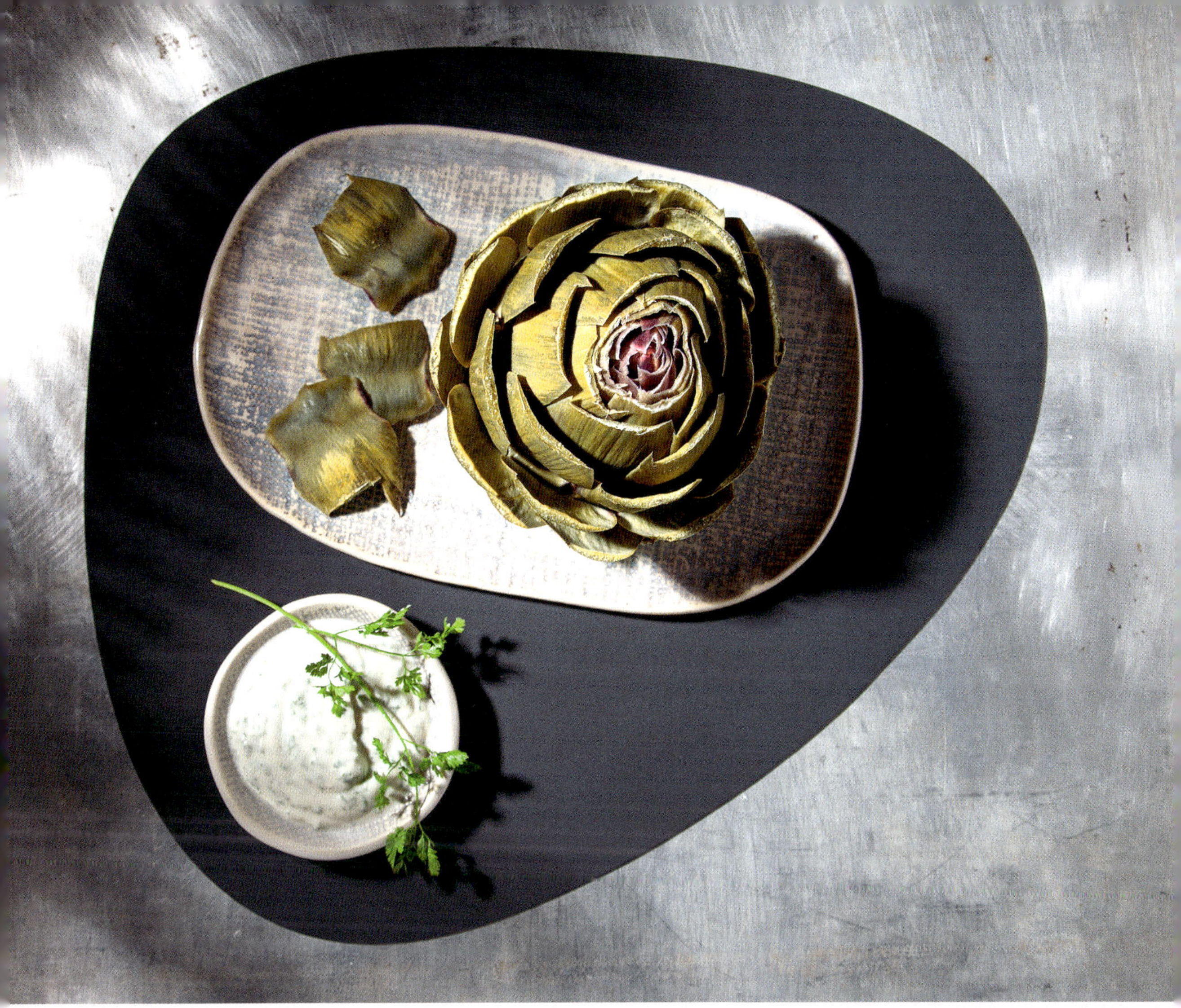

VEGETARISCH GLUTENFREI

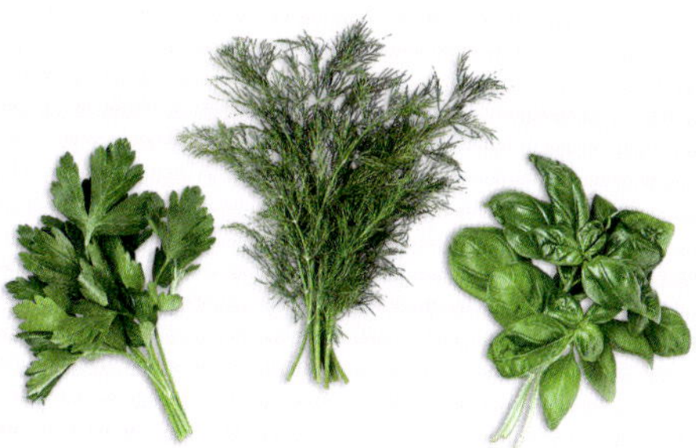

Pre-Bedtime-Proteinshake

## Kefir-Kräuter-Smoothie

1 Für 2 Gläser (à 250 ml): Je ½ Bund Dill und Petersilie sowie 3 Stängel Basilikum kurz abbrausen, trocken schütteln, die Blätter abzupfen und grob hacken. 20 g Radieschensprossen im Sieb abbrausen und abtropfen lassen. Alles mit 1 EL Zitronensaft, 300 ml Ziegenkefir (4,5 % Fett) und 100 ml stillem Mineralwasser im Standmixer fein pürieren, salzen und pfeffern.

**NÄHRWERTE PRO PORTION**

130 kcal, 6 g EW, 7 g F, 10 g KH, 1 g BST

# Die KiD-Übungen

Wiederholen Sie heute zunächst die Übung »Der tanzende Kiefer« (siehe Seite 106) vom dritten Tag, bevor Sie sich den neuen Übungen widmen. Wenn Sie genügend Zeit haben, können Sie aber natürlich auch Übungen wiederholen, von denen Sie das Gefühl haben, dass Sie Ihnen guttun oder Sie herausfordern.

## Der Sonnengruß

***Mit dieser Übung öffnen und dehnen Sie Ihre gesamte Körpervorderseite und stärken gleichzeitig Ihre Bauchmuskulatur, die Ihr Gewicht bei der leichten Rückbeuge halten muss.***

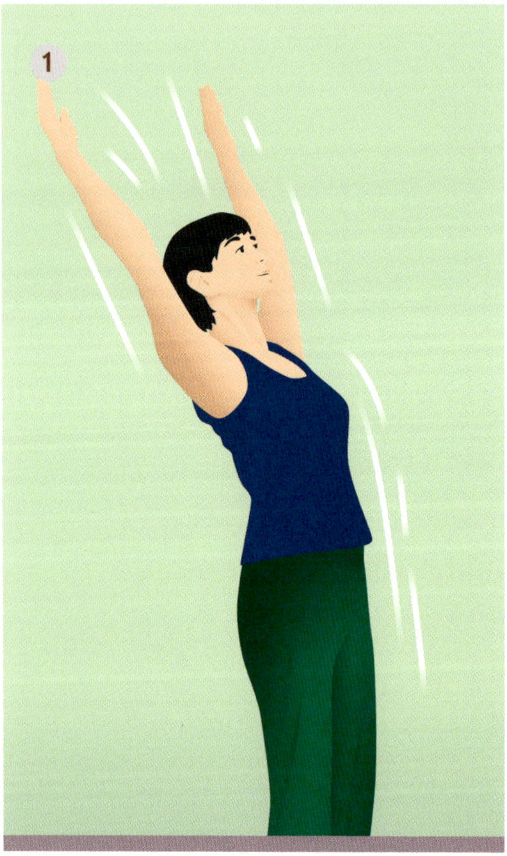


- Nehmen Sie eine stabile Ausgangsstellung im Stehen ein. Die Knie sollten dabei leicht gebeugt sein. Schieben Sie das Becken leicht nach vorne-oben; kneifen Sie die Pobacken zusammen.
- Lehnen Sie sich nun mit dem Oberkörper langsam und vorsichtig nach hinten.
- Achten Sie darauf, dass Sie das Gleichgewicht nicht verlieren. Lehnen Sie sich nur so weit nach hinten, wie es für Sie wirklich sicher und nicht unangenehm ist.
- Halten Sie diese Stellung für einige Atemzüge. Bauchmuskel und Hüftbeuger sind so in ihrer ganzen Länge aktiv; sie halten das Körpergewicht gegen die Schwerkraft.
- Legen Sie den Kopf in den Nacken und führen Sie dabei das Kinn gleichzeitig in Richtung Brustbein (Doppelkinn). Führen Sie nun Ihre gestreckten Arme neben dem Kopf in Richtung Decke. Drehen Sie dabei die Daumen zur Mitte und die Arme nach außen, sodass sich der Brustkorb öffnet. Stellen Sie sich vor, wie eine Sonne aus Ihrem Brustbein heraus strahlt. **1**
- Lassen Sie die Schultern locker, damit der Schulter-Nacken-Bereich entspannt bleibt.
- Achten Sie darauf, dass Sie sich aus dieser Übung langsam und vorsichtig wieder herausbewegen. Gehen Sie dafür leicht in die Knie und nehmen Sie zuerst Ihre Arme herunter. Richten Sie Ihren Oberkörper dann wieder auf. Bleiben Sie noch für einige Atemzüge in der stabilen Anfangsstellung.

## Der Nackengriff

***Mit dieser Übung können Sie Verspannungen im Kopf-/Nackenbereich erspüren und langsam lösen.***

- Legen Sie Ihre Daumen hinter den Ohren an. Die Handinnenflächen sind dabei nach vorne geöffnet. Hinter den Ohren können Sie so jeweils eine kleine knöcherne Erhöhung, den sogenannten Warzenfortsatz ertasten. Von ihm führt unten ein Muskel (Porträtmuskel) seitlich am Hals entlang nach vorne zum Schlüsselbein.
- Legen Sie nun die Finger leicht am Hinterkopf auf. Halten Sie die Halswirbelsäule gerade, neigen Sie den Kopf nach vorne und führen Sie das Kinn in Richtung Brustbein (Doppelkinn). So können Sie unter Ihren Daumen spüren, wie sich der Porträtmuskel dehnt.
- Suchen Sie mit den Daumen spielerisch nach dieser Stelle. Durch leichtes Drehen des Kopfes verändert sich ebenfalls die Spannung des Porträtmuskels. **2**
- Achten Sie bei dieser Übung darauf, dass Sie die Schultern locker lassen, damit der Schulter-Nacken-Bereich entspannt bleibt. Hilfreich ist auch die Vorstellung von einer Sonne, die aus dem Brustbein strahlt. Dadurch weitet und öffnet sich der gesamte Bereich des Brustkorbs.
- Halten Sie mit den Fingern die Position und wandern Sie mit den Daumen spielerisch weiter an der sogenannten Nackenlinie entlang in Richtung Halswirbelsäule. Verweilen Sie bei verspannten oder schmerzhaften Stellen und Muskelknötchen. Massieren Sie diese mit Ihren Daumen.
- Ferner können Sie jeweils alle fünf Finger anspannen und damit den Hinterkopf sanft in die Zange nehmen. Die Schultern bleiben dabei weiterhin entspannt.

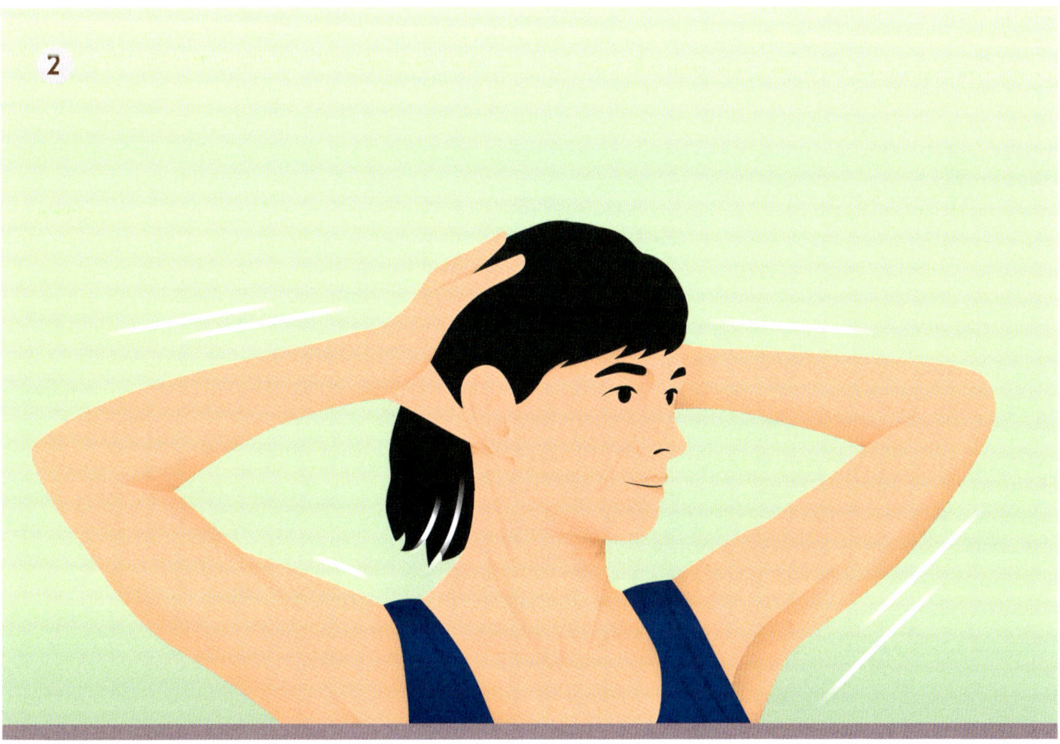

# 5. TAG: NOCH MEHR FUTTER FÜR DIE DARMBAKTERIEN

**Auch heute geht es wieder um die Verbindung von Darm und Leber und darum, die Diversität der Darmbakterien zu unterstützen. Im Fokus stehen dabei besondere sekundäre Pflanzenstoffe, die Polyphenole, die in vielen Obst- und Gemüsesorten enthalten sind.**

## Polyphenole – antioxidativer Schutz für die Zellen

Diese sekundären Pflanzenstoffe, beispielsweise Phenolsäuren oder Flavonoide, wirken entzündungshemmend und antioxidativ, schützen also unsere Zellen vor freien Radikalen und oxidativem Stress. Auf diese Weise wirken sie der Entwicklung vieler chronischer und degenerativer Erkrankungen wie Autoimmunerkrankungen, Krebs, Alzheimer oder Arthritis entgegen. Außerdem haben sie eine blutdrucksenkende Wirkung, wodurch sie helfen können, Arteriosklerose zu verhindern.
In Bezug auf die Leber und den Stoffwechsel ist besonders interessant, dass Polyphenole den Blutzuckerspiegel senken und damit das Risiko, an Typ-2-Diabetes zu erkranken, vermindern können. Für eine Regulation des Blutzuckerspiegels erweisen sich vor allem Ceylon-Zimt, Ingwer, Kurkuma

## Heidelbeeren – klein, aber wirksam!

Heidelbeeren enthalten besonders viele Polyphenole, die unserem Organismus helfen, sich vor Giftstoffen zu schützen und freie Radikale zu bekämpfen. Sie stärken das Immunsystem, wirken entzündungshemmend und sollen sogar vorbeugend gegen Krebs wirken. Auch bei Verdauungsstörungen können Heidelbeeren helfen. Frische Beeren wirken leicht abführend, während getrocknete Beeren aufgrund ihrer Gerbstoffe Durchfall entgegenwirken.

Kaufen Sie, wenn möglich, heimische Heidelbeeren, da die aus Südamerika importierten Früchte zwar ganzjährig verfügbar sind, aber deutlich weniger hochwertige Inhaltsstoffe enthalten.

Wenn Sie die Heidelbeeren, wie beim heutigen Frühstück, zusammen mit Joghurt genießen, unterstützen Sie damit außerdem durch dessen probiotische Wirkung (siehe Seite 108) Ihre Darmbakterien.

und Beeren als vorteilhaft. Polyphenole kommen aber in vielen Gemüse- und Obstsorten sowie in Gewürzen, in Tee, Kaffee und Rotwein vor, wobei der Gehalt sehr unterschiedlich ist. Hier die jeweils gehaltvollsten ihrer Kategorie:

- **Gewürze:** Gewürznelken, getrocknete Pfefferminze, Sternanis
- **Kakao:** Kakaopulver, dunkle Schokolade (mindestens 70 Prozent Kakaoanteil)
- **Beeren:** Schwarze Aroniabeere, Heidelbeeren, Brombeeren, Himbeeren
- **Andere Obstsorten**: Schwarze Johannisbeere, Pflaumen, Süßkirschen, alte Apfelsorten
- **Bohnen**: schwarze und weiße Bohnen
- **Nüsse**: Haselnüsse, Walnüsse, Pekannüsse, Mandeln
- **Gemüse**: Artischocken, Chicorée, Spinat, rote Zwiebeln, Kohlgemüse
- **Schwarz- und Grüntee**
- **Rotwein**

## Superfood Kreuzblütler-Gemüse

Besonders reich an Polyphenolen ist außerdem das sogenannte Kreuzblütler-Gemüse, also alle Kohlsorten wie Grün-, Weiß- oder Rotkohl, Wirsing, Brokkoli, Rosenkohl, Sellerieknollen und -stangen, Steckrübe, Radieschen und Rettich sowie Kresse, Rucola und Rauke. Kreuzblütler gelten als regelrechtes Superfood: Sie sind epigenetische Regulatoren, tragen zur Aufrechterhaltung des Hormonhaushaltes bei und füttern gesunde Darmbakterien.

Aber von vorn: Kreuzblütler tragen ihren eigenartigen Namen aufgrund des Kreuzes, das ihre vier Blütenblätter bilden. Sie haben einen mehr oder weniger stark ausgeprägten bitteren Geschmack und scharfen Geruch, der durch ihre schwefelhaltigen Substanzen, die sogenannten Glucosinolate (Senfölglycoside) verursacht wird. Eines dieser Senfölglycoside, das Antioxidans Sulforaphan, ist in Kreuzblütlern besonders stark enthalten und erklärt ihre entzündungshemmende und antioxidative Wirkung. In zahlreichen Studien wurde nachgewiesen, dass es vor neurodegenerativen Erkrankungen schützen, die Gesundheit der Augen und die Sehkraft verbessern sowie Allergien und Asthma verhindern kann.

### Die wichtigsten Kreuzblütler

Kreuzblütler-Gemüse enthält viele Proteine und Ballaststoffe und wenig Kalorien, ist also für eine Low-Carb-Ernährung bestens geeignet. Darüber hinaus hat jeder Kreuzblütler seine individuellen Nährstoff-Stärken:

- **Brokkoli** hat einen niedrigen Natrium-Gehalt und enthält eine Menge Vitamin C und Magnesium.
- **Grünkohl** enthält reichlich Vitamin C, Kalzium und Magnesium. Außerdem hat er besonders wenig Kohlenhydrate.
- **Blumenkohl** regt die Verdauung an, wirkt sättigend und enthält die Vitamine B und C, Eisen, Folsäure und Allicin, welches das Risiko von Herzerkrankungen vermindert.
- **Rucola** enthält einen hohen Anteil an Glucosinolaten. Außerdem ist er reich an Vitamin C, A, Beta-Carotin, Kalium, Kalzium, Folsäure und B-Vitaminen.

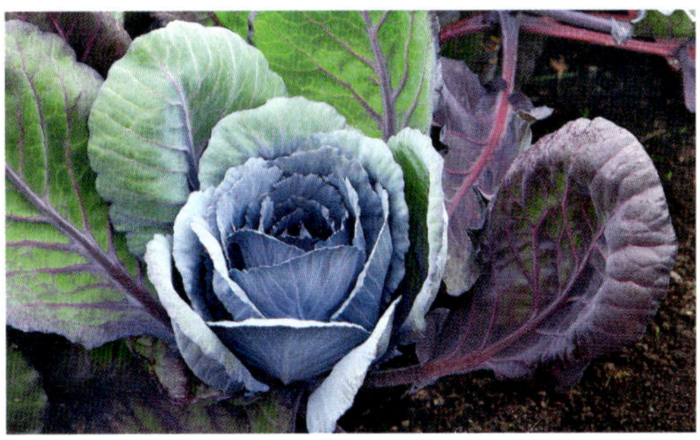

*Kreuzblütler-Gemüse wie zum Beispiel Kohl wirken zellschützend und fördern eine gesunde Darmflora.*

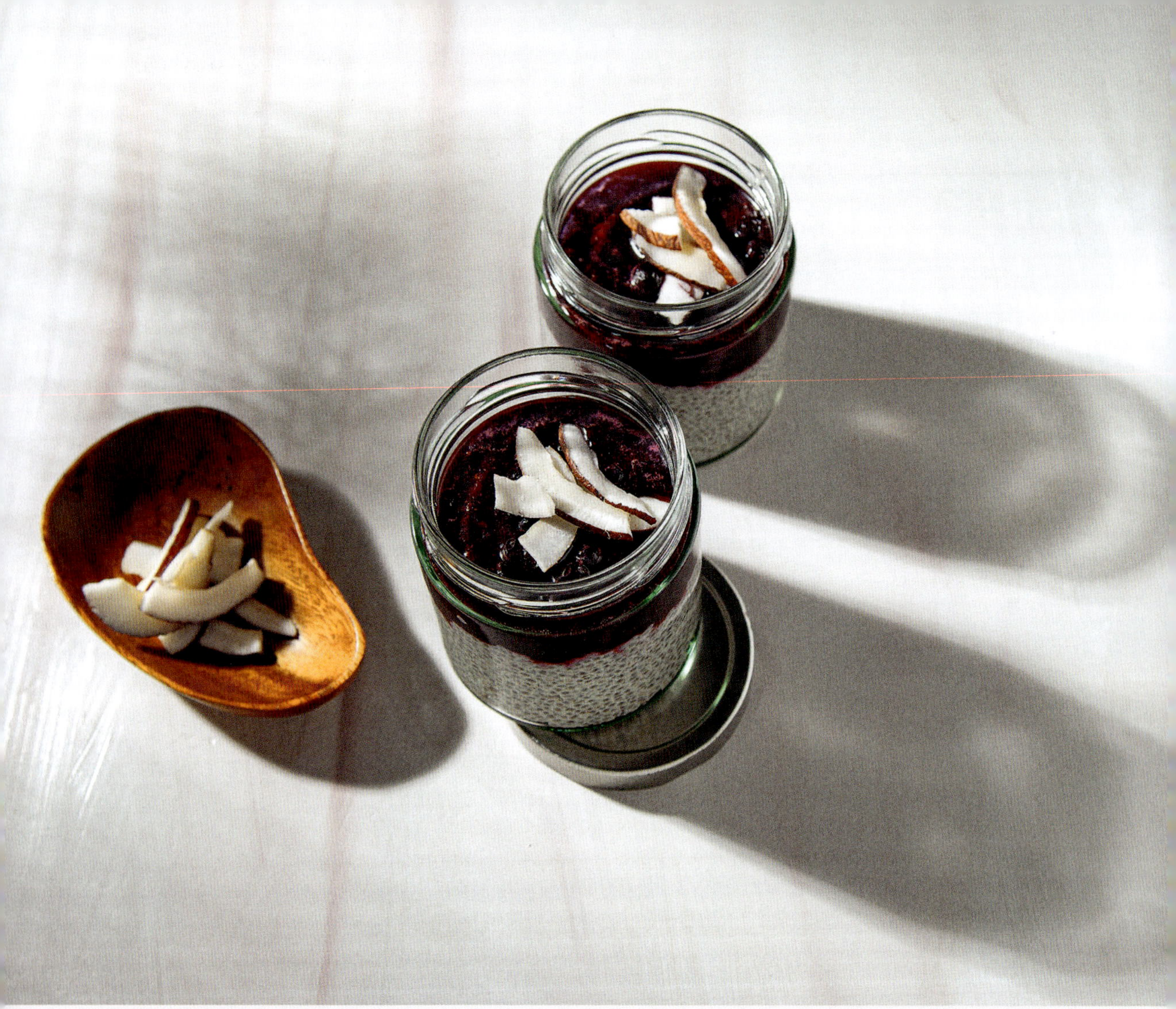

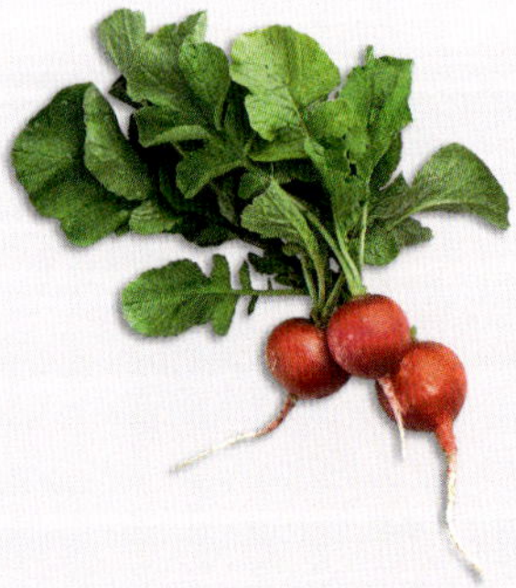

**NÄHRWERTE PRO PORTION**

ca. 20 kcal, 0,5 g EW, 0 g F, 4 g KH, 1 g BST

Shot

## Radieschen-Kresse-Shot

**1** Für 2 Shots (à 100 ml): 60 g Radieschen waschen, putzen und grob zerkleinern. 50 g Apfel waschen, entkernen und fein würfeln. Von einem Kressebeet ca. ein Viertel abschneiden. Alles mit 1 Msp. rosenscharfem Paprikapulver, 1 Prise Salz und 100 ml Wasser in einem hohen Rührgefäß mit dem Stabmixer fein pürieren.

VEGAN · GLUTENFREI · LOW CARB · MEAL-PREP

Frühstück

# Kokos-Chia-Pudding mit Heidelbeermus

**Für 2 Portionen**

**15 Min. Zubereitung**
**8 Std. Quellen**

200 g vegane Kokos-Joghurtalternative
200 g ungesüßter Kokosdrink
¼ TL gemahlene Vanille
1 Msp. gemahlener Zimt
50 g Chiasamen
100 g TK-Wildheidelbeeren
1 EL Zitronensaft
½ TL abgeriebene Bio-Zitronenschale
15 g Kokos-Chips

1 Kokos-Joghurtalternative, Kokosdrink, 2 EL Wasser, Vanille, Zimt und Chiasamen in einer Schüssel mit dem Schneebesen gut verrühren. Etwa 10 Min. quellen lassen, dann erneut durchrühren und die Chia-Mischung in zwei Gläser füllen. Zugedeckt für ca. 8 Std. oder über Nacht im Kühlschrank quellen lassen. Die Beeren abgedeckt im Kühlschrank, am besten ebenfalls über Nacht, auftauen lassen.

2 Am nächsten Tag von den Heidelbeeren 25 g Beeren beiseitestellen. Die übrigen Beeren mit Zitronensaft und -schale sowie 2 EL Wasser in ein hohes Rührgefäß geben und mit dem Stabmixer fein pürieren.

3 Das Beerenpüree auf dem Chia-Pudding verteilen und mit den übrigen Heidelbeeren garnieren. Mit den Kokos-Chips bestreut servieren.

**NÄHRWERTE PRO PORTION**

190 kcal, 9 g EW, 21 g F, 11 g KH, 15 g BST

VEGETARISCH · GLUTENFREI · LOW CARB · MEAL-PREP

Mittagessen

# Ofengemüse mit Wirsing und Feta

**Für 4 Portionen**
**25 Min. Zubereitung**
**30 Min. Garen**

400 g Steckrüben
300 g Knollensellerie
300 g Rote Bete
2 Knoblauchzehen
6 EL Olivenöl
1 ½ TL getrockneter Thymian
1 ½ TL getrockneter Rosmarin
Salz, Pfeffer
200 g Brokkoliröschen
200 g Wirsing
100 g Feta (45 % Fett i. Tr.)

1 Den Backofen auf 200 °C (Ober-/Unterhitze) vorheizen. Ein Backblech mit Backpapier belegen. Das Wurzelgemüse putzen, schälen und in ca. 2 cm große Stücke schneiden. Knoblauch schälen, fein würfeln und in einer Schüssel mit 4 EL Öl, Thymian, Rosmarin, etwas Salz und Pfeffer verrühren. Das Gemüse dazugeben, gut vermischen und auf dem Backblech verteilen. Im heißen Ofen (Mitte) etwa 20 Min. rösten.

2 Inzwischen die Brokkoliröschen waschen und etwas kleiner schneiden. Den Wirsing in Blätter zerlegen, waschen, trocken tupfen, die groben Mittelrippen herausschneiden und die Blätter in mundgerechte Stücke schneiden. Brokkoli und Wirsing in einer Schüssel mit 2 EL Öl, etwas Salz und Pfeffer vermischen. Nach ca. 20 Min. Garzeit zum gerösteten Gemüse auf das Blech geben, gut verteilen und weitere 10 Min. garen. Dabei aufpassen, dass die Wirsingblätter nicht verbrennen! Derweil den Feta zerbröckeln.

3 Das Ofengemüse herausnehmen, die Hälfte vom Ofengemüse auf Tellern verteilen und sofort mit dem Feta bestreut servieren. Das übrige Ofengemüse (ca. 500 g) abkühlen lassen und am nächsten Tag für einen Eintopf (siehe Variante) verwenden.

**NÄHRWERTE PRO PORTION**

380 kcal, 13 g EW, 28 g F, 14 g KH, 8 g BST

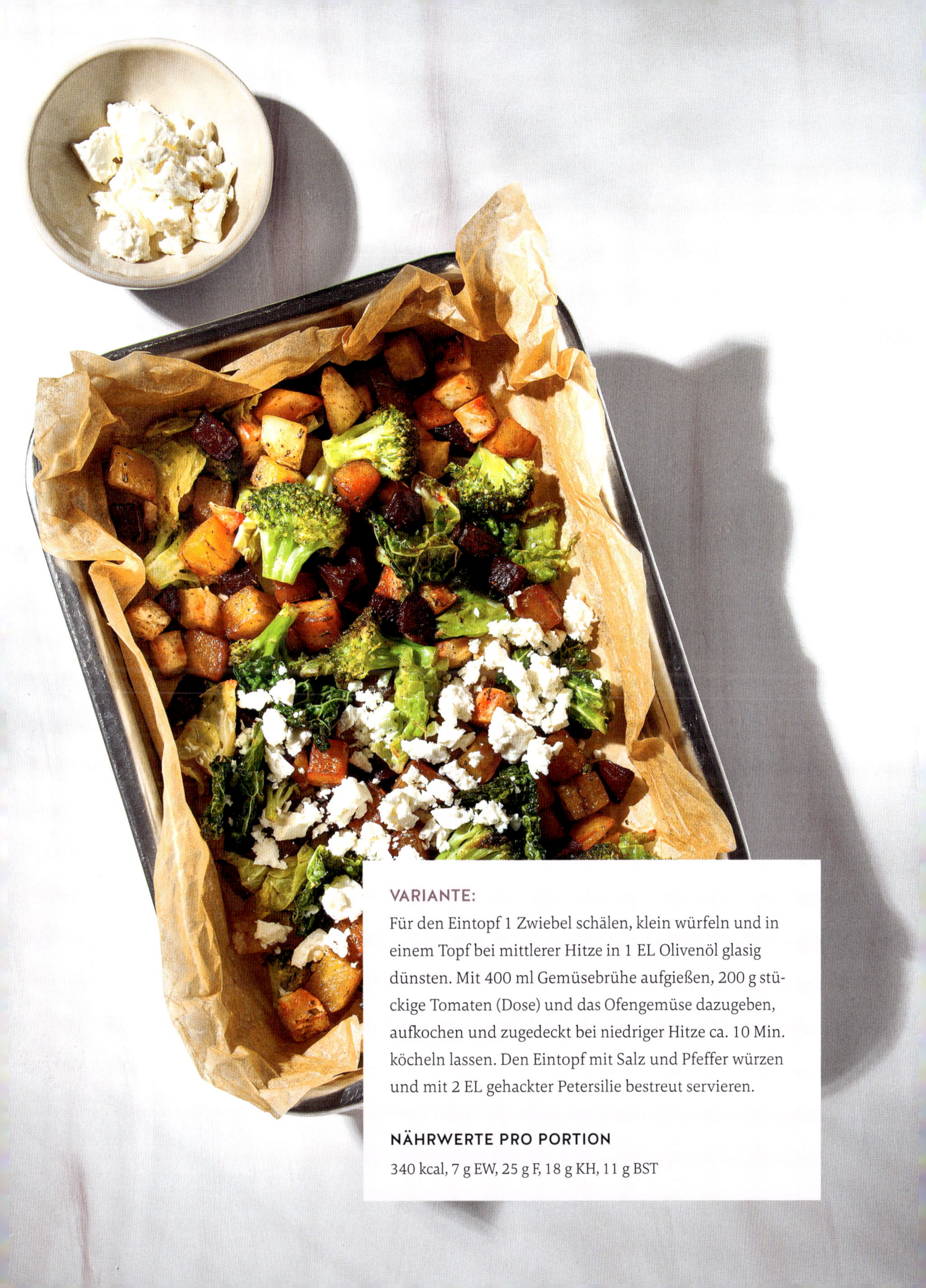

VARIANTE:

Für den Eintopf 1 Zwiebel schälen, klein würfeln und in einem Topf bei mittlerer Hitze in 1 EL Olivenöl glasig dünsten. Mit 400 ml Gemüsebrühe aufgießen, 200 g stückige Tomaten (Dose) und das Ofengemüse dazugeben, aufkochen und zugedeckt bei niedriger Hitze ca. 10 Min. köcheln lassen. Den Eintopf mit Salz und Pfeffer würzen und mit 2 EL gehackter Petersilie bestreut servieren.

**NÄHRWERTE PRO PORTION**

340 kcal, 7 g EW, 25 g F, 18 g KH, 11 g BST

Abendessen

# Shakshuka mit Spinat

**Für 2 Personen**
**35 Min. Zubereitung**

1 rote Zwiebel
1 Knoblauchzehe
1 rote Paprika
100 g junger Blattspinat
2 EL Olivenöl
1 EL Tomatenmark
200 g stückige Tomaten (Dose)
½ TL gemahlener Kreuzkümmel
½ TL edelsüßes Paprikapulver
Salz, Pfeffer
30 g gereifter Bergkäse (45 % Fett i. Tr.)
4 Eier (Größe M)

1 Zwiebel und Knoblauch schälen und fein würfeln. Die Paprika halbieren, putzen, waschen und die Hälften in ca. 2 cm große Stücke schneiden. Den Spinat verlesen, waschen und trocken schleudern, grobe Stiele entfernen.

2 In einer mittelgroßen Pfanne (24 cm Ø) 1 EL Öl erhitzen, die Zwiebel darin bei mittlerer Hitze glasig dünsten. Paprika und Knoblauch dazugeben und 2–3 Min. mitdünsten. Tomatenmark und stückige Tomaten hinzufügen, mit Kreuzkümmel, Paprikapulver, Salz und Pfeffer würzen. Das Gemüse offen bei mittlerer Hitze ca. 10 Min. köcheln lassen. Den Käse derweil fein reiben.

3 Einige Spinatblätter zum Garnieren beiseitelegen, den Rest zum Gemüse in die Pfanne geben und leicht zusammenfallen lassen. Mit einem Esslöffelrücken 4 Mulden in die Gemüsesauce drücken und je 1 aufgeschlagenes Ei hineingleiten lassen. Mit Käse bestreuen und die Eier zugedeckt bei mittlerer Hitze in 10–15 Min. stocken lassen. Die Shakshuka mit den beiseitegelegten Spinatblättern bestreuen und in der Pfanne servieren.

**NÄHRWERTE PRO PORTION**

370 kcal, 22 g EW, 26 g F, 9 g KH, 4 g BST

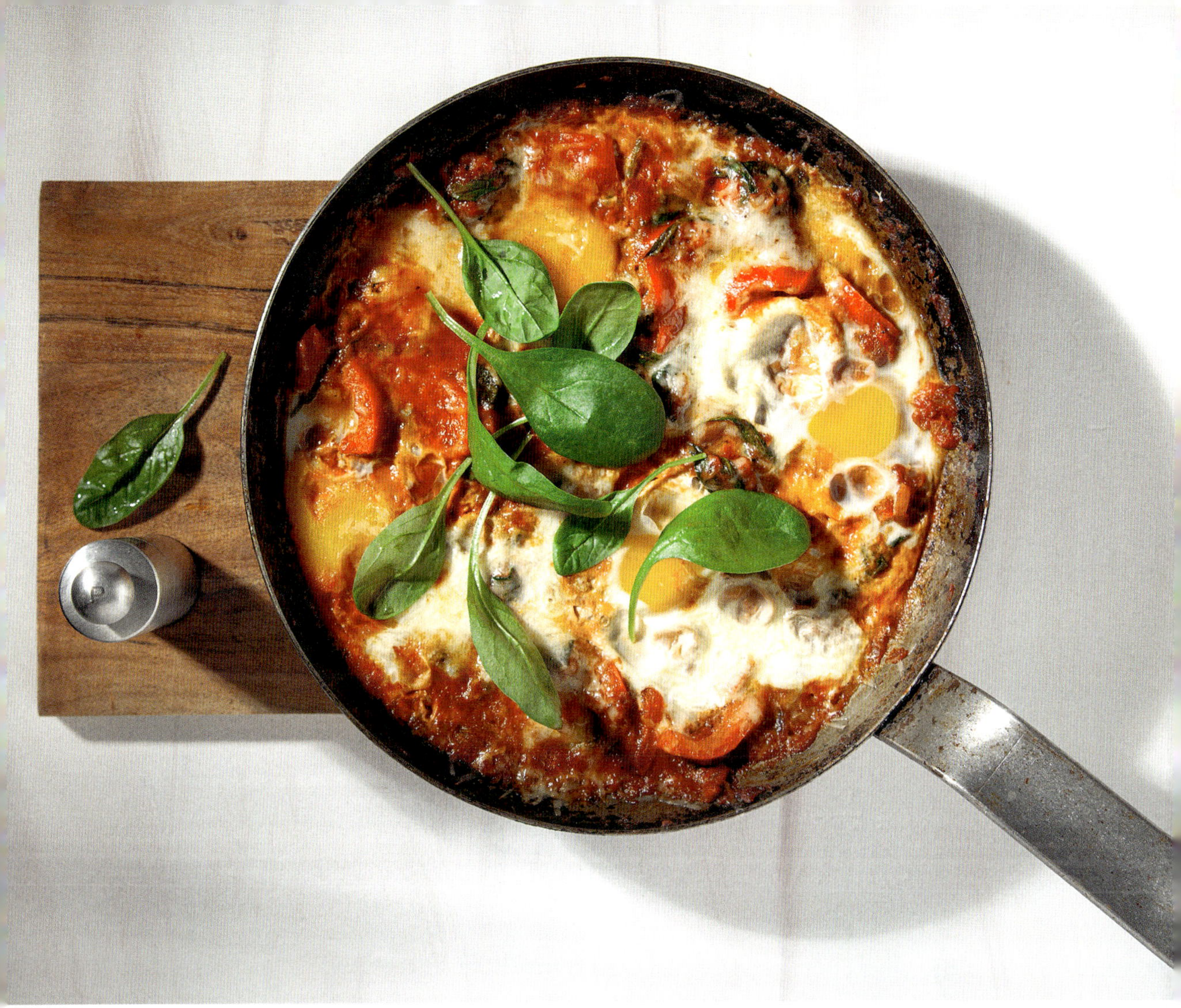

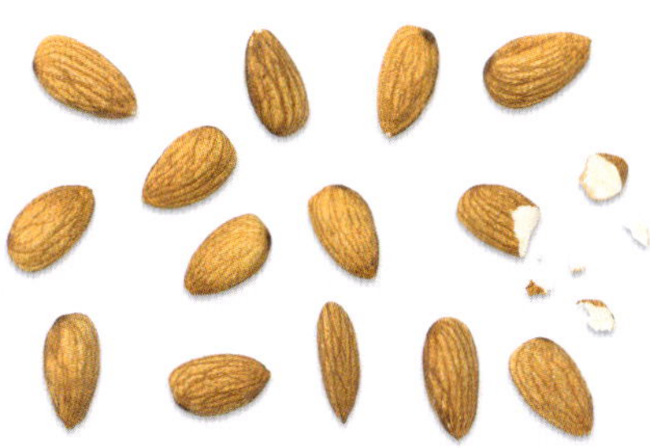

VEGETARISCH · GLUTENFREI · LOW CARB

Pre-Bedtime-Proteinshake

## Mandel-Spinat-Shake mit Joghurt

**NÄHRWERTE PRO PORTION**

180 kcal, 7 g EW, 14 g F, 6 g KH, 1 g BST

1 Für 2 Gläser (à 250 ml): 50 g jungen Blattspinat verlesen, waschen und noch tropfnass mit 30 g dunklem Mandelmus, 1 EL Zitronensaft, 150 g Ziegenjoghurt (5,5 % Fett) und 200 ml ungesüßtem Mandeldrink in den Standmixer geben. Mit 1 Prise Salz, Pfeffer und 1 Msp. frisch geriebener Muskatnuss erst auf niedriger, dann auf höchster Stufe fein pürieren.

# Die KiD-Übungen

Wiederholen Sie heute zunächst die Übungen »Der Sonnengruß« (siehe Seite 116) und »Der Kreis der Hände I und II« (siehe Seite 85), bevor Sie sich den neuen Übungen widmen. Wenn Sie genügend Zeit haben, können Sie natürlich auch Übungen wiederholen, von denen Sie das Gefühl haben, dass Sie Ihnen guttun oder Sie herausfordern.

## Die Leber-Gallen-Linie

*Bei der folgenden Übung wandern Sie mit Ihren Fingern zunächst an der Außenseite Ihrer Beine entlang. Dies ist ein Bereich beziehungsweise eine Körperlinie, die insbesondere bei mentaler und seelischer Anspannung, im Stress und Zorn oder bei zu viel Koffein gereizt und empfindlich ist. In der Traditionellen Chinesischen Medizin (TCM) wird diese Linie als Gallenblasenmeridian beschrieben.*

- Nehmen Sie eine stabile Ausgangsstellung im Stehen ein. Die Beine sollten etwas mehr als hüftbreit auseinanderstehen.
- Setzen Sie nun Ihre Fingerspitzen an die Außenseiten der Beine, leicht oberhalb der Knie. Beugen Sie dafür Ihre Knie leicht an. Wenn Sie die Finger so abstützen, erzeugen Sie allein schon durch das Eigengewicht Ihrer Arme einen gewissen Fingerdruck auf die Beine. Sie können diesen Druck aber zusätzlich noch leicht verstärken, wenn Sie möchten. **1**
- Wandern Sie mit Ihren Fingern nun an den Außenseiten Ihrer Beine Stück für Stück nach oben. Schaukeln Sie dabei mit Ihrer Hüfte leicht nach links und rechts. Dann können Sie besser wahrnehmen, wie sich die Muskulatur unter Ihren Fingern bewegt. Manche Bereiche sind schmerzhaft, vielleicht brennend, andere eher angenehm.

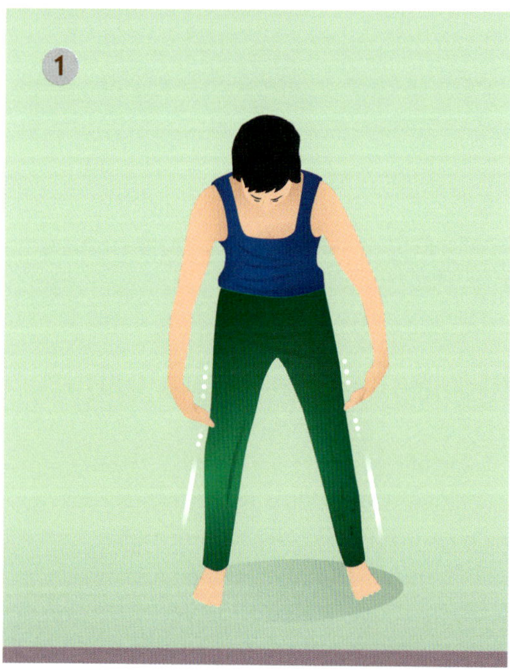


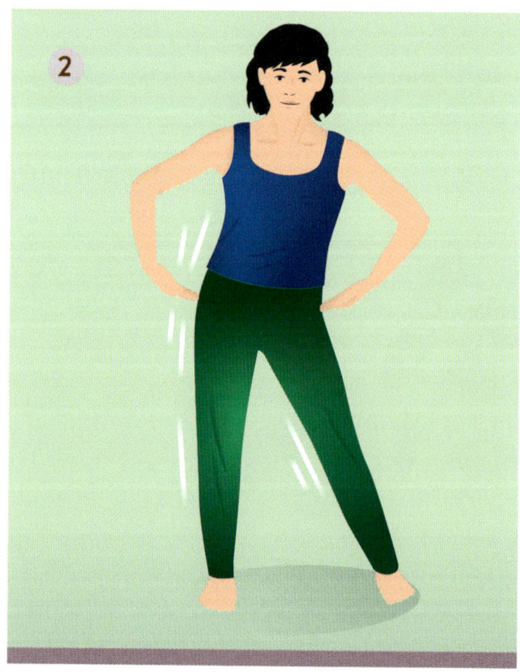

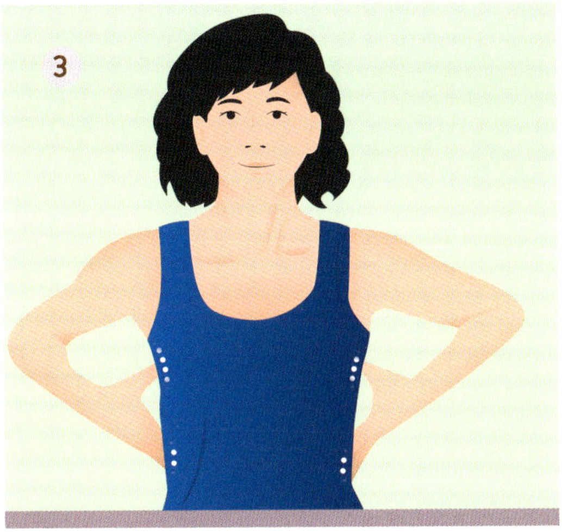


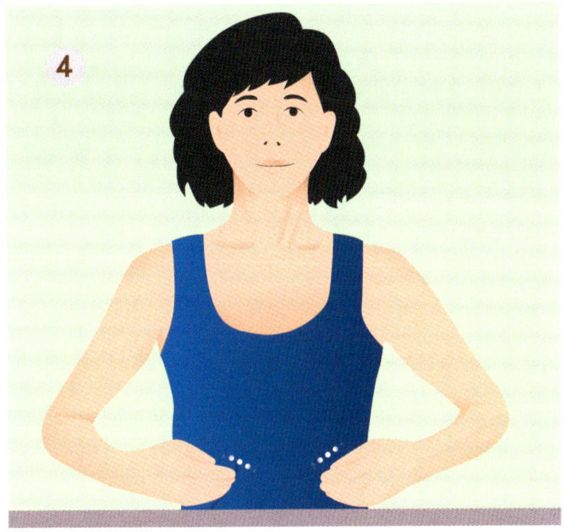


- Wandern Sie weiter über die Hüftgelenke und die Beckenknochen und nehmen Sie auch dort die unterschiedlichen Qualitäten wahr. **2**
- Weiter geht es über die Taille und die seitlichen Rippenbögen. Achten sie nun darauf, dass Sie die Ellbogen hinten halten, damit Schultern und Nacken entspannt bleiben. Gehen Sie von der Schaukelbewegung der Hüfte über in eine seitliche Schaukelbewegung des Oberkörpers.
- Wenn Sie in die Höhe des seitlichen Brustkorbs kommen, beginnen Sie, Ihre Finger zu spreizen; der Daumen ist oben, der Brustkorb weit geöffnet. Wandern Sie mit Ihren Fingern so bis unter die Achseln. Auch hier werden Sie schmerzhaften Stellen begegnen. **3**
- Legen Sie Ihre Hände nun auf den Oberbauch. Die Fingerspitzen liegen dabei auf dem Rippenbogen, also da, wo die Rippen beginnen. **4**
- Wandern Sie nun mit leichtem Fingerdruck am Rippenbogen entlang. Auch hier können Sie mit dem Oberkörper leicht zu den Seiten schaukeln. Verweilen Sie an schmerzhaften Stellen.
- Wandern Sie dann mit Ihren Fingern weiter nach oben, über das Brustbein in Richtung Schlüsselbein.
- Heben und senken Sie abwechselnd Ihre Arme und Ellbogen, wenn Sie im Bereich unter den Schlüsselbeinen angelangt sind. So können Sie Ihren Fingerdruck noch einmal anders betonen.
- Wandern Sie mit sanftem Fingerdruck über die Schlüsselbeine hinweg langsam weiter nach oben und nach außen.
- Wenden Sie dabei den Kopf abwechselnd nach links und nach rechts. Die Muskulatur, die den Kopf dreht, kommt dabei Ihren Fingern entgegen. Achten Sie weiter darauf, dass die Schultern und der Nacken entspannt bleiben. **5**

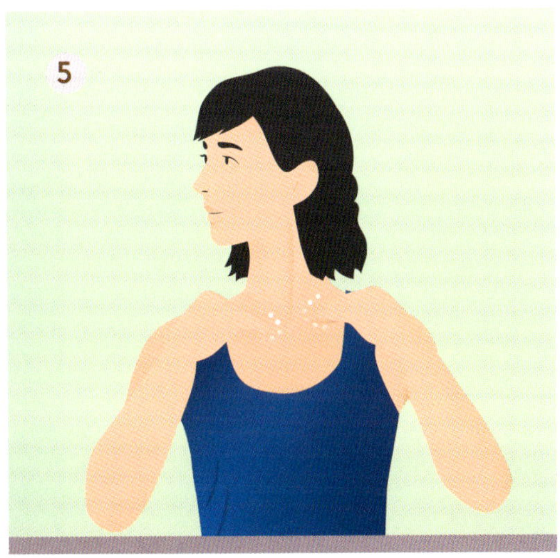

# 6. TAG: DIE LEBER LEGT EINEN FITNESS-TAG EIN

Nachdem Sie an den letzten beiden Tagen den Darm unterstützt haben, können Sie sich jetzt der Entgiftung der Leber widmen. Dabei kommen Gewürze zum Einsatz, die den Stoffwechsel ankurbeln. Außerdem sollten Sie heute zumindest einmal durch körperliche Bewegung ins Schwitzen kommen.

## Gewürze für die Lebergesundheit

Gewürze sorgen nicht einfach nur für einen guten, abwechslungsreichen Geschmack verschiedener Speisen. Sie wurden auch schon in der traditionellen Heilkunde wegen ihrer gesundheitlichen Wirkung eingesetzt. Alle Gewürze, die wir nachfolgend beschreiben, sind Bestandteile des heutigen Shots vor dem Frühstück. Vielleicht können Sie ihn ja noch mehr genießen, wenn Sie wissen, welche Heilkräfte sich darin befinden.

### Koriander – der Ausleitungs-Spezialist

Koriander (bot. *Coriandrum sativum*) ist aus der asiatischen Küche bekannt. Ob Magen-Darm-Beschwerden, antibiotikaresistente Infektionen oder chronische Entzündungskrankheiten, die heilsamen Koriander-Wirkstoffe nehmen es mit den hartnäckigsten Krankheitserregern auf und fördern die Ausleitung von Giftstoffen.

- Er fördert die Ausscheidung von schädlichen Giftstoffen.
- Er wirkt verdauungsfördernd.
- Er unterstützt die Leber bei der Ausleitung der in Lebensmitteln enthaltenen Metalle wie Blei, Quecksilber, Aluminium ...
- Er senkt die Cholesterinwerte.

### Kurkuma – die gelbe Wurzel gegen Entzündungen

Kurkuma (bot. *Curcuma longa*), auch unter dem Namen Gelbwurz bekannt, hat in den letzten Jahren die Aufmerksamkeit der medizinischen Forschung geweckt. In der ayurvedischen Medizin wird sie nicht nur bei Entzündungen eingesetzt, sondern auch bei Diabetes, Rheuma oder Arthrose.

- Kurkuma beziehungsweise der in der Wurzel enthaltene Wirkstoff Curcumin reduziert die Auswirkungen von oxidativem Stress und Entzündungen, wirkt antimikrobiell und hilft dem Immunsystem.
- Sie stimuliert den Gallenfluss, wodurch vermehrt Cholesterin ausgeschieden wird und die Cholesterinwerte im Blut sinken. Sie kann also bei Fettverdauungsstörungen helfen und der Entstehung einer Fettleber entgegenwirken.
- Sie reguliert und senkt den Blutzuckerspiegel und verringert das Risiko, an Typ-2-Diabetes zu erkranken.

### Kardamom – Samen mit regulierender Kraft

Kardamom (bot. *Elettaria cardamomum*) gehört wie auch Kurkuma zur Familie der Ingwer-Gewächse. Seit Jahrhunderten wird Kardamom gegen verschiedene Alltagskrankheiten eingesetzt. Seine Wirkstoffe sitzen in den Samen. Diese wirken unter anderem antibakteriell und krampflösend, lösen den Schleim und regen die Durchblutung an.

- Kardamom hilft bei Verdauungsproblemen, Blähungen, Krämpfen im Magen-Darm-Bereich und bei Appetitlosigkeit.
- Er wirkt blutdrucksenkend und verbessert damit die Herzgesundheit.
- Er regt die Gallenblase und die Speicheldrüse an, ihre Säfte zu produzieren, und unterstützt den Abbau von Fett in der Leber.
- Er bekämpft sowohl bakterielle Infekte als auch Pilzinfektionen.

### Zimt – der Magen-Darm-Spezialist nicht nur zur Weihnachtszeit

Zimt wird traditionell vor allem bei Appetitlosigkeit und Magen-Darm-Beschwerden wie Völlegefühl, Sodbrennen, Blähungen und Durchfall eingesetzt. Als wärmendes Gewürz kurbelt er den Stoffwechsel an und hilft beim Abnehmen. Verwenden Sie Ceylon-Zimt (bot. *Cinnamomum verum*; aus Sri Lanka), denn dieser ist wesentlich bekömmlicher als Cassia-Zimt (bot. *Cinnamomum cassia*; aus China).

- Zimt trägt zur Senkung der Blutzuckerwerte, des Insulin- und des Cholesterinspiegels bei.
- Er wirkt desinfizierend, antibakteriell und antimykotisch (pilzabtötend).
- Er ist entzündungshemmend, wirkt gegen oxidativen Stress und trägt zur Regeneration der Zellen bei.
- Er unterstützt die Reinigung des Blutes und senkt den Blutdruck.
- Er fördert die Durchblutung und wirkt krampflösend.
- Er hat eine beruhigende, stimmungsaufhellende Wirkung.

### Galgant – der milde Ingwer

Hildegard von Bingen nannte Galgant das »Gewürz des Lebens«. Ob der Magen schmerzt, die Verdauung zu Problemen führt, eine Erkältung naht, der Appetit zu wünschen übrig lässt oder bei Reiseübelkeit:

- Galgant wirkt entzündungshemmend, antiviral und antibakteriell.
- Er hilft bei vielen Problemen im Magen-Darm-Trakt sowie im Mund-Rachen-Raum.
- Er stärkt das Herz und das Immunsystem.
- Er hilft bei Schlafstörungen und Nervosität.
- Er senkt Fieber und hilft bei Erkältungen.

### Ingwer – der Allrounder

- Der Ingwer (bot. *Zingiber officinale*) gehört wie Kurkuma, Kardamom und Galgant zur großen Familie der Ingwergewächse. Verwendet wird, sowohl in der Küche als auch in der Heilkunde, fast ausschließlich die Wurzel. Und die hat es in sich. 2018 wurde sie sogar zur Heilpflanze des Jahres gekürt und als »medizinisch allgemein anerkannt« eingestuft.
- Ihre Scharfstoffe wirken entzündungshemmend, antibakteriell, antiviral und antioxidativ und fördern darüber hinaus die Durchblutung.
- Ingwer wirkt vorbeugend bei Reisekrankheit gegen Übelkeit und Erbrechen.
- Er hilft bei krampfartigen Magen-Darm-Beschwerden.
- In der traditionellen Medizin wird er als Schmerzmittel eingesetzt bei Kopfschmerzen, Migräne, Menstruationsbeschwerden, Rheuma und Gelenkentzündungen.

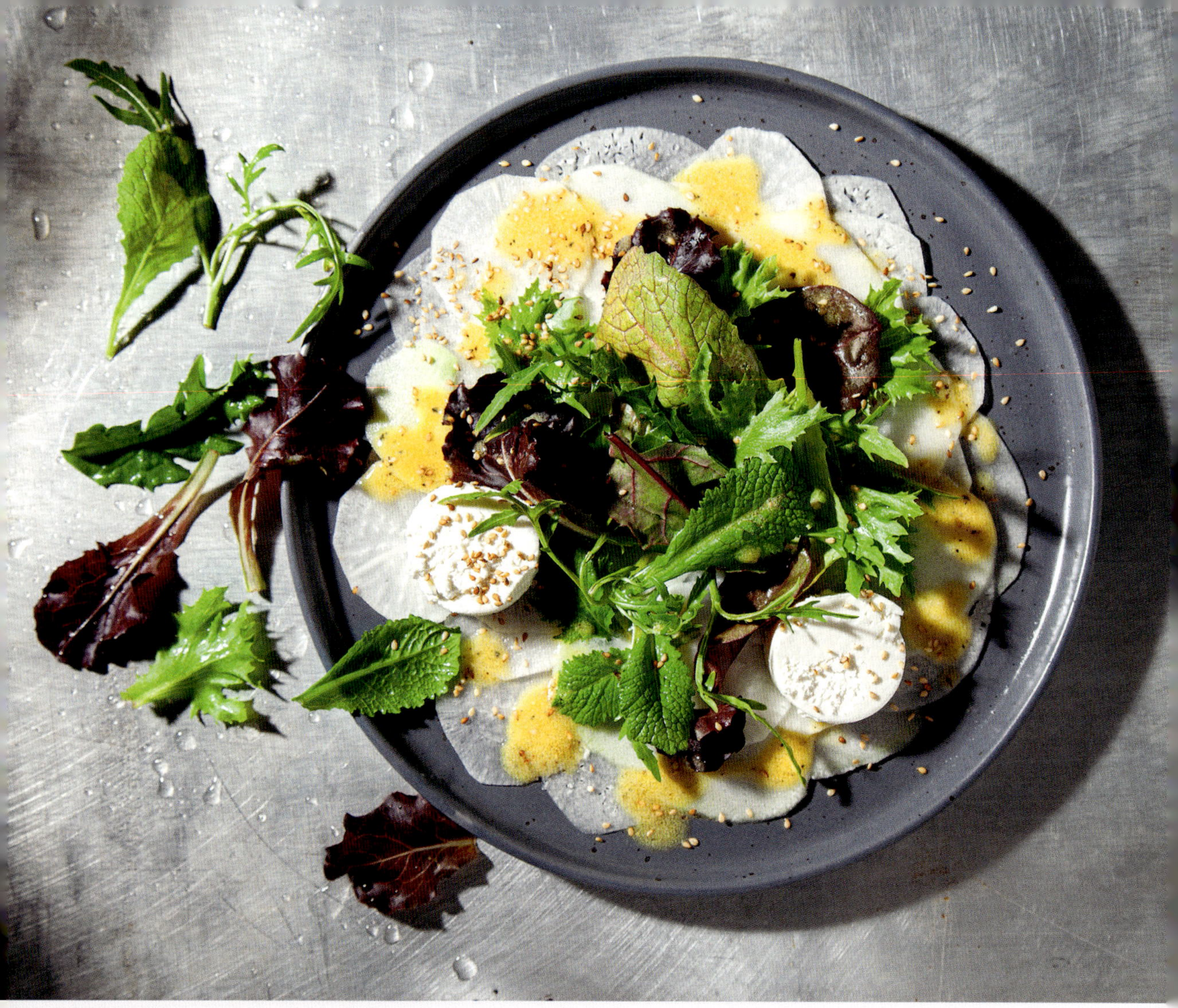

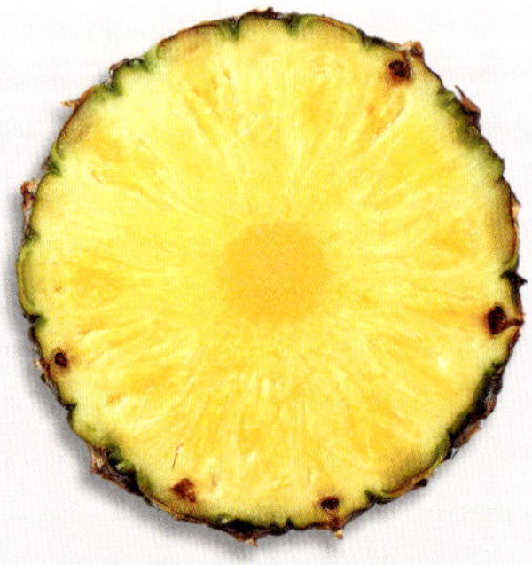

**NÄHRWERTE PRO PORTION**

30 kcal, 0 g EW, 0 g F, 5 g KH, 1 g BST

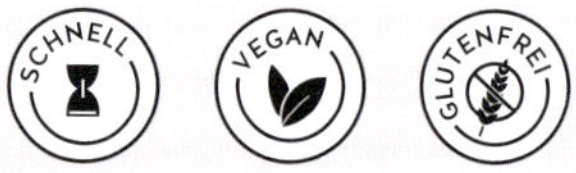


Shot

## Ananas-Gewürz-Shot

1 Für 2 Shots (à 100 ml): 100 g Ananas schälen, putzen und in kleine Stücke schneiden. 20 g Ingwer oder Galgant schälen und fein reiben. Beides mit je ½ TL gemahlener Kurkuma und gemahlenem Koriander, ¼ TL gemahlenem Zimt und 1 Msp. gemahlenem Kardamom sowie 100 ml Wasser in einem hohen Rührgefäß mit dem Stabmixer fein pürieren.

SCHNELL · VEGETARISCH · GLUTENFREI · LOW CARB

Frühstück

# Wildkräutersalat auf Kohlrabi-Rettich-Carpaccio

**Für 2 Personen**
**30 Min. Zubereitung**

1 EL ungeschälter Sesam
100 g Wildkräuter (zum Beispiel Rucola, junger Löwenzahn, Brennnesseln, Giersch, Beinwell)
1 junger Kohlrabi (ca. 300 g)
150 g Rettich
1 EL Zitronensaft
2 EL Himbeeressig
1 TL scharfer Senf
Salz, Pfeffer
3 EL Olivenöl
2 Ziegenfrischkäsetaler (zum Beispiel Picandou; à 40 g)

1 Den Sesam in einer Pfanne ohne Fett bei mittlerer Hitze hellbraun rösten. Vom Herd nehmen und auf einem Teller abkühlen lassen.
2 Die Kräuter verlesen, waschen und trocken schleudern. Kohlrabi und Rettich putzen, schälen und auf der Rohkostreibe in sehr dünne Scheiben hobeln oder schneiden. Zwei Teller mit Zitronensaft bestreichen, die Kohlrabi- und Rettichscheiben abwechselnd und leicht überlappend darauf auslegen. Die Wildkräuter darauf verteilen.
3 Essig, Senf, etwas Salz und Pfeffer mit 2 EL Wasser gründlich verquirlen. Das Öl nach und nach unterschlagen und die Vinaigrette über den Salat träufeln. Jeweils 1 Ziegenkäsetaler darauf setzen und mit geröstetem Sesam bestreut servieren.

**NÄHRWERTE PRO PORTION**

290 kcal, 10 g EW, 22 g F, 10 g KH, 5 g BST

SCHNELL · VEGAN · GLUTENFREI · LOW CARB

Mittagessen

# Rucola-Zoodles mit Avocado-Paranuss-Creme

**Für 2 Personen**

**30 Min. Zubereitung**

300 g grüne Zucchini
300 g gelbe Zucchini
30 g getrocknete Tomaten (in Öl)
40 g Rucola
40 g schwarze Oliven (ohne Stein)
1 kleine Avocado (ca. 170 g)
20 g Paranusskerne
1 Knoblauchzehe
1 EL Zitronensaft
2 EL Olivenöl
Salz, Pfeffer
Cayennepfeffer

1 Die Zucchini waschen, putzen und mit dem Spiralschneider in feine lange Streifen schneiden. Die Tomaten abtropfen lassen und quer in Streifen schneiden. Den Rucola verlesen, abbrausen und trocken schleudern. Die Oliven vierteln.

2 Für die Nusscreme die Avocado halbieren, entkernen, das Fruchtfleisch mit einem Löffel aus der Schale heben. Die Paranusskerne grob hacken. Den Knoblauch schälen und hacken. Mit Zitronensaft, 1 EL Öl und 2–3 EL Wasser im Blitzhacker zu einer feinen Creme pürieren. Mit Salz, Pfeffer und Cayennepfeffer abschmecken.

3 1 EL Öl in einer großen, beschichteten Pfanne erhitzen, die Zucchinistreifen und Tomaten darin bei mittlerer Hitze 2–3 Min. andünsten. Von dem Rucola 1 kleine Handvoll abnehmen, den Rest mit den Oliven unter die Zucchininudeln mischen, salzen und pfeffern. Die Zoodles auf tiefen Tellern mit der Avocado-Paranuss-Creme anrichten und mit Rucola bestreut servieren.

**NÄHRWERTE PRO PORTION**

370 kcal, 9 g EW, 29 g F, 12 g KH, 9 g BST

**TIPP:** Die Zucchininudeln werden mit dem Spiralschneider gedreht. Wer keinen hat, kann das Gemüse erst längs in dünne Scheiben hobeln und diese dann in feine Streifen schneiden.

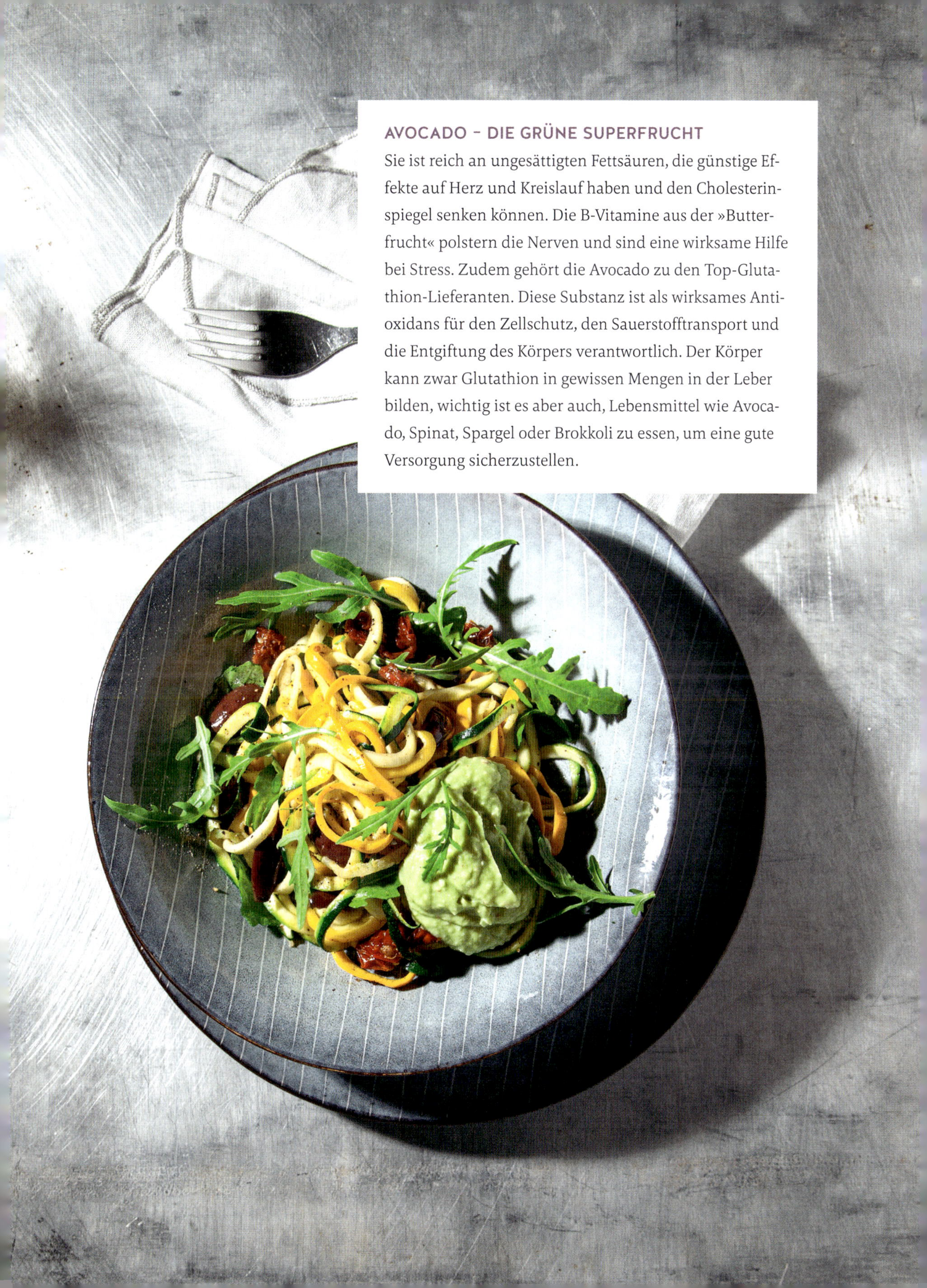

## AVOCADO – DIE GRÜNE SUPERFRUCHT

Sie ist reich an ungesättigten Fettsäuren, die günstige Effekte auf Herz und Kreislauf haben und den Cholesterinspiegel senken können. Die B-Vitamine aus der »Butterfrucht« polstern die Nerven und sind eine wirksame Hilfe bei Stress. Zudem gehört die Avocado zu den Top-Glutathion-Lieferanten. Diese Substanz ist als wirksames Antioxidans für den Zellschutz, den Sauerstofftransport und die Entgiftung des Körpers verantwortlich. Der Körper kann zwar Glutathion in gewissen Mengen in der Leber bilden, wichtig ist es aber auch, Lebensmittel wie Avocado, Spinat, Spargel oder Brokkoli zu essen, um eine gute Versorgung sicherzustellen.

Abendessen

# Gemüse-Kichererbsen-Suppe mit Löwenzahnpesto

**Für 2 Personen**
**30 Min. Zubereitung**

20 g Pinienkerne
80 g junge Löwenzahnblätter (alternativ wilder Rucola)
1 Knoblauchzehe
50 ml Olivenöl
25 g Parmesan
Salz, Pfeffer
150 g Hokkaidokürbis
150 g Blumenkohlröschen
1 Stange Lauch (ca. 200 g)
1 kleine rote Zwiebel
500 ml Gemüsebrühe (gluten-, fett- und hefefrei)
100 g gegarte Kichererbsen (siehe Kasten Seite 81)
1 EL Zitronensaft

1 Die Pinienkerne in einer Pfanne ohne Fett bei mittlerer Hitze hellbraun rösten. Vom Herd nehmen und abkühlen lassen. Den Löwenzahn verlesen, waschen und trocken schleudern. Den Knoblauch schälen und grob hacken, mit der Hälfte vom Löwenzahn, Pinienkernen und 4 EL Öl im Blitzhacker fein pürieren. Den Käse fein reiben und unterrühren. Das Pesto mit Salz und Pfeffer würzen.

2 Den Kürbis waschen, abtrocknen, entkernen und mit Schale in ca. 1 cm große Würfel schneiden. Die Blumenkohlröschen waschen und klein schneiden. Den Lauch putzen, gut waschen und schräg in ca. 1 cm breite Scheiben schneiden. Die Zwiebel schälen und würfeln.

3 In einem Topf das übrige Öl erhitzen. Zwiebel, Kürbis und Blumenkohl ca. 3 Min. bei mittlerer Hitze darin anbraten. Die Brühe angießen und die Kichererbsen zufügen. Alles aufkochen und zugedeckt bei mittlerer Hitze 8–10 Min. garen. Dann den Lauch zugeben und weitere 2–3 Min. köcheln. Mit Zitronensaft, Salz und Pfeffer würzen. Die Suppe auf tiefe Teller verteilen, je 1 EL Pesto darauf geben und mit dem übrigen Löwenzahn bestreuen. Restliches Pesto dazu reichen.

**NÄHRWERTE PRO PORTION**

530 kcal, 17 g EW, 39 g F, 20 g KH, 13 g BST

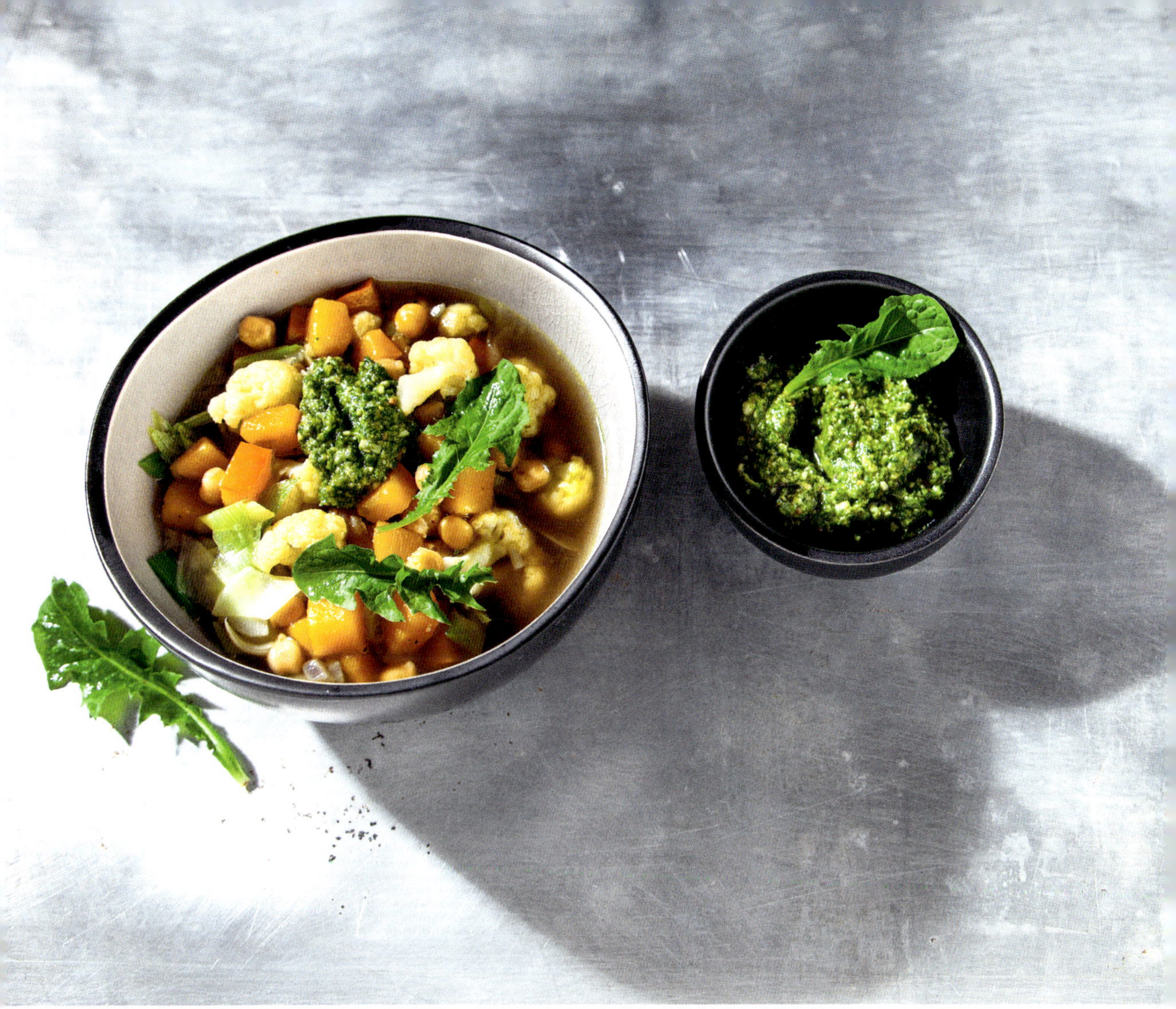

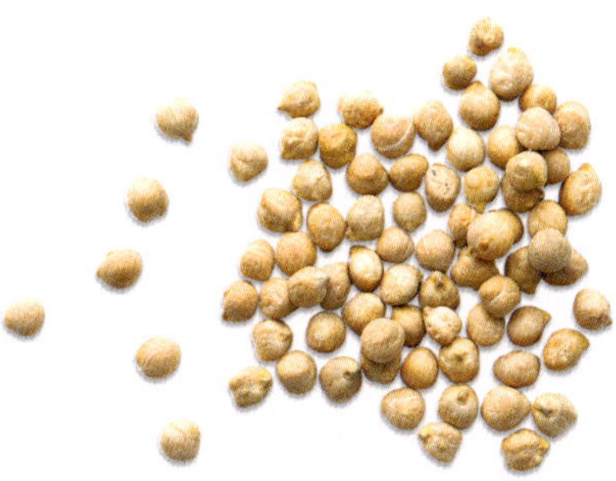

SCHNELL VEGAN GLUTENFREI

Pre-Bedtime-Proteinshake

## Oriental Kichererbsenshake

1 Für 2 Gläser (à 350 ml): 100 g gegarte Kichererbsen (siehe Kasten Seite 81) mit 150 g Schafjoghurt (5 % Fett), 2 EL Chufas (Erdmandelflocken) und 300 ml ungesüßtem Haferdrink in den Standmixer geben. Mit 2 TL Zitronensaft, je ¼ TL rosenscharfem Paprikapulver und gemahlenem Kreuzkümmel, Salz und Pfeffer erst auf niedriger, dann auf höchster Stufe cremig mixen.

**NÄHRWERTE PRO PORTION**

230 kcal, 8 g EW, 9 g F, 25 g KH, 8 g BST

# Die KiD-Übungen

Wiederholen Sie heute zunächst die Übungen »Der Sonnengruß« (siehe Seite 116), »Der Schritt« (siehe Seite 96), »Die Leber-Gallen-Linie« (siehe Seite 126) und »Der tanzende Kiefer« (siehe Seite 106). Heute gibt es nur eine neue Übung, damit Sie genügend Zeit haben zum Wiederholen.

1

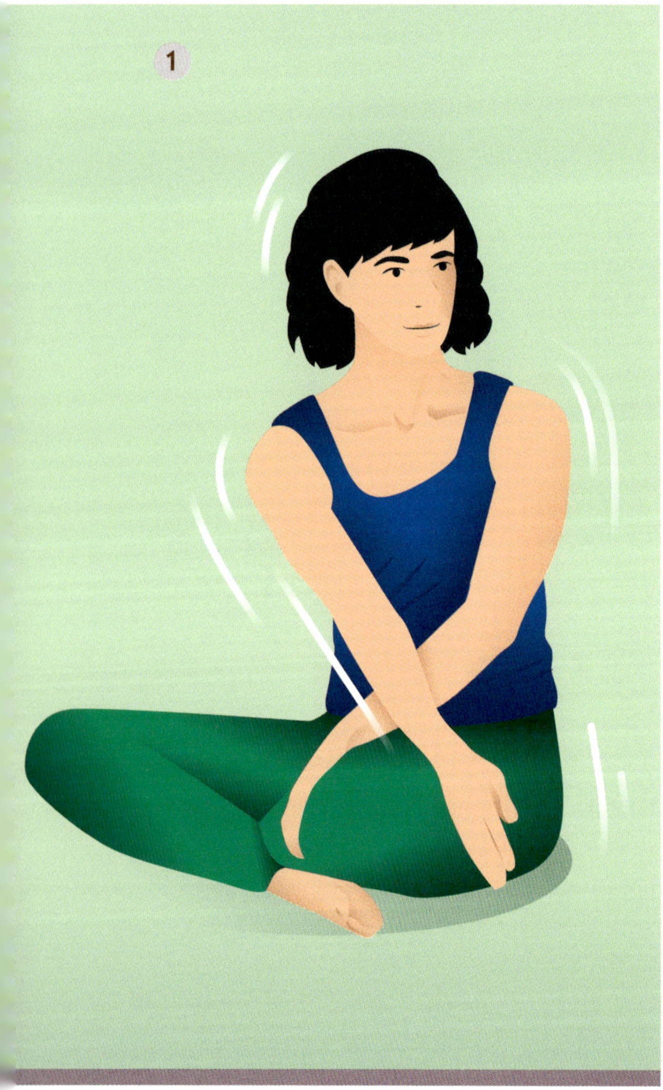

## Drehung im Sitz

Im Yoga nennt man diese Übung den Drehsitz. Im Drehsitz werden alle Bauchorgane sozusagen massiert, was die Verdauung anregt und Verstopfung, Blähungen und anderen Symptomen einer trägen Verdauung entgegenwirkt. Er hat eine entgiftende Wirkung auf den Körper, Schlacken im Darm werden gelöst. Die Dehnung vom Po über die Lenden bis zur seitlichen Bauchmuskulatur ist wohltuend bei Rückenschmerzen und Verspannungen. Hält man die Position des Drehsitzes länger und konzentriert sich dabei auf seinen Atem, ist er ideal, um Stress und innere Unruhe einfach wegzuatmen.

Für diese Übung sollten Sie sich auf eine Unterlage, zum Beispiel eine Yogamatte, einen Teppich oder Ähnliches, setzen und außerdem ein festes Kissen oder eine Decke bereitlegen.

- Begeben Sie sich auf Ihrer Unterlage in den Schneidersitz. Wenn Sie in dieser Sitzposition Ihren Rücken nicht gerade aufrichten können, setzen Sie sich auf ein festes Kissen oder eine gefaltete Decke. Legen Sie Ihre Handflächen seitlich ab. Die Finger zeigen dabei nach vorne.
- Runden Sie nun Ihren Rücken leicht und gleichmäßig. Wandern Sie mit Ihrer linken Hand ein kleines Stück weiter nach hinten. Heben Sie nun die rechte Hand an. Drehen Sie Ihren Oberkörper langsam nach links und legen dann die Handkante Ihrer rechten Hand gegen die Außenseite des linken Oberschenkels.
- Achten Sie bei dieser Drehung besonders auf Ihre individuellen Grenzen.
- Richten Sie nun Ihren Rücken wieder auf. Der Kopf und der Blick richten sich ebenfalls nach

links. Schulter und Nacken bleiben locker.

- Üben Sie dann mit Ihrer rechten Handkante einen leichten Druck gegen den linken Schenkel aus und geben Sie dabei mit Ihrem Oberkörper noch einen leichten Drehimpuls nach rechts.
- Wenn Sie nun die linke Hand noch an die Innenseite des linken Schenkels legen, können Sie die Gesamtaktivierung dieser Übung noch einmal anders betonen. **1**
- Halten Sie diese Aktivierungen jeweils für vier bis sechs Atemzüge. Lösen Sie den Drehsitz langsam und vorsichtig auf, indem Sie den Rücken wieder leicht beugen und sich dann nach vorne ausrichten.
- Wiederholen Sie die Übung zur anderen Seite.

## Herz-Kreislauf-Training

**Geben Sie Stoff!**

Um Ihren Stoffwechsel so richtig anzuregen, sollten Sie heute ins Schwitzen kommen. Denn körperliche Bewegung fördert die Durchblutung, den Fettab- und Muskelaufbau und ist darüber hinaus auch noch ein wirksames Mittel, Stress abzubauen. Glückshormone wie Endorphine und Serotonin werden vermehrt ausgeschüttet, Blutzucker, Blutfette und der Stresshormonpegel sinken (siehe Seite 62).

Überfordern Sie sich dabei aber nicht. Welche Art von Bewegung oder Sport heute für Sie angemessen ist, hängt davon ab, was vor der 9-Tage-Kur zu Ihrer Alltagsroutine gehörte. Was Sie machen, ist letztlich egal. Hauptsache, Sie machen etwas!

- Wenn Sie regelmäßig joggen, schlagen wir Ihnen heute einen 30- bis 45-minütigen Nüchternlauf vor dem Frühstück vor.
- Ist für Sie Walken schon eine Herausforderung, probieren Sie es damit.
- Wenn Sie lieber schnell Fahrrad fahren, ist das natürlich auch eine Option.
- Sollten Sie Mitglied in einem Fitnessstudio sein, dann ist es für Sie vielleicht der schweißtreibende Zumbakurs oder das Indoorcycling, das Sie auf Touren bringt.

Und übrigens: Mit Ausdauer- und Koordinationstraining tun Sie auch etwas Gutes für Ihr Gehirn. Verschiedene Forschungsergebnisse belegen, dass Bewegung dabei hilft, einen vorzeitigen Abbau der Gehirnleistung im Alter zu stoppen. Jeder zurückgelegte Schritt schlägt sich in Ihrem Gehirn nieder:

- Sie kurbeln die Durchblutung des Denkapparats an.
- Sie erhöhen die Sauerstoffzufuhr des Gehirns.
- Sie können konzentrierter und kreativer denken (siehe Seite 60 ff.).

# 7. TAG: DIE LEBER HÄLT INNE

Das letzte Drittel der 9-Tage-Kur, die eigentliche Entgiftung, möchten wir mit einem Fastentag einleiten. Keine Angst, Sie dürfen heute genügend leckere Dinge zu sich nehmen – nur eben nicht am Abend. Und weil Körper und Geist zusammengehören, empfehlen wir Ihnen, heute auch mal Ihr Smartphone zumindest am Abend beiseitezulegen, um ganz zur Ruhe zu kommen.

## Intermittierendes Fasten – wozu denn das?

Verschiedene Studien haben gezeigt, dass Sie Ihrem Körper kaum etwas Besseres tun können, als die Zeit, in der Sie etwas essen, auf sechs oder acht Stunden zu beschränken und 16 beziehungsweise 14 Stunden lang nichts zu essen. Der Begriff kommt übrigens aus dem Lateinischen »intermittere« bedeutet »unterbrechen«. Diese Art des Teilzeitfastens, auch Intervallfasten genannt, hilft nicht nur beim Abnehmen, sondern wirkt sich insgesamt positiv auf die Gesundheit aus.

### Den Stoffwechsel umstellen

Das liegt daran, dass Sie nicht einfach nur weniger Kalorien zu sich nehmen, wenn Sie sich auf zwei Mahlzeiten beschränken. Der entscheidende Benefit besteht vielmehr darin, dass sich der Stoffwechsel umstellt, wenn wir über längere Zeit nichts zu uns nehmen. Er greift dann nämlich auf Fettreserven zurück und verbraucht diese. Dabei hat die Leber eine besondere Rolle, denn sie kann aus mittelkettigen Fetten sogenannte Ketonkörper bilden, die schnelle Energie für das Gehirn liefern.

Voraussetzung dafür ist eine generell kohlenhydratarme, proteinreiche Ernährung.

Aus diesem Grund müssen Sie auf Ihren Pre-Bedtime-Proteinshake auch am heutigen »Fasten-Tag« nicht verzichten. Im Gegenteil, er unterstützt diese Umstellung des Stoffwechsels sogar und verhindert, dass die Leber im Mangelzustand Körpereiweiß in Glukose umbaut.

Insbesondere Menschen mit einem erhöhten Diabetesrisiko profitieren vom intermittierenden Fas-

### Vorteile des intermittierenden Fastens:

- Entlastung und Unterstützung des Verdauungstrakts
- Regulierung des Blutzuckerspiegels
- Erhöhte Fettverbrennung und Gewichtsreduktion
- Schnellere Regeneration von Nervenzellen

ten: Der Blutzuckerspiegel stabilisiert sich, Heißhungerattacken bleiben aus. Außerdem sinkt auch der Blutdruck, was für alle Herz-Kreislauf-Erkrankungen von Vorteil ist. Planen Sie also gerne auch für die Zukunft wöchentlich einen Tag ohne Abendessen oder ohne Frühstück ein, um eine Nahrungskarenz von mindestens 14 Stunden einzuhalten.

## Der Leberwickel – einfach und wirkungsvoll

Unterstützen Sie Ihre Leberfunktionen mit einem feuchtheißen Wickel und tun Sie damit gleichzeitig etwas für Ihre Entspannung. Der Leberwickel verbessert die Durchblutung der Leber und regt Regenerationsprozesse an. Durch die Wärme erweitern sich die Gefäße in der Leber und der Gallenblase, sodass der Gallensaft besser abfließt. Nicht zuletzt ist ein Leberwickel sehr entspannend und wirkt sich positiv auf das parasympathische Nervensystem aus, was bedeutet, dass die Verdauung besser arbeitet, aber auch Verspannungen körperlicher und psychischer Art gelöst werden und Sie zur Ruhe kommen können.
Sie können den Leberwickel nach dem Mittagessen machen, wenn Sie sich eine Pause gönnen wollen, oder noch besser abends vor dem Schlafengehen seine entspannende Wirkung genießen. Wenn Sie merken, dass Ihnen der Leberwickel guttut und Sie sich die Zeit dafür nehmen können, machen Sie ein Ritual daraus, das Sie sich regelmäßig gönnen.

### Und so wird's gemacht:

- Suchen Sie sich ein ruhiges Plätzchen aus und sorgen Sie dafür, dass Sie in den nächsten 45 Minuten nicht gestört werden. Schalten Sie am besten auch Ihr Handy aus. Vielleicht möchten Sie ja eine ruhige Musik hören.
- Ziehen Sie sich etwas Bequemes an, abends vielleicht schon Ihren Schlafanzug.
- Legen Sie sich eine Wärmflasche, eine kleine Schüssel, einen Waschlappen, ein großes Handtuch und eine warme Decke zurecht.
- Kochen Sie Wasser in einem Wasserkocher auf und füllen Sie einen Teil des Wassers in die Wärmflasche und einen anderen Teil in die kleine Schüssel.
- Legen Sie den Waschlappen in diese Schüssel und wringen Sie ihn danach gut aus, sodass er nicht mehr tropft.
- Achtung: Das Wasser sollte heiß, aber natürlich nicht zu heiß sein, denn Sie sollen sich ja nicht verbrühen oder verbrennen!
- Legen Sie sich dann bequem auf den Rücken (im Bett oder auf dem Sofa) und platzieren Sie den feuchtheißen Waschlappen auf dem Oberbauch rechts direkt unterhalb des Rippenbogens.
- Auf den Waschlappen legen Sie die Wärmflasche und darauf das große Handtuch, mit dem Sie sich fest umwickeln, sodass der Wickel nicht verrutscht.
- Legen Sie dann noch eine Decke über sich und genießen Sie das wohlige Gefühl etwa 45 Minuten lang.

### Den Wickel mit Heilkräutern anreichern

Die Wirkung des Wickels lässt sich noch verstärken, indem Sie den Waschlappen in einem Sud von bitteren Heilpflanzen wie Löwenzahn oder Schafgarbe tauchen. Die getrockneten Kräuter müssten Sie allerdings zuvor etwa fünf bis zehn Minuten ziehen lassen. Oder Sie geben ein paar Tropfen ätherisches Öl wie Fenchel, Orange, Rosmarin oder Wacholder in das Wickelwasser. Allein schon der Geruch wirkt wohltuend – sowohl auf die Leber als auch auf den Geist.

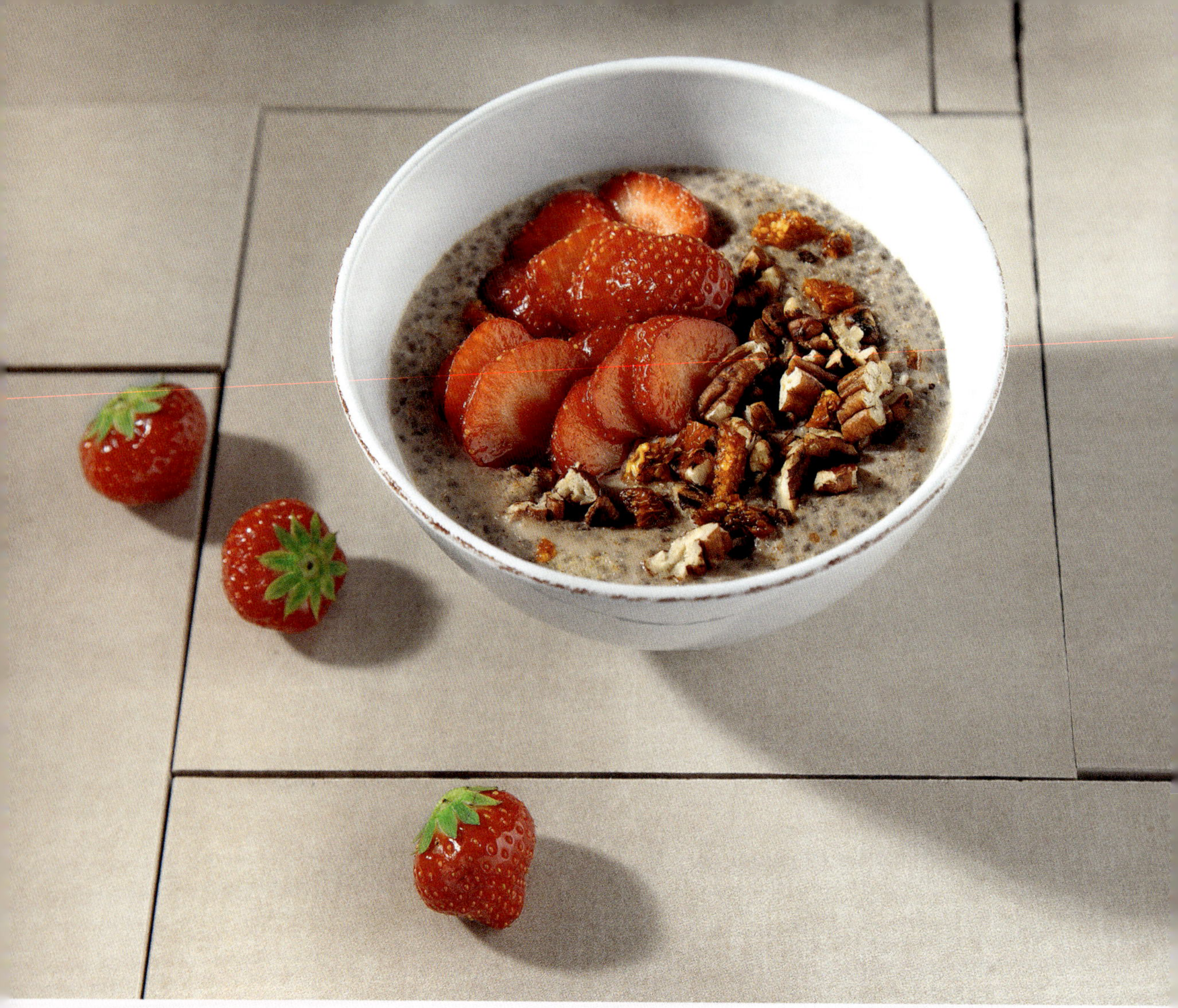

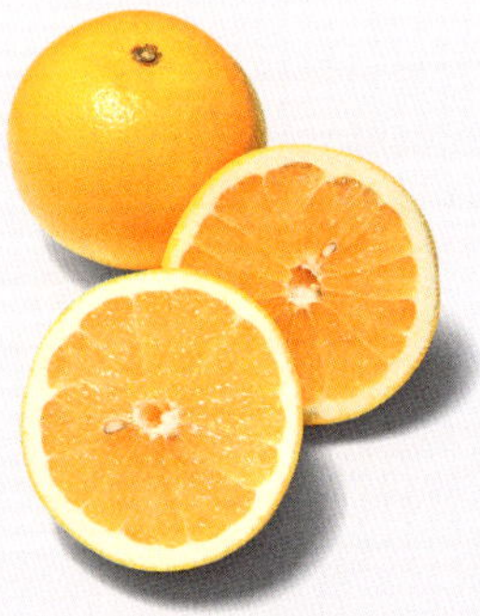

SCHNELL VEGAN GLUTENFREI

Shot

## Gelber Grapefruit-Chili-Shot

**1** Für 2 Shots (à 100 ml): 15 g Ingwer und 10 g Kurkuma schälen und auf der Gemüsereibe fein reiben, dabei am besten Einweghandschuhe tragen. 1 kleine rote Chilischote längs aufschneiden, putzen, entkernen, waschen und klein würfeln. Alles mit dem ausgepressten Saft von ½ rosa Grapefruit und 1 Zitrone in ein hohes Rührgefäß geben und mit dem Stabmixer fein mixen.

**NÄHRWERTE PRO PORTION**

40 kcal, 1 g EW, 0 g F, 7 g KH, 0 g BST

Frühstück

# Chufas-Kokossuppe mit Erdbeeren

**Für 2 Personen**
**30 Min. Zubereitung**

300 ml ungesüßter Kokosdrink
300 ml ungesüßter Haferdrink
4 EL Chufas (Erdmandelflocken)
3 EL Chiasamen
2 EL Pekannusskerne
100 g Erdbeeren
4 getrocknete, ungesüßte Physalis
¼ TL gemahlener Zimt
2 Msp. Nelkenpulver

1 Den Kokos- und Haferdrink in einem Topf aufkochen. Die Chufas und Chiasamen einrühren und alles zugedeckt bei niedriger Hitze ca. 5 Min. quellen lassen, bis die Suppe leicht angedickt ist.

2 Inzwischen die Pekannusskerne grob hacken und in einer Pfanne ohne Fett bei mittlerer Hitze anrösten, vom Herd nehmen und abkühlen lassen. Die Erdbeeren abbrausen, trocken tupfen, putzen und längs in Scheiben schneiden. Die Physalis hacken.

3 Die Suppe umrühren, mit Zimt- und Nelkenpulver abschmecken und in Schalen füllen. Die Erdbeeren darauf verteilen. Mit Nüssen und Physalis bestreut servieren.

**NÄHRWERTE PRO PORTION**

280 kcal, 7 g EW, 17 g F, 23 g KH, 8 g BST

Mittagessen

# Gemüse-Antipasti mit Hummus

**Für 2 Personen**
**45 Min. Zubereitung**

je 1 kleine rote und gelbe Paprika
150 g Zucchini
½ Aubergine (ca. 150 g)
4 EL Olivenöl
Salz, Pfeffer
2 EL Rotweinessig
1 Tomate
50 g Rucola
2 Stängel Basilikum
100 g gegarte Kichererbsen (siehe Kasten Seite 81)
60 ml Gemüsebrühe (gluten-, fett- und hefefrei)
30 g dunkles Tahin (Sesampaste)
½ TL gemahlener Kreuzkümmel
1–2 TL Zitronensaft

1 Den Backofengrill vorheizen. Die Paprika vierteln, putzen, waschen und mit der Hautseite nach oben auf ein Backblech legen. Im Ofen (oberes Drittel) 10–12 Min. rösten, bis die Haut schwarze Blasen wirft. Paprika herausnehmen, ca. 10 Min. abkühlen, dann häuten und in mundgerechte Stücke schneiden.

2 Inzwischen Zucchini und Aubergine waschen, putzen und schräg in 3–4 mm dünne Scheiben schneiden. In einer großen Pfanne 1 EL Öl erhitzen. Die Zucchini darin 4–5 Min. bei mittlerer bis hoher Hitze hellbraun braten, zwischendurch wenden, dann herausnehmen, salzen und pfeffern. Erneut 1 EL Öl in der Pfanne erhitzen, die Aubergine darin in 4–5 Min. auf beiden Seiten hellbraun braten, mit Salz und Pfeffer würzen, dann herausnehmen.

3 Essig, Salz, Pfeffer und 2 EL Öl in einer Schüssel verrühren. Die Tomate waschen, vom Stielansatz befreien und in Scheiben schneiden. Rucola verlesen, waschen, trocken schütteln und grobe Stiele entfernen. Basilikum abbrausen, trocken schütteln, die Blätter von den Stielen zupfen und grob schneiden. Gemüse, Rucola und Basilikum in die Vinaigrette geben und vermischen.

4 Für das Hummus die Kichererbsen mit Brühe und Tahin im Blitzhacker fein pürieren. In eine Schale umfüllen, mit Kreuzkümmel, Salz, Pfeffer und Zitronensaft abschmecken. Die Antipasti auf Tellern anrichten und den Hummus dazu reichen.

**NÄHRWERTE PRO PORTION**

420 kcal, 12 g EW, 30 g F, 20 g KH, 11 g BST

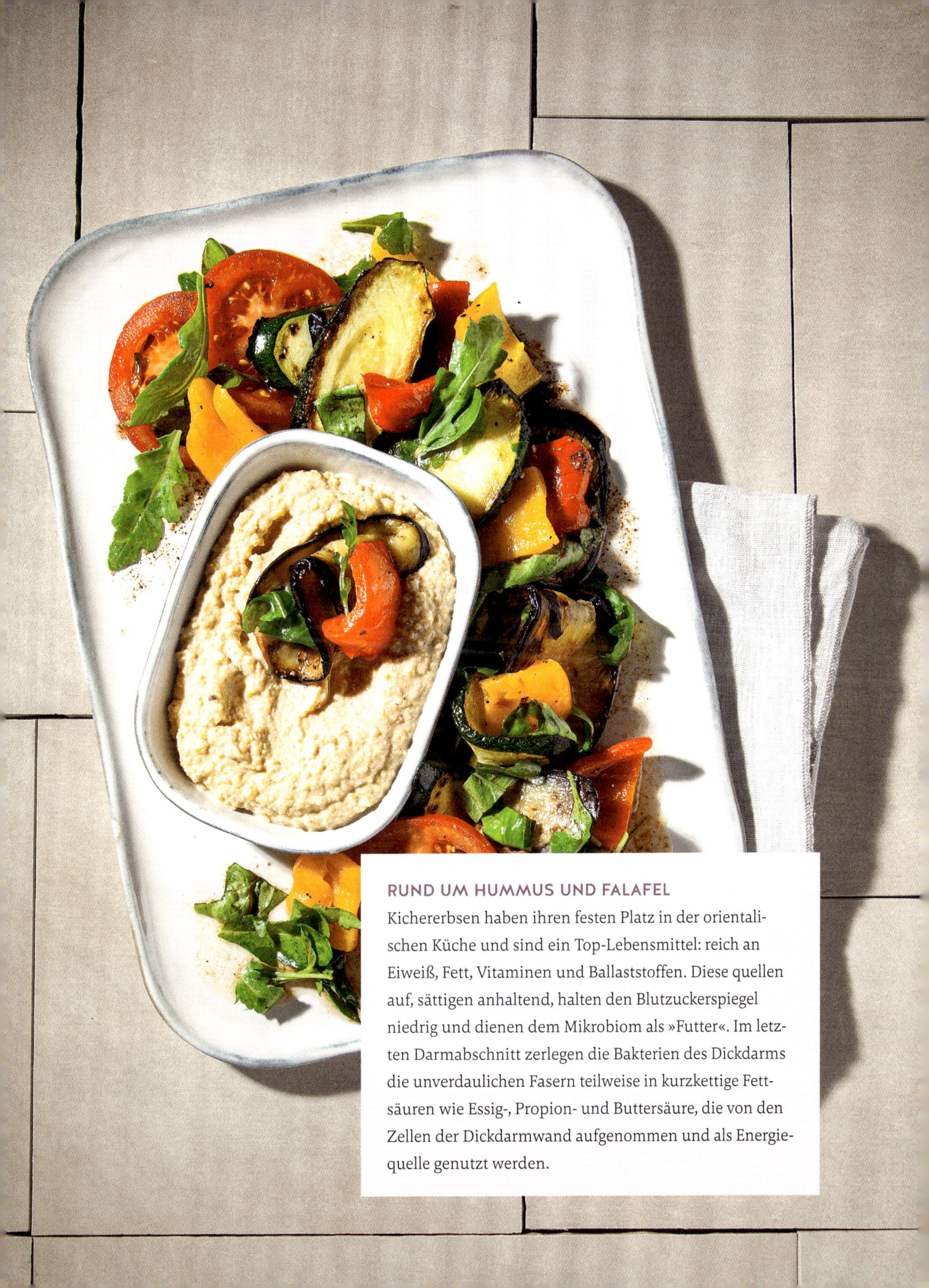

### RUND UM HUMMUS UND FALAFEL

Kichererbsen haben ihren festen Platz in der orientalischen Küche und sind ein Top-Lebensmittel: reich an Eiweiß, Fett, Vitaminen und Ballaststoffen. Diese quellen auf, sättigen anhaltend, halten den Blutzuckerspiegel niedrig und dienen dem Mikrobiom als »Futter«. Im letzten Darmabschnitt zerlegen die Bakterien des Dickdarms die unverdaulichen Fasern teilweise in kurzkettige Fettsäuren wie Essig-, Propion- und Buttersäure, die von den Zellen der Dickdarmwand aufgenommen und als Energiequelle genutzt werden.

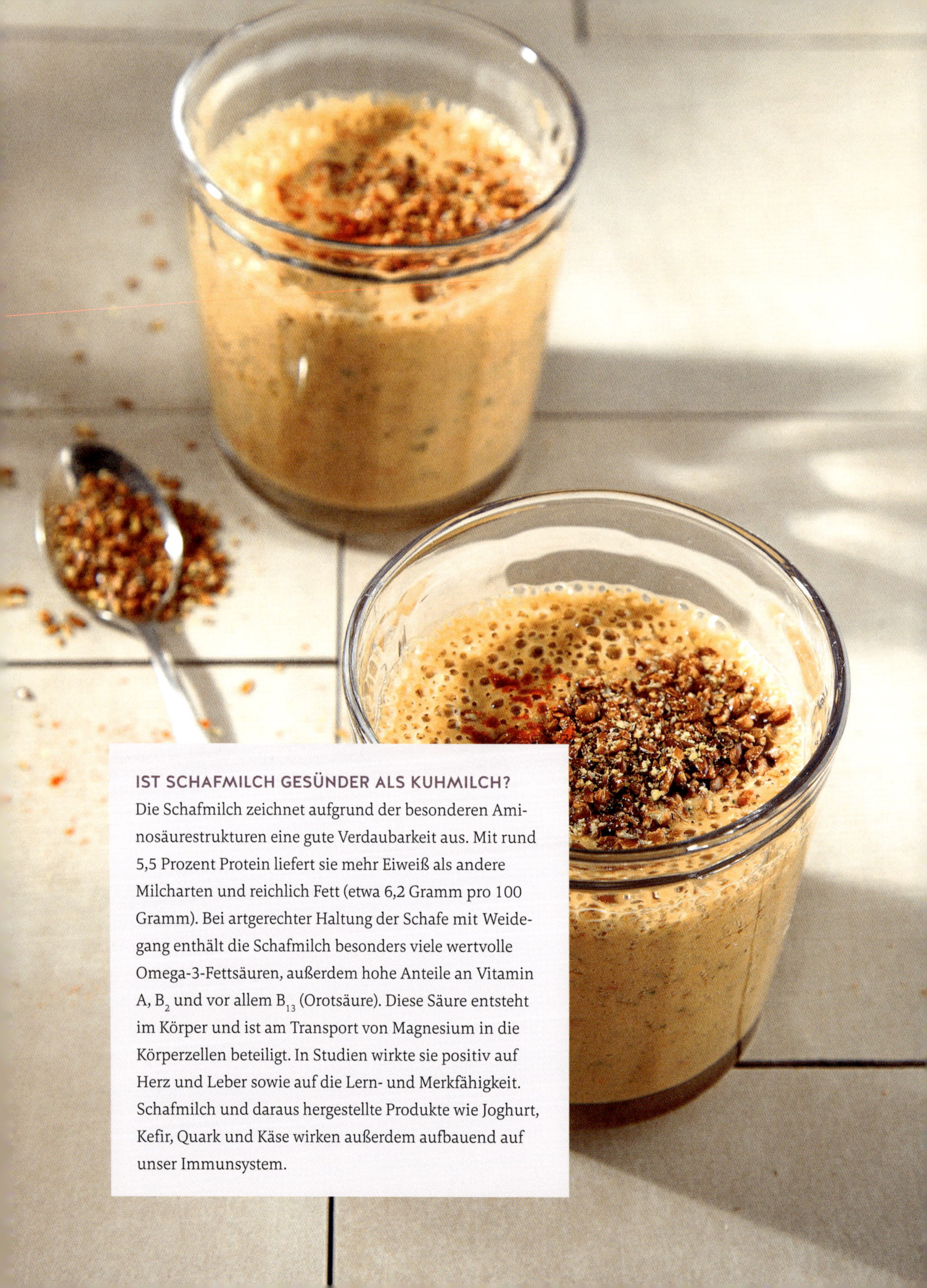

### IST SCHAFMILCH GESÜNDER ALS KUHMILCH?

Die Schafmilch zeichnet aufgrund der besonderen Aminosäurestrukturen eine gute Verdaubarkeit aus. Mit rund 5,5 Prozent Protein liefert sie mehr Eiweiß als andere Milcharten und reichlich Fett (etwa 6,2 Gramm pro 100 Gramm). Bei artgerechter Haltung der Schafe mit Weidegang enthält die Schafmilch besonders viele wertvolle Omega-3-Fettsäuren, außerdem hohe Anteile an Vitamin A, $B_2$ und vor allem $B_{13}$ (Orotsäure). Diese Säure entsteht im Körper und ist am Transport von Magnesium in die Körperzellen beteiligt. In Studien wirkte sie positiv auf Herz und Leber sowie auf die Lern- und Merkfähigkeit. Schafmilch und daraus hergestellte Produkte wie Joghurt, Kefir, Quark und Käse wirken außerdem aufbauend auf unser Immunsystem.

SCHNELL · VEGETARISCH · GLUTENFREI · LOW CARB

Pre-Bedtime-Proteinshake

# Gemüse-Minze-Lassi

**Für 2 Gläser (à 350 ml)**
**Zubereitung: 10 Min.**

1 rote Spitzpaprika (ca. 100 g)
1 Mini-Salatgurke (ca. 125 g)
50 g Kirschtomaten
3 Stängel Minze
300 g Schafjoghurt (5,5 % Fett)
2 EL Zitronensaft
100 ml stilles Mineralwasser
Salz
2 Msp. Cayennepfeffer
2 TL geschroteter Leinsamen

1 Die Paprika vierteln, putzen, waschen und in Stücke schneiden. Die Gurke putzen, waschen und klein würfeln. Die Kirschtomaten waschen und halbieren. Die Minze kurz abbrausen, trocken schütteln und die Blätter abzupfen.

2 Paprika, Gurke, Tomaten und Minze in den Standmixer geben. Joghurt und Zitronensaft hinzufügen und mit Mineralwasser auffüllen. Das Ganze erst auf niedriger, dann auf höchster Stufe fein pürieren.

3 Den Drink mit Salz und Cayennepfeffer würzen und nochmals kurz mixen. In große Gläser füllen und mit je 1 TL geschrotetem Leinsamen bestreut servieren.

**NÄHRWERTE PRO PORTION**

160 kcal, 8 g EW, 8 g F, 11 g KH, 3 g BST

# Die KiD-Übungen

Wiederholen Sie heute zunächst die Übungen »Die Leber-Gallen-Linie« (siehe Seite 126), »Der tanzende Kiefer« (siehe Seite 106) und »Der Kreis der Hände I und II« (siehe Seite 85), bevor Sie sich der neuen Übung zuwenden. Es steht Ihnen natürlich immer frei, auch noch weitere Übungen zu wiederholen, die Ihnen besonders guttun.

## Der stille Gesang

*Im Alltag ist unser Kiefer oft sehr angespannt. Und häufig beißen wir auch im wahrsten Sinne des Wortes die Zähne zusammen. Das geschieht ganz unwillkürlich und spiegelt unser inneres seelisches Befinden. Wenn wir nun mit diesen Spannungen spielen und sie bewusst wahrnehmen, lösen wir diese unwillkürlichen Spannungsmuster und lösen sie auch auf psychischer Ebene sozusagen ab. Es kann hilfreich sein, diese Übung beim ersten Mal vor dem Spiegel zu machen, denn diese Kieferbewegungen machen wir nicht häufig und das Gefühl kann einen da ganz schön täuschen. Lachen ist zwischendurch übrigens auch immer erlaubt!*

- Nehmen Sie eine stabile und aufrechte Ausgangsposition (vorzugsweise im Sitzen) ein. Richten Sie Ihre gesamte Wirbelsäule auf.
- Öffnen Sie den Mund so weit wie möglich. Halten Sie Ihren Kopf ganz gerade, also in gerader Fortsetzung der Wirbelsäule. Legen Sie nun Ihre Zeige- und Mittelfinger von vorne auf das Kinn. Versuchen Sie, gegen den Widerstand Ihrer Finger den Mund zu schließen. **1**
- Öffnen Sie den Mund leicht und schieben Sie den Unterkiefer abwechselnd nach links und nach rechts.
- Öffnen Sie den Mund leicht und schieben Sie den Unterkiefer nach rechts. Legen Sie Ihre Finger auf die linke Unterkieferseite. Schieben Sie nun den Unterkiefer nach links gegen den Widerstand Ihrer Finger. **2**
- Anschließend die Seite wechseln.

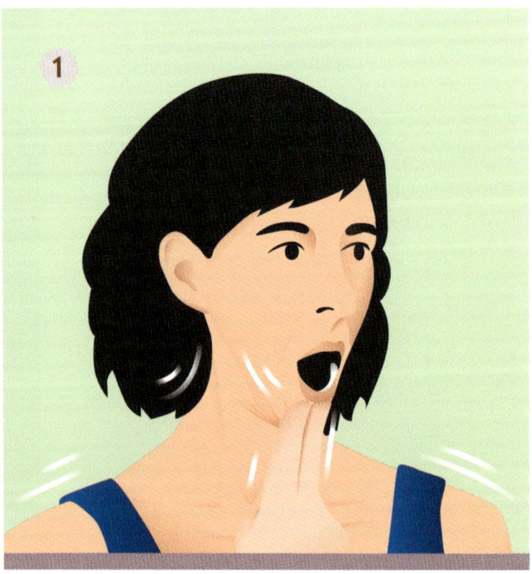


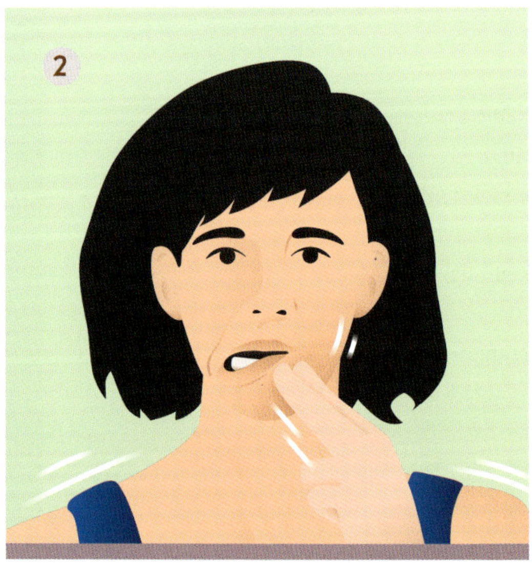

# Digital Detox oder Medienfasten

Seien Sie ehrlich: Erwischen Sie sich auch häufig dabei, ganz automatisch aufs Smartphone zu schauen, obwohl überhaupt nichts Besonderes anliegt? Nicht nur Kinder und Jugendliche, auch die meisten Erwachsenen nutzen ihre Smartphones auf eine Art, die zumindest suchtartige Züge trägt. Zeiten der Abstinenz können da sehr hilfreich sein.

## Den Umgang mit dem Handy bewusst steuern

Ja nichts verpassen wollen, möglichst schnell mitkriegen, was sich bei Freunden oder Freundinnen, Kindern, Eltern, in der eigenen Community oder wo auch immer tut, und ständig die anderen wissen lassen, wo wir selbst gerade sind – davon lassen wir uns oft antreiben und auf diese Weise quasi fernsteuern, anstatt selbst zu bestimmen, wann wir uns mit wem oder was beschäftigen.
Um Letzteres geht es aber, wenn Sie sowohl Ihre Fähigkeit, sich zu konzentrieren und zu fokussieren, als auch die, sich zu entspannen und zu genießen, stärken möchten. Selbstbestimmung, Selbstverantwortung und Selbstwirksamkeit – das sind keine Zauberworte, nichts, was wie von selbst gelingt. Aber es sind Haltungen, die wir einnehmen können und die dabei helfen, uns aus verschiedensten Hamsterrädern zu befreien. Im Fokus steht dabei immer, Gewohnheiten daraufhin zu hinterfragen, ob sie uns noch guttun oder nicht. Nutzen Sie doch die Gelegenheit, während der 9-Tage-Kur nicht nur Ihre Ernährungsgewohnheiten zu ändern und sich mehr zu bewegen, sondern auch andere Alltagsroutinen – und da spielt heutzutage der Umgang mit den digitalen Medien eine große Rolle – infrage zu stellen oder wenigstens mal auszuprobieren, wie es sich anfühlen könnte, mit manchen Dingen anders umzugehen und Stressquellen zu reduzieren.

### Tipps und Tricks fürs Medienfasten

- Schalten Sie automatische Benachrichtigungen und Push-Nachrichten aus. Egal, ob es um Mails, WhatsApp-Chats, Nachrichten oder sonstige News aus Ihrer beruflichen Branche geht oder gar um Sport- oder Wettermeldungen – es reicht in aller Regel völlig aus, wenn Sie Ihr Smartphone etwa viermal am Tag checken.
- Erlauben Sie es sich, nicht erreichbar zu sein. Wenn es nicht gerade absolut dringliche private oder berufliche Gründe dafür gibt, rund um die Uhr erreichbar zu sein, gönnen Sie sich den Luxus, Ihr Smartphone immer mal wieder auf Flugmodus zu schalten.
- Geben Sie Ihrem Handy Schlafzimmerverbot. Am besten schalten Sie das Smartphone am Abend aus, wenn Sie ins Bett gehen. Wenn Sie es als Wecker nutzen wollen, dann aber im Flugmodus.
- Gehen Sie ab und zu ohne Handy aus dem Haus. Das fühlt sich für die meisten komisch an, aber gerade deshalb ist es eine kleine Herausforderung, der wir uns immer mal wieder stellen sollten. Sie sind dann nicht erreichbar, können auch selbst niemanden anrufen, nicht chatten und nichts nachschauen. Na und?

# 8. TAG: DIE LEBER ÜBT DEN ALLTAG

**Am vorletzten Tag Ihrer Kur ist es nicht zu früh, schon ein wenig an die Zeit danach zu denken. Ist es Ihnen schwergefallen, in der vergangenen Woche auf Zucker zu verzichten? Wir stellen Ihnen hier eine spezielle Form des Zuckers vor, die in Ihrem heutigen Mittagessen besonders in den Kichererbsen und beim Abendessen in den roten Linsen enthalten ist.**

## Galaktose – ein Wundermittel?

Galaktose ist ein Einfachzucker, der sowohl in Milchprodukten – gebunden in Laktose – als auch in Hülsenfrüchten, Obst und Gemüse vorkommt. Der Körper eines gesunden Erwachsenen stellt Galaktose auch selbst in einer Menge von mehreren Gramm pro Tag her. Gegenüber Glukose (Traubenzucker) hat sie den großen Vorteil, dass sie als hochenergetischer Zucker insulinunabhängig vom Körper verwertet werden kann.
Im menschlichen Körper erfüllt Galaktose eine Vielfalt wichtiger Funktionen, zum Beispiel als Bestandteil zahlreicher Eiweißstoffe, sogenannte Glykoproteine, sowie als wesentlicher Baustoff der Wände aller Körperzellen, wo sie für Stabilität sorgt. Auch für die Übertragung von Signalen zwischen den einzelnen Zellen spielt sie eine wichtige Rolle. Insbesondere bei Störungen der Gehirnfunktion, wie zum Beispiel Alzheimer, konnte eine therapeutische Wirkung von Galaktose nachgewiesen werden. Denn Demenzerkrankungen sind auf eine Dysfunktion des Insulin-Rezeptorsystems zurückzuführen. Das führt dazu, dass die Gehirnzellen nicht mehr mit ausreichend Glukose und somit auch nicht mehr mit Energie versorgt werden. Galaktose stellt in diesem Fall eine alternative Energiequelle dar.
Darüber hinaus kann Galaktose auch eine präbiotische Wirkung haben, die zur Förderung des Wachstums der Mikroflora im Darm beiträgt.
Und sie kann beim Abbau von Giftstoffen helfen, wie zum Beispiel von hochtoxischem Ammoniak, der bei einer gestörten Leberfunktion nicht mehr ausreichend entgiftet werden kann.

### Energielieferant für Vorsorge und Therapie

Galaktose ist also ein Energielieferant, der für ganz verschiedene Zwecke eingesetzt werden kann. Dazu zählen vor allem die Unterstützung von Prävention und Therapien bei Alzheimer, Demenz und Depressionen. Galaktose ist als Energiebooster aber auch interessant für Menschen mit Diabetes oder Menschen, die an einem Leistungstief leiden, wie dem 11-Uhr-Loch oder dem berüchtigten Nachmittagstief, und die einen Energiekick brauchen. Aber auch im Sportbereich findet Galaktose ihren Einsatz. Außerdem kann sie bei der Stärkung des Immunsystems und bei der Verbesserung des Gedächtnisses helfen.

des Immunsystems und bei der Verbesserung des Gedächtnisses helfen.

Da Galaktose ein natürlicher Zucker ist, kann sie auch als Ersatz für herkömmlichen Zucker verwendet werden und bei der »Zuckerentwöhnung« eine wichtige Rolle spielen, indem sie bei der Ausbalancierung gestörter Stoffwechselprozesse unterstützt. Sie ist allerdings recht teuer, hat eine relativ geringe Süßkraft und ist als ständiger Zuckerersatz deshalb nicht geeignet.

Als Nahrungsergänzungsmittel sollte Galaktose etwa eineinhalb Stunden vor einer Mahlzeit oder danach eingenommen werden, da der Insulinspiegel sich zu diesen Zeitpunkten in einer Art Ruhezustand befindet und das Galaktosepulver dann am besten wirkt. Nahrungsergänzungsmittel mit D(+)-Galaktose gibt es sowohl als Kapseln als auch in Form von Pulver, das man in Tees oder Wasser einrühren kann. Achten Sie auf europäische Herstellung, da in China hergestellte Galaktose leider häufig Schwermetallbelastungen und andere Unreinheiten aufweist.

## Lebensmittel, die Galaktose enthalten

Gebunden an Laktose kommt Galaktose in Milch und Milchprodukten wie Joghurt und Käse vor. Freie Galaktose enthalten verschiedene Obst- und Gemüsesorten, in höherer Konzentration allerdings vor allem Sojasauce, Miso, Kichererbsen und andere Hülsenfrüchte.

- Sojasauce (360 mg/100 g)
- Misopaste (290 mg/100 g)
- braune Bohnen (154 mg/100 g)
- Kichererbsen (150 mg/100 g)
- Linsen (126 mg/100 g)
- Bitterschokolade (56 mg/100 g)
- Buttermilch (52,6 mg/100 g)
- Papaya (28 mg/100 g)
- Tomaten (23 mg/100 g)
- Milch (23 mg/100 g)
- Wassermelonen (15 mg/100 g)
- Datteln (11,5 mg/100 g)

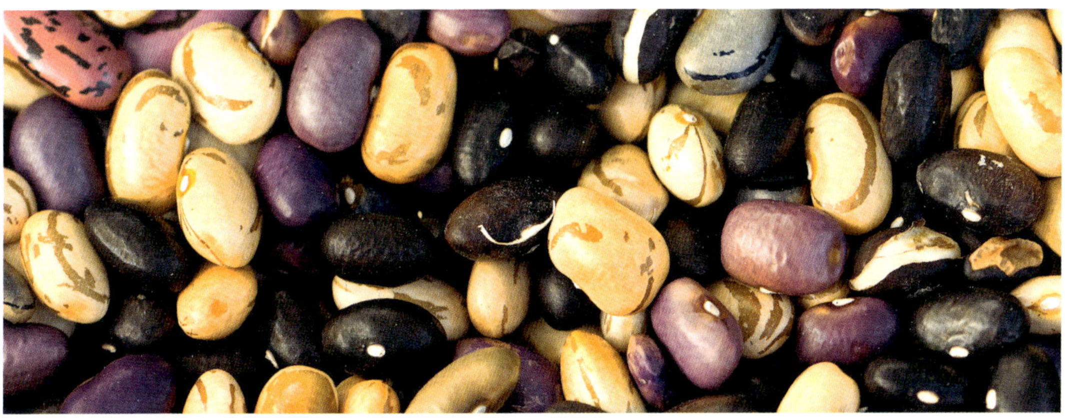

*Hülsenfrüchte, vor allem Bohnen, Kichererbsen und Linsen, sind reich an Galaktose und liefern wertvolle Energie für die Zellen.*

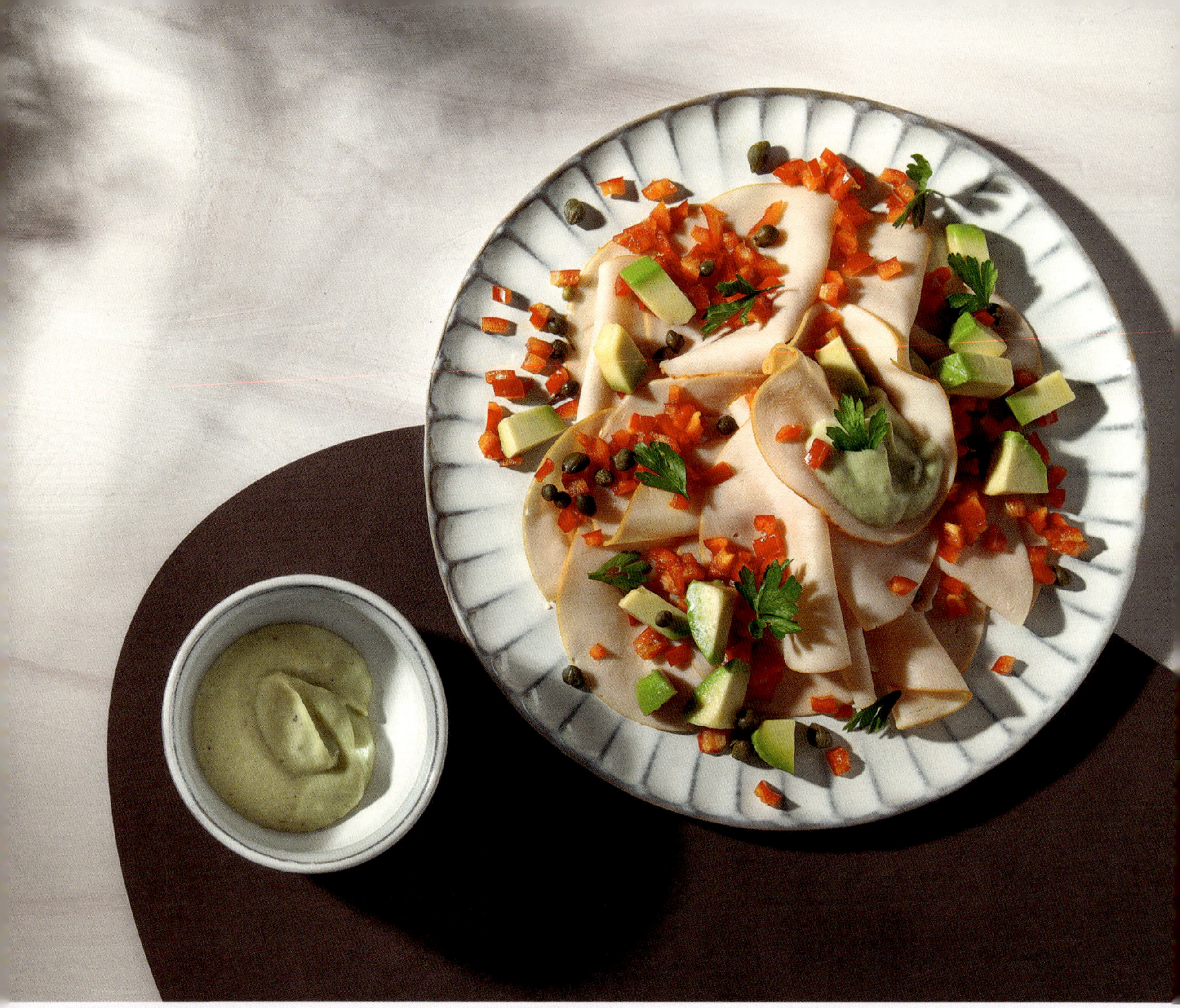

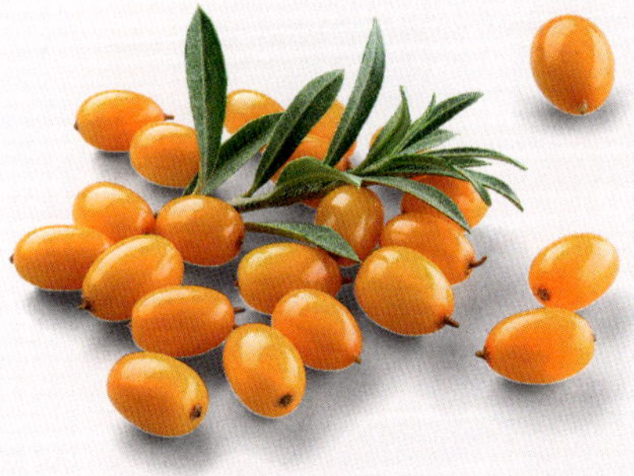

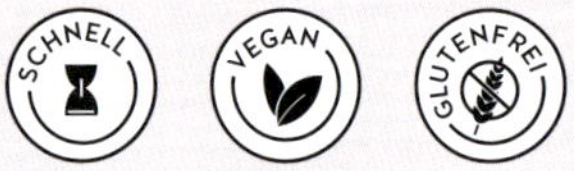


Shot

## ACE-Shot

1 Für 2 Shots (à 100 ml): 2 kleine Aprikosen (à 40 g) waschen, halbieren, entkernen, grob in Stücke schneiden und in ein hohes Rührgefäß geben. Mit 1 EL Limettensaft, 1 EL ungesüßtem Sanddornmark, 50 ml ungesüßtem Möhrensaft, 50 ml Wasser und 1 TL Hanföl mit dem Stabmixer fein pürieren.

**NÄHRWERTE PRO PORTION**

ca. 90 kcal, 1 g EW, 6 g F, 7 g KH, 1 g BST

SCHNELL · GLUTENFREI · LOW CARB

Frühstück

# Hähnchenbrustaufschnitt mit Avocadosauce

**Für 2 Personen**
**20 Min. Zubereitung**

1 reife Avocado
3 TL Zitronensaft
Salz, Pfeffer
2 EL Ziegenjoghurt (5,5 % Fett)
1 EL Apfelessig
1 rote Spitzpaprika
2 TL kleine Kapern (zum Beispiel Nonpareilles; in Lake)
3 Stängel Petersilie
200 g Bio-Hähnchenbrustaufschnitt

1 Die Avocado halbieren, entkernen und das Fruchtfleisch mit einem Löffel aus der Schale lösen. Eine Hälfte ca. 1 cm groß würfeln und mit 2 TL Zitronensaft beträufeln. Die zweite Avocadohälfte mit dem übrigen Zitronensaft, etwas Salz und Pfeffer, Ziegenjoghurt und Essig in einem hohen Rührbecher mit dem Stabmixer fein pürieren.

2 Die Paprika längs halbieren, putzen, waschen und die Hälften klein würfeln. Die Kapern abtropfen lassen. Die Petersilie waschen, trocken schütteln und die Blätter abzupfen.

3 Den Hähnchen brust aufschnitt auf Tellern leicht überlappend anrichten. Mit Paprika- und Avocadowürfeln sowie Kapern bestreuen. Die Avocadosauce darüber träufeln und alles mit der Petersilie garniert servieren.

**NÄHRWERTE PRO PORTION**

255 kcal, 26 g EW, 13 g F, 6 g KH, 4 g BST

VEGAN · GLUTENFREI · LOW CARB · MEAL-PREP

Mittagessen

# Bunter Salat mit Falafeln

**Für 2 Personen**
**35 Min. Zubereitung**

1 kleine rote Zwiebel
1 Knoblauchzehe
1 kleine rote Chilischote
½ Bund Petersilie
½ Bund Koriandergrün
100 g gegarte Kichererbsen (siehe Kasten Seite 81)
40 g Kichererbsenmehl
3 EL Zitronensaft
½ TL gemahlener Kreuzkümmel
Salz, Pfeffer
3 EL Olivenöl
1 Mini-Salatgurke
50 g Kirschtomaten
125 g gemischte Blattsalate (zum Beispiel Chicorée, Rucola, Feldsalat, Radicchio)
1 EL dunkles Tahin (Sesampaste)

1 Für die Falafeln Zwiebel und Knoblauch schälen, die Chilischote putzen, längs halbieren, entkernen, waschen und alles würfeln. Petersilie und Koriander abbrausen, trocken schütteln und die Blätter abzupfen.

2 Die Kichererbsen und das Kichererbsenmehl mit Zwiebel, Knoblauch, Chili und Kräutern in den Blitzhacker geben. 1 EL Zitronensaft und den Kreuzkümmel zufügen und alles fein zerkleinern. Mit Salz und Pfeffer abschmecken. Aus der Falafelmasse mit feuchten Händen 8 Taler formen. 2 EL Öl in einer großen, beschichteten Pfanne erhitzen, die Falafeln darin bei mittlerer Hitze auf jeder Seite etwa 5 Min. anbraten.

3 Inzwischen für den Salat die Gurke waschen, putzen und in dünne Scheiben schneiden. Die Tomaten waschen und halbieren. Die Salate waschen, trocken schleudern, verlesen und in mundgerechte Stücke zupfen. Für das Dressing Tahin mit etwas Salz und Pfeffer, 2 EL Zitronensaft, 4 EL Wasser und 1 EL Öl cremig rühren.

4 Die Falafeln aus der Pfanne nehmen, auf Küchenpapier kurz abtropfen lassen. Die Salatblätter, Gurke und Tomaten auf Teller verteilen und mit dem Dressing beträufeln. Die Falafeln darauf anrichten und servieren.

**NÄHRWERTE PRO PORTION**

395 kcal, 13 g EW, 23 g F, 29 g KH, 10 g BST

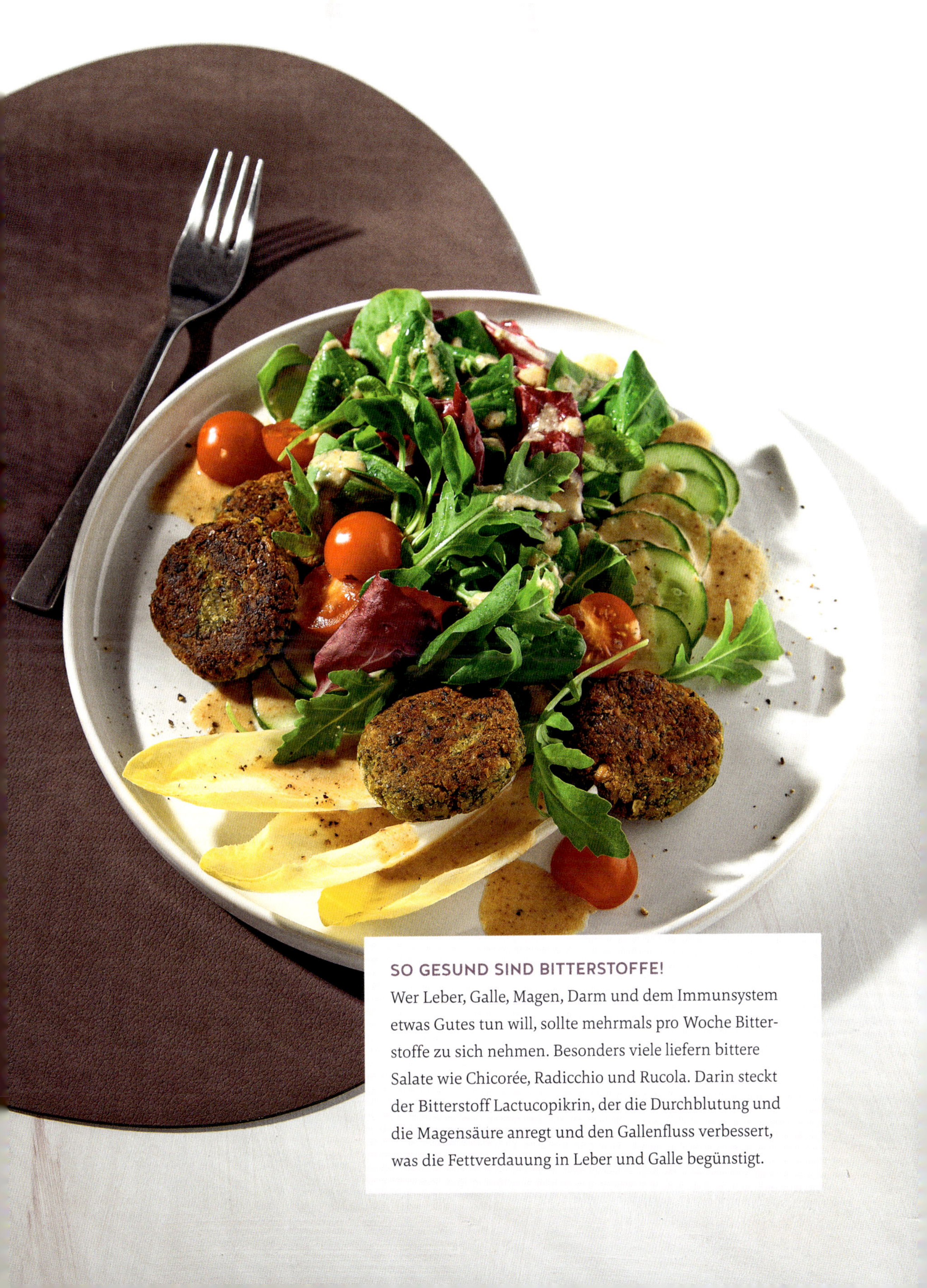

**SO GESUND SIND BITTERSTOFFE!**

Wer Leber, Galle, Magen, Darm und dem Immunsystem etwas Gutes tun will, sollte mehrmals pro Woche Bitterstoffe zu sich nehmen. Besonders viele liefern bittere Salate wie Chicorée, Radicchio und Rucola. Darin steckt der Bitterstoff Lactucopikrin, der die Durchblutung und die Magensäure anregt und den Gallenfluss verbessert, was die Fettverdauung in Leber und Galle begünstigt.

SCHNELL VEGAN GLUTENFREI

Abendessen

# Spinat-Dalsuppe

**Für 2 Personen**
**30 Min. Zubereitung**

1 kleine Zwiebel
1 Knoblauchzehe
15 g Ingwer
1 EL natives Kokosöl
1 TL gemahlene Kurkuma
½ TL gemahlener Kreuzkümmel
½ TL gemahlener Koriander
400 ml Gemüsebrühe (gluten-, fett- und hefefrei)
100 g rote Linsen
2 EL Mandeln
100 g junger Blattspinat
50 ml ungesüßter Mandeldrink
1 EL dunkles Mandelmus
1 EL Zitronensaft
Salz, Pfeffer

1 Zwiebel, Knoblauch und Ingwer schälen und fein würfeln. In einem Topf das Öl erhitzen, Zwiebel, Knoblauch und Ingwer darin bei mittlerer Hitze 2–3 Min. andünsten. Kurkuma, Kreuzkümmel und Koriander dazugeben und kurz mit dünsten. Die Brühe angießen und zum Kochen bringen. Die Linsen zufügen und alles zugedeckt bei niedriger Hitze 10–12 Min. köcheln lassen, bei Bedarf 50 ml Wasser nachgießen.

2 Inzwischen die Mandeln grob hacken, in einer Pfanne ohne Fett bei mittlerer Hitze hellbraun rösten, vom Herd nehmen und abkühlen lassen. Den Spinat verlesen, abbrausen, abtropfen lassen und grob hacken. Etwa zwei Drittel vom Spinat mit dem Mandeldrink in einem hohen Rührgefäß mit dem Stabmixer fein pürieren. Das Spinatpüree zusammen mit dem Mandelmus unter die Suppe rühren. Mit Zitronensaft, Salz und Pfeffer abschmecken.

3 Den übrigen Spinat bis auf ein paar Blätter unter die Suppe mischen und diese auf Schalen verteilen. Die gerösteten Mandeln darüber streuen und mit den restlichen Spinatblättern garniert servieren.

**NÄHRWERTE PRO PORTION**

460 kcal, 20 g EW, 25 g F, 35 g KH, 6 g BST

**TIPP:** Für mehr Aroma ganze Gewürzkörner wie Koriander, Kreuzkümmel und Pfeffer vor dem Würzen am besten frisch mahlen. Fertig abgepackte Gewürzpulver verlieren rasch ihre ätherischen Öle und den Geschmack.

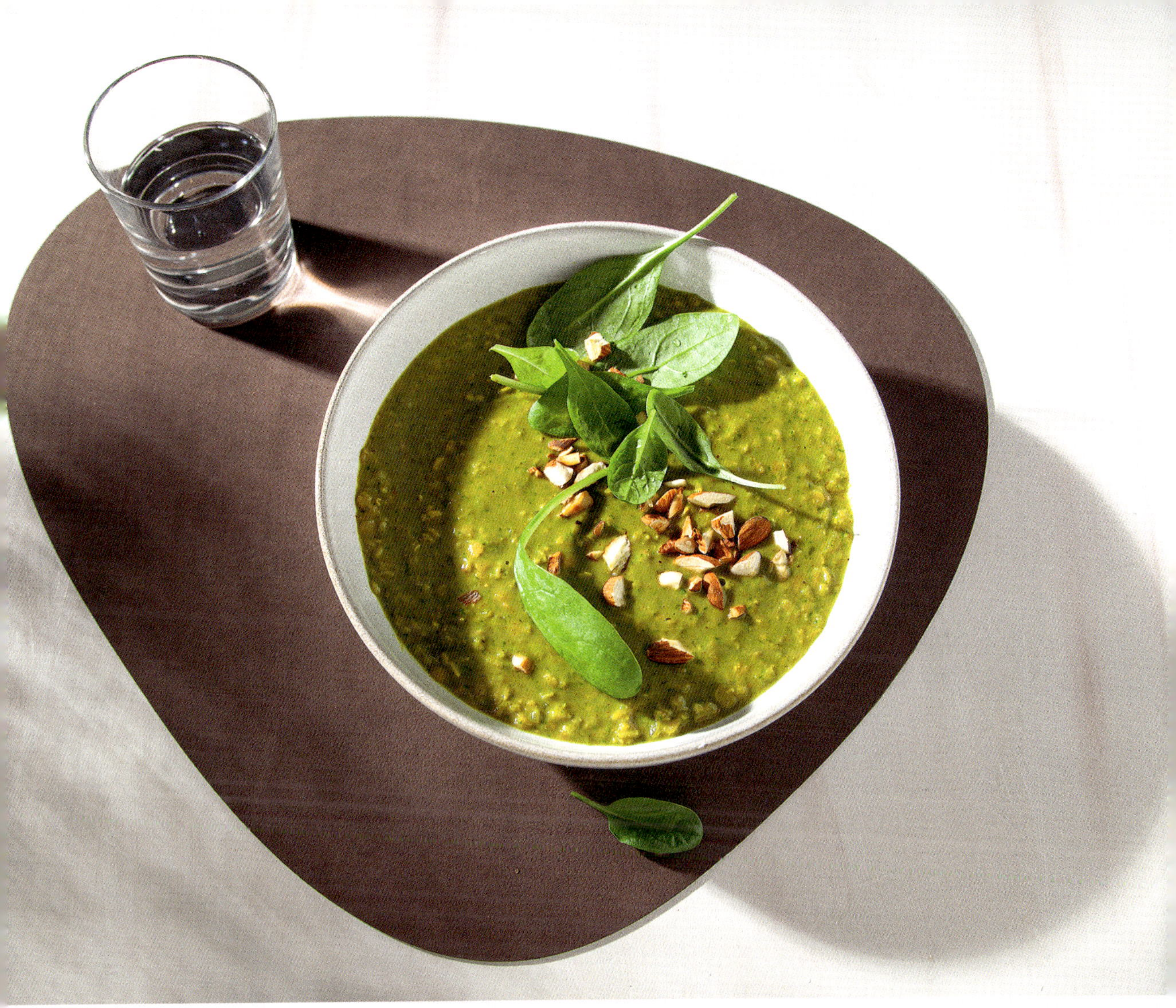

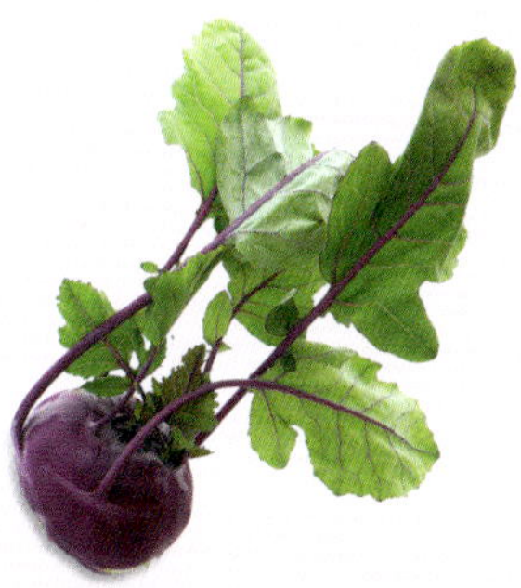

SCHNELL · VEGAN · GLUTENFREI · LOW CARB

Pre-Bedtime-Proteinshake

## Creamy Mandel-Kohlrabi-Shake

1 Für 2 Gläser (à 250 ml): 100 g Kohlrabi putzen, schälen und in kleine Stücke schneiden. 6 zarte Kohlrabiblätter waschen und grob hacken. Beides mit 50 g dunklem Mandelmus, 200 ml ungesüßtem Mandeldrink und ½ TL gemahlenem Zimt in den Standmixer geben. Erst auf niedriger, dann auf höchster Stufe cremig-fein pürieren.

**NÄHRWERTE PRO PORTION**

200 kcal, 5 g EW, 17 g F, 7 g KH, 1 g BST

# Die KiD-Übungen

Wiederholen Sie heute zunächst die Übungen »Die Leber-Gallen-Linie« (siehe Seite 126), »Der tanzende Kiefer« (siehe Seite 106) und »Der Sonnengruß« (siehe Seite 116), bevor Sie sich der neuen Übung zuwenden. Heute kommt die letzte neue Übung dazu, denn morgen, am letzten Tag der Kur, sind nur noch Wiederholungen dran.

## Der Rückentisch

*Diese Übung dehnt die oft verspannte Muskulatur an der Beinrückseite und sie öffnet den Brustkorb, wirkt also einer Einengung im Brust- und Schulterbereich entgegen. Sie benötigen für den Rückentisch einen Tisch oder eine Stuhllehne. Auch eine Fensterbank kann hier gute Dienste leisten. Entscheidend ist nur, dass die Höhe stimmt und Sie bei ausgestreckten Beinen mit Ihrem Rücken und den Armen eine waagerechte Linie bilden können – den Rückentisch.*

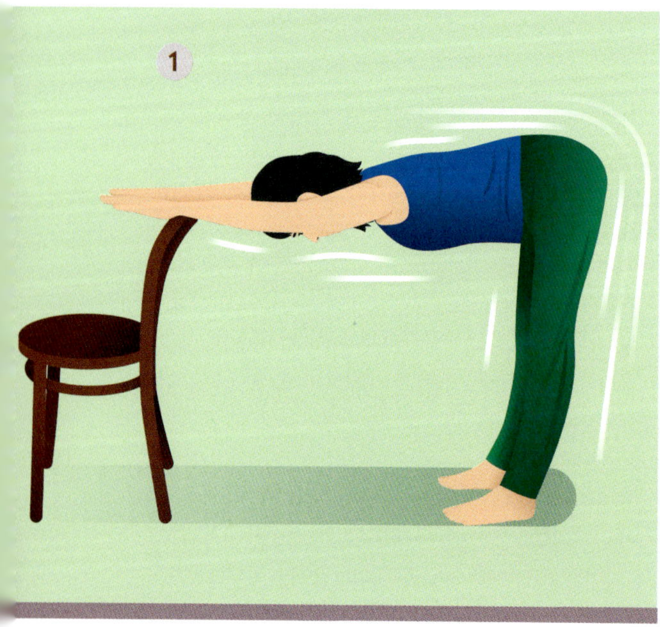


- Stellen Sie sich etwa mit einem Meter Entfernung vor einen Tisch, die Stuhllehne oder Fensterbank.
- Nehmen Sie eine stabile Ausgangsstellung im Stehen ein. Die Beine sollten dabei hüftbreit auseinanderstehen.
- Neigen Sie sich nun aus der Hüfte mit möglichst geradem Oberkörper nach vorne in Richtung des Tischs. Drehen Sie dabei die Arme so, dass die Handinnenflächen nach unten zeigen.
- Legen Sie die Hände in dieser Stellung auf dem Tisch ab. Hängen Sie Ihren ausgestreckten Rücken gleichsam zwischen Ihren Händen und dem Becken aus.
- Achten Sie darauf, dass Ihre Schultern und Ihr Nacken locker bleiben. Eventuell verspüren Sie eine deutliche Spannung im Gesäß und auf der Rückseite der Beine. Die Knie sollten durchgestreckt bleiben.
- Halten Sie diese Stellung acht bis zehn Atemzüge. **1**
- Lösen Sie die Übung langsam auf, indem Sie zunächst etwas in die Knie gehen, dann die Arme anziehen und sich dann langsam vom Becken her Wirbel für Wirbel nach oben aufrichten.

# Body-Scan

## Entspannungsübung für einen gesunden Schlaf

*Im Alltag sitzen wir oft genug schief, gebückt oder verspannt am Schreibtisch und merken es erst, wenn uns etwas wehtut. Diese Übung stärkt die Wahrnehmung für den eigenen Körper und seine Signale. Sie können sie auf einer bequemen Unterlage, einem weichen Teppich oder auch im Bett durchführen, sofern Sie dort mit ausgestreckten Beinen auf dem Rücken liegen können, ohne einzusinken.*

- Begeben Sie sich in die Rücklage und richten Sie Ihren Körper möglichst symmetrisch aus. Die Arme ruhen entspannt neben dem Körper, die Handflächen zeigen nach oben. Eventuell brauchen Sie ein flaches Kissen für Ihren Kopf, wenn Sie zu Nackenverspannungen neigen.
- Atmen Sie ein paarmal bewusst tief ein und aus. Die Bauchdecke darf sich beim Einatmen leicht heben und beim Ausatmen wieder senken. Lassen Sie den Atem danach ganz natürlich kommen und gehen, ohne ihn zu steuern.
- Spüren Sie, an welchen Stellen Ihr Körper auf der Unterlage aufliegt, und erlauben Sie sich, bei jedem Ausatmen noch mehr Gewicht an den Boden abzugeben.
- Lenken Sie dann Ihre Aufmerksamkeit in Ihren rechten Fuß und erforschen Sie, wie er sich anfühlt. Ist der Fuß kühl oder warm? Spüren Sie ein Kribbeln, Schwere oder Leichtigkeit, einen Schmerz, ein Wohlgefühl oder gar nichts Besonderes? Was auch immer Sie fühlen, begegnen Sie diesem Gefühl mit freundlicher Aufmerksamkeit und ohne Wertung.
- Wandern Sie auf diese Weise mit kleinen Zwischenstopps über das Fußgelenk in den Unterschenkel, das Kniegelenk und den Oberschenkel bis zu Ihrer rechten Hüfte. Registrieren Sie einfach, was Sie spüren, ohne etwas verändern zu wollen.
- Von der rechten Hüfte wandern Sie mit der Aufmerksamkeit hinüber zur linken Hüfte und gleiten dann langsam über den Oberschenkel, das Kniegelenk und den Unterschenkel hinunter zum linken Fuß.
- Danach widmen Sie sich Ihrem Becken und wandern langsam den Rücken nach oben: Spüren Sie, wie Ihr unterer Rücken aufliegt? Erkunden Sie den mittleren Rücken und den Bereich zwischen den Schulterblättern.
- Richten Sie Ihre Aufmerksamkeit dann auf die Körpervorderseite: Wie fühlt sich Ihr Brustbereich an? Spüren Sie das Heben und Senken der Bauchdecke?
- Wandern Sie nun nach oben zu Ihren Schultern und spüren Sie von dort aus zuerst in Ihren rechten Arm bis in die Fingerspitzen hinein und dann in Ihren linken Arm.
- Erkunden Sie dann Ihren Nacken, den Bereich des Kiefers und schließlich das ganze Gesicht.
- Zum Abschluss der Übung wandern Sie zum höchsten Punkt des Kopfes und weiten von dort aus Ihr Gewahrsein aus – wie von einem Berggipfel aus blicken Sie über die Landschaft der Empfindungen Ihres gesamten Körpers und schenken sich ein freundliches Lächeln.

# 9. TAG: DIE LEBER GEHT IHREN WEG

**Sie haben es (fast) geschafft! In den letzten Tagen haben Ihre Leber, Ihr Darm und Ihr gesamter Stoffwechsel sozusagen eine Verjüngungskur gemacht und sich neu ausgerichtet. Darauf können Sie stolz sein. Gehen Sie die acht Tage in Gedanken noch einmal durch und überlegen sich, was Ihnen besonders gutgetan hat und wo Sie dranbleiben wollen.**

## Neue Gewohnheiten schaffen

In den letzten acht Tagen haben Sie wahrscheinlich einige neue Erfahrungen gemacht. Nun gilt es diese Erfahrungen im Hinblick darauf abzuklopfen, was Sie wie ab morgen in Ihren Alltag integrieren können, um nicht wieder in alte Gewohnheiten und Muster zurückzufallen. Was war gut? Was ist Ihnen schwergefallen? Was ist vielleicht für den normalen Alltag zu aufwendig, ließe sich aber zumindest am Wochenende umsetzen? Und was sind Ihre ganz persönlichen Ziele, die Sie sich nach dieser Kur setzen wollen?

Alte Gewohnheiten loszuwerden kostet erfahrungsgemäß eine ganze Menge Energie – auch wenn wir wissen, dass sie uns nicht guttun. Das gilt für Verhaltensweisen im Umgang mit uns und anderen ebenso wie für unser Essverhalten. Ja, gerade beim Essen und Trinken bewegen wir uns oft im Grenzbereich zwischen Gewohnheit und Sucht, was es noch schwieriger macht, Vorsätze auch wirklich umzusetzen.

Unser Gehirn ist ein Gewohnheitstier, das sehr gerne auf Autopilot schaltet, um Energie zu sparen. Denn wenn wir in unserem Alltag ununterbrochen bewusste Entscheidungen treffen müssten, könnten wir ihn überhaupt nicht bewältigen. Ziel muss es also sein, neue Gewohnheiten zu etablieren, die dann ebenso einfach abzurufen sind wie das tägliche Zähneputzen. Dafür braucht es Achtsamkeit, um überhaupt mitzukriegen, was wir tun, Selbstdisziplin, um den inneren Schweinehund zu überwinden, aber auch Selbstliebe und Selbstfürsorge. Das heißt, Sie müssen es sich wert sein, Ihre Gesundheit, Ihr Wohlbefinden muss Ihnen wichtig genug sein, um die Energie dafür aufzubringen.

### Kleine Schritte machen

Eine der wichtigsten Regeln für das Gelingen von Veränderungen lautet: Nehmen Sie sich nie zu viel auf einmal vor. Machen Sie die Schritte, die Sie tun wollen, so klein und einfach, dass Sie sie auch über einen längeren Zeitraum entspannt ausführen können. Wer bisher keinerlei Sport getrieben und sich auch ansonsten nur sehr wenig bewegt hat, sollte sich keinesfalls vornehmen, ab jetzt täglich einen 30-minütigen Nüchternlauf hinzulegen. Und das gilt für Veränderungen des Ernährungsverhaltens genauso: Bleiben Sie realistisch bei Ihren Vorsätzen.

Ansonsten endet das Ganze nur in Frustration und Sie bewirken das Gegenteil von dem, was Sie wollten: Sie bestärken sich dann nämlich darin, dass Sie es ja eh nicht schaffen, etwas zu verändern. Lassen Sie also die letzte Woche noch einmal Revue passieren und überlegen Sie, was Sie ganz konkret wie in den nächsten Wochen umsetzen wollen. Am besten legen Sie dafür einen Wochenplan an, falls Sie noch keinen haben sollten, und tragen zum Beispiel ein, an welchen Tagen Sie sich Zeit für Bewegung nehmen wollen, wann Sie das Abendessen oder das Frühstück weglassen wollen und so weiter. Wenn Sie nicht alleine leben, ist es auch wichtig, Ihren Partner oder Ihre Partnerin oder Ihre ganze Familie miteinzubeziehen. Das heißt nicht, dass immer alle mitmachen müssen. Aber vielleicht können Sie sich ja darauf einigen, dass stark verarbeitete Lebensmittel und solche, die viele schnelle Kohlenhydrate und/oder Fruktose enthalten, gar nicht mehr oder doch zumindest nur noch in kleinen Mengen ins Haus kommen.

Lesen Sie möglichst noch einmal das dritte Kapitel durch, in dem Sie alles Wichtige zu den Themen Ernährung, Bewegung und Entspannung finden.

## Das Wichtigste im Überblick

Hier noch ein paar kleine, praktische Anregungen für den Alltag:

**Ernährung**

- Welche Rezepte haben Ihnen besonders gut geschmeckt? Schreiben Sie es sich auf, damit es nicht in Vergessenheit gerät.
- Bauen Sie die Bitterkräuter regelmäßig ein – vielleicht auch als Tee.
- Erstellen Sie einen Speiseplan für wenigstens zwei bis drei Tage im Voraus, optimalerweise für eine Woche. Damit ersparen Sie sich viel Einkaufsstress.
- Versuchen Sie, nach 16 Uhr kein Obst (Fruktose) und nur noch wenig Kohlenhydrate zu sich zu nehmen.
- Legen Sie wöchentlich einen Tag ohne Abendessen oder Frühstück fest, um die Fettverbrennung anzuregen. Vielleicht haben Sie Lust, sich an diesem Tag einen Leberwickel zu machen und einen Pre-Bedtime-Proteinshake zuzubereiten.

**Bewegung/Sport**

- Haben Sie es geschafft, schon vor dem Frühstück spazieren zu gehen oder gar zu joggen? Wenn es Ihnen Freude bereitet hat, bauen Sie es in Ihre Wochenplanung mit ein. Wenn Sie sich lieber am Abend bewegen oder sportlich betätigen, dann machen Sie das.
- Wie ging es Ihnen mit den KiD-Übungen? Könnten Sie sich vorstellen, sie als tägliche Routine morgens oder abends durchzuführen?

**Entspannung/Achtsamkeit**

- Versuchen Sie, wenigstens zweimal pro Woche früh schlafen zu gehen, um Ihrer Leber Regenerationszeit zu gönnen.
- Kreieren Sie sich Entspannungsrituale; versuchen Sie, bewusst zu essen und sich Inseln der Ruhe regelmäßig in Ihren Alltag einzubauen.

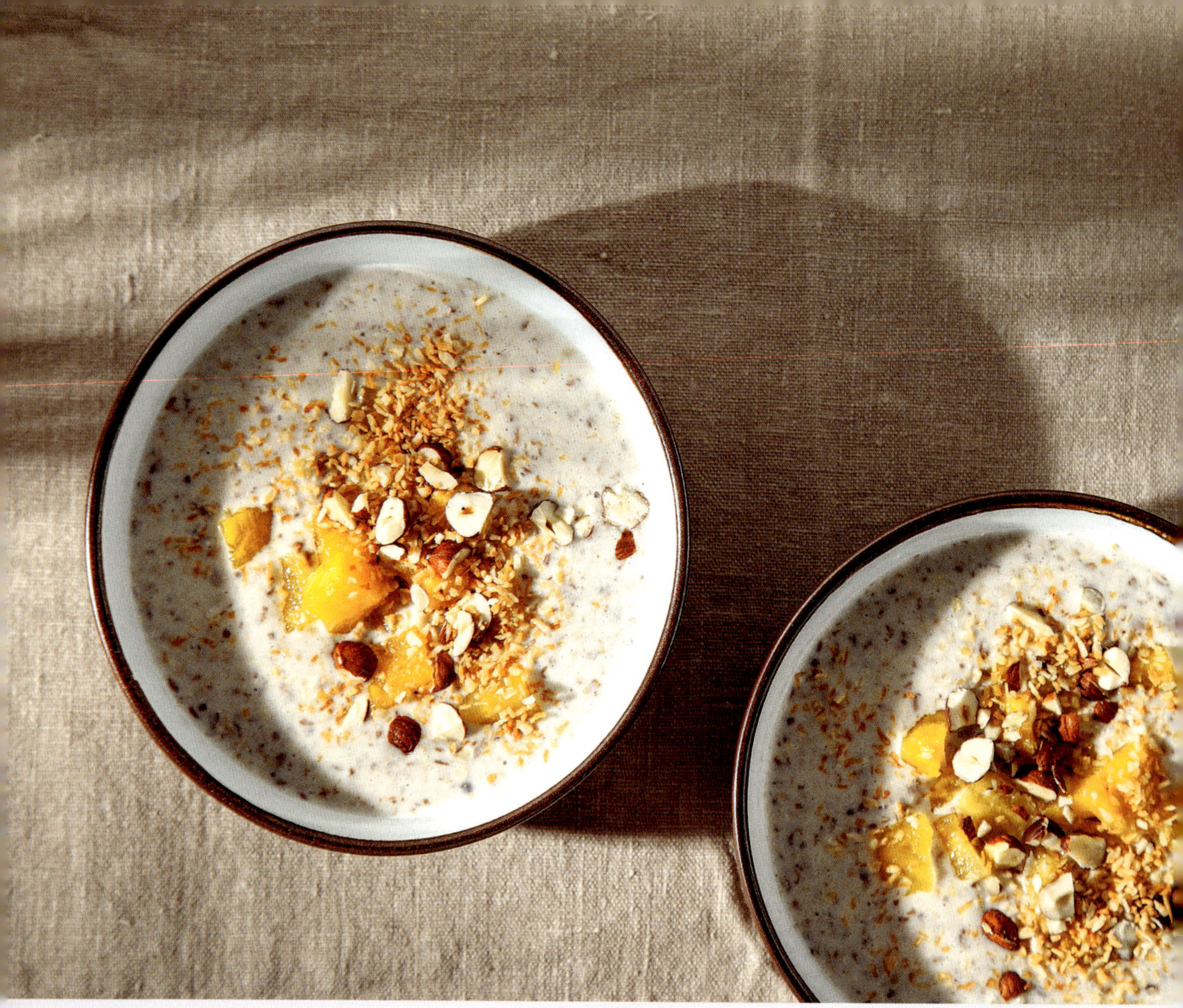

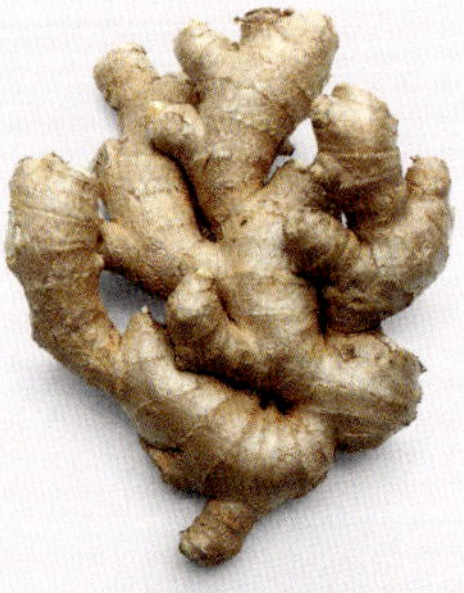

Shot

## Pink Ingwershot

**1** Für 2 Shots (à 100 ml): 60 g Rote Bete schälen und fein raspeln, dabei am besten Einweghandschuhe tragen. 10 g frischen Ingwer schälen und fein reiben. Beides mit dem ausgepressten Saft von ½ rosa Grapefruit und ½ Zitrone, 50 ml Wasser und 1 TL Leinöl in einem hohen Rührgefäß mit dem Stabmixer fein pürieren.

**NÄHRWERTE PRO PORTION**

70 kcal, 1 g EW, 3 g F, 8 g KH, 1 g BST

Frühstück

# Buchweizenmüsli mit Ananas

**Für 2 Personen**
**15 Min. Zubereitung**
**8 Std. Quellen**

80 g Buchweizenflocken
2 EL geschroteter Leinsamen
1 EL Kokosraspel
100 g Ananas
30 g Haselnusskerne
125 g vegane Kokos-Joghurt-alternative

1 Die Buchweizenflocken und den Leinsamen in einer Schüssel mit 250 ml Wasser vermengen und zugedeckt 8 Std., am besten über Nacht, im Kühlschrank quellen lassen.

2 Am nächsten Tag die Kokosraspel in einer kleinen Pfanne ohne Fett hellbraun rösten, herausnehmen und auf einem Teller abkühlen lassen.

3 Die Ananas putzen, schälen und das Fruchtfleisch in kleine Würfel schneiden. Die Nüsse hacken, jeweils die Hälfte der Nüsse und Ananasstücke mit der Kokos-Joghurtalternative unter die eingeweichten Flocken rühren. Das Müsli auf Schalen verteilen und mit den übrigen Ananasstücken, Nüssen und den Kokosraspeln bestreut servieren.

**NÄHRWERTE PRO PORTION**

400 kcal, 10 g EW, 22 g F, 37 g KH, 7 g BST

Mittagessen

# Spargelpäckchen mit Hähnchen

**Für 2 Personen**
**25 Min. Zubereitung**
**25 Min. Garen**

2 Bio-Hähnchenbrustfilets (à ca. 160 g)
Salz, Pfeffer
6 Zweige Thymian
4 EL Olivenöl
125 ml Gemüsebrühe (gluten-, fett- und hefefrei)
500 g weißer Spargel
2 kleine Möhren
1 junger Kohlrabi
1 Handvoll Kerbel (ca. 20 g)

1 Den Backofen auf 180 °C (Ober-/Unterhitze) vorheizen. Hähnchenbrustfilets waschen, trocken tupfen und beidseitig mit Salz und Pfeffer würzen. Den Thymian waschen, trocken schütteln, die Blätter abzupfen und fein hacken. In einer Pfanne 2 EL Öl erhitzen und das Fleisch darin auf beiden Seiten bei mittlerer bis hoher Hitze 2–3 Min. hellbraun anbraten, herausnehmen und beiseitestellen. Den Thymian in den Bratensatz geben, kurz dünsten, dann die Brühe angießen, einmal aufkochen lassen und vom Herd nehmen.
2 Den Spargel schälen, die holzigen Enden abschneiden und die Stangen in ca. 4 cm lange Stücke schneiden. Die Möhren putzen, schälen und schräg in ca. 3 cm breite Stücke schneiden. Den Kohlrabi putzen, schälen und ca. 1,5 cm groß würfeln. Das Gemüse in einer Schüssel mit Salz, Pfeffer und 2 EL Öl mischen.
3 Zwei Bögen Backpapier (à ca. 40 x 30 cm) auf die Arbeitsfläche legen. Je die Hälfte der Gemüsemischung darauf verteilen und mit dem Sud aus der Pfanne beträufeln. Je 1 Hähnchenbrustfilet darauf setzen. Das Papier über der Füllung zusammenfalten, an den Enden wie Bonbons zusammendrehen und mit Küchengarn zubinden. Die Päckchen auf ein Backblech setzen und im heißen Ofen (Mitte) ca. 25 Min. garen.
4 Inzwischen den Kerbel verlesen, waschen, trocken schütteln und grob hacken. Die Päckchen aus dem Ofen nehmen, auf Teller setzen und vorsichtig öffnen (Achtung, heißer Dampf entweicht!). Mit dem Kerbel bestreut servieren.

**NÄHRWERTE PRO PORTION**

440 kcal, 44 g EW, 23 g F, 12 g KH, 6 g BST

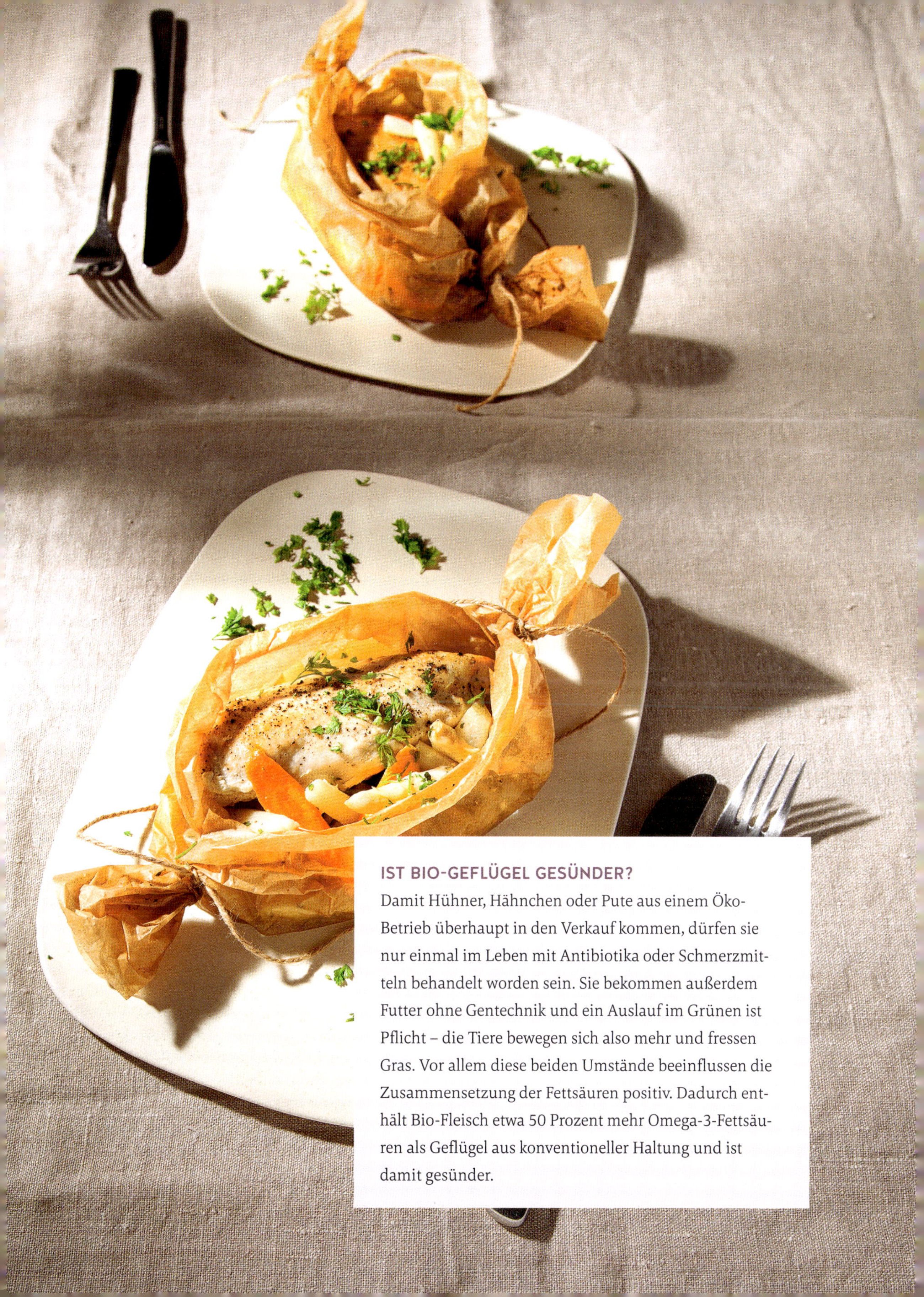

### IST BIO-GEFLÜGEL GESÜNDER?

Damit Hühner, Hähnchen oder Pute aus einem Öko-Betrieb überhaupt in den Verkauf kommen, dürfen sie nur einmal im Leben mit Antibiotika oder Schmerzmitteln behandelt worden sein. Sie bekommen außerdem Futter ohne Gentechnik und ein Auslauf im Grünen ist Pflicht – die Tiere bewegen sich also mehr und fressen Gras. Vor allem diese beiden Umstände beeinflussen die Zusammensetzung der Fettsäuren positiv. Dadurch enthält Bio-Fleisch etwa 50 Prozent mehr Omega-3-Fettsäuren als Geflügel aus konventioneller Haltung und ist damit gesünder.

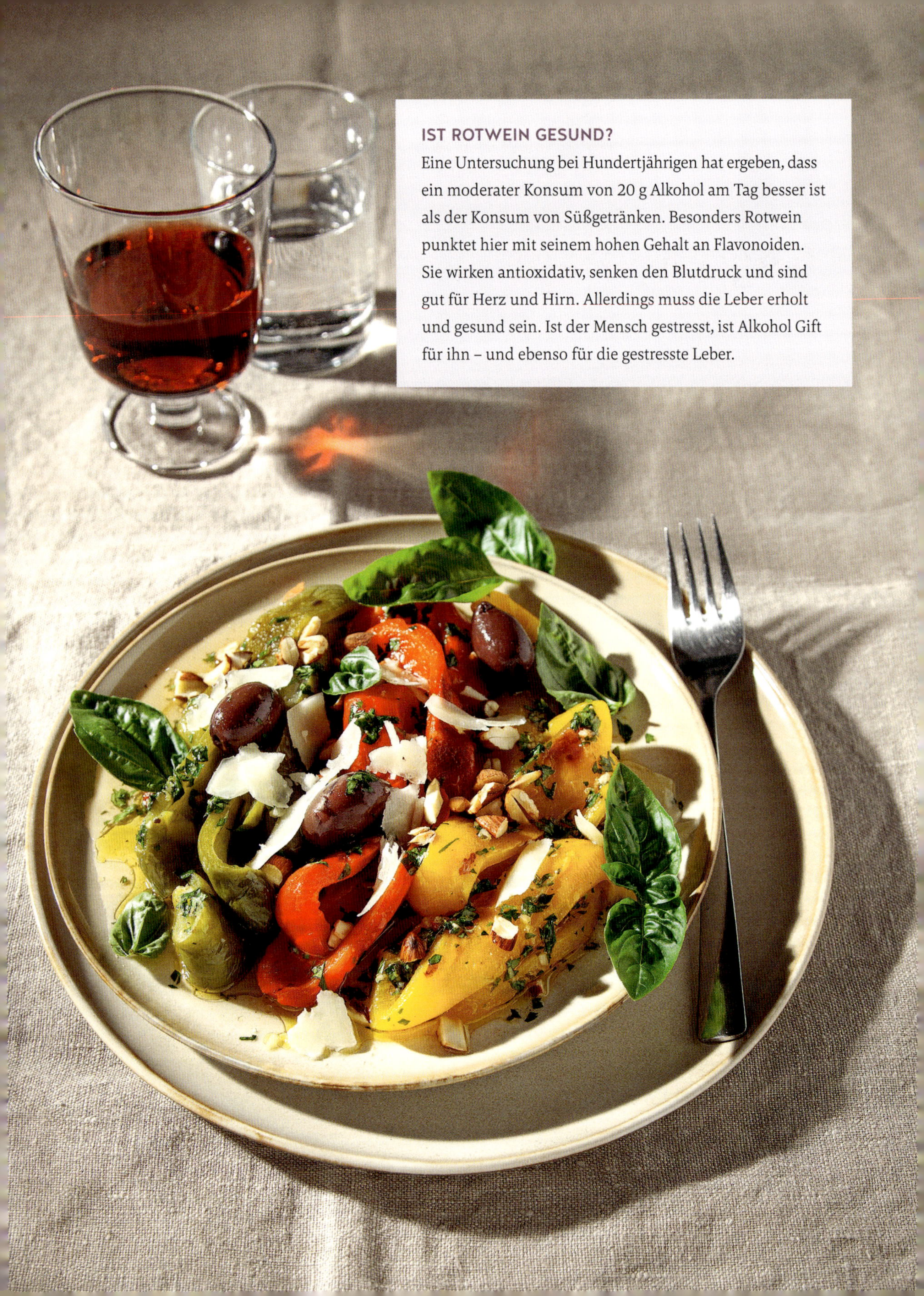

### IST ROTWEIN GESUND?

Eine Untersuchung bei Hundertjährigen hat ergeben, dass ein moderater Konsum von 20 g Alkohol am Tag besser ist als der Konsum von Süßgetränken. Besonders Rotwein punktet hier mit seinem hohen Gehalt an Flavonoiden. Sie wirken antioxidativ, senken den Blutdruck und sind gut für Herz und Hirn. Allerdings muss die Leber erholt und gesund sein. Ist der Mensch gestresst, ist Alkohol Gift für ihn – und ebenso für die gestresste Leber.

VEGETARISCH · GLUTENFREI · MEAL-PREP · LOW CARB

Abendessen

# Gegrillte Paprika mit Mandeln

**Für 2 Personen**
**35 Min. Zubereitung**
**10 Min. Grillen**

Je 1 rote, gelbe und grüne Paprika
½ Bio-Zitrone
2 EL Gemüsebrühe (gluten-, fett- und hefefrei)
Salz, Pfeffer
2 EL Olivenöl
2 Stängel Petersilie
30 g schwarze Oliven (zum Beispiel Kalamata)
30 g Mandeln
30 g Manchego (spanischer Hartkäse aus Schafmilch)
2 Stängel Basilikum

**TIPP:** Ist gerade kein Manchego im Angebot? Dann können Sie alternativ auch Pecorino nehmen. Das ist ein italienischer Hartkäse, der ursprünglich aus reiner Schafmilch hergestellt wurde. Heute gibt es auch Sorten, denen Kuh- oder Ziegenmilch beigemischt ist.

1 Den Backofengrill vorheizen. Die Paprika halbieren, putzen, waschen und die Hälften mit der Hautseite nach oben auf ein Backblech legen. Im Ofen (oberes Drittel) 10–12 Min. grillen, bis die Haut schwarz wird und Blasen wirft.
2 Inzwischen für die Marinade die Zitrone heiß waschen, abtrocknen, ½ TL Schale abreiben und den Saft auspressen. Zitronenschale und -saft mit Brühe, etwas Salz und Pfeffer verrühren und das Öl unterschlagen. Die Petersilie waschen, trocken schütteln, die Blätter abzupfen, fein hacken und unter die Marinade mischen.
3 Die Paprika aus dem Ofen nehmen, 5–10 Min. abkühlen lassen, dann die Haut abziehen und die Paprika längs in ca. 2 cm breite Streifen schneiden. Die Paprikastreifen auf Teller verteilen und mit der Zitronenmarinade beträufeln. Die Oliven abtropfen lassen, die Mandeln grob hacken und beides auf den Paprikastreifen verteilen.
4 Zum Servieren den Käse mit dem Sparschäler in feine Späne hobeln. Das Basilikum waschen, trocken schütteln und die Blätter abzupfen. Die Paprikastreifen mit den Käsespänen und Basilikum bestreuen. Dazu pro Person 1 Glas trockenen Rotwein (à 100 ml) genießen.

**NÄHRWERTE PRO PORTION**

350 kcal, 10 g EW, 29 g F, 8 g KH, 7 g BST

# Die KiD-Übungen zum Wiederholen

Heute, am letzten Tag der Kur, sind nur noch Wiederholungen dran. Sie können diejenigen Übungen der Tage eins bis acht nach Belieben nochmals ausführen, von denen Sie das Gefühl haben, dass Sie Ihnen besonders guttun oder Sie herausfordern. Sie können auch eins der drei Übungssets wählen, die wir Ihnen zusammengestellt haben.

## SET 1: Den Tag begrüßen

Der Sonnengruß (siehe Seite 116)

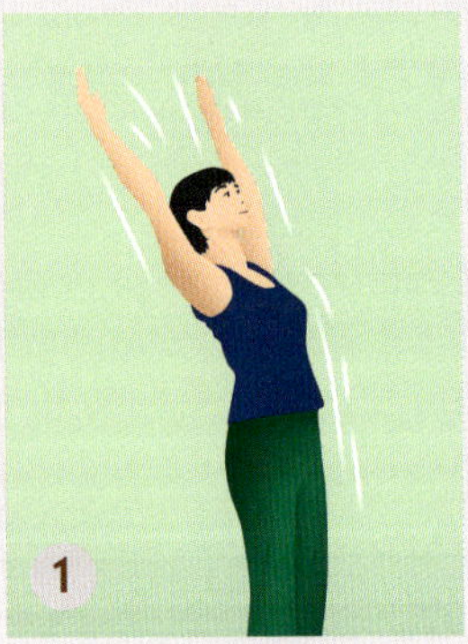


Die Leber-Gallen-Linie (siehe Seite 126)

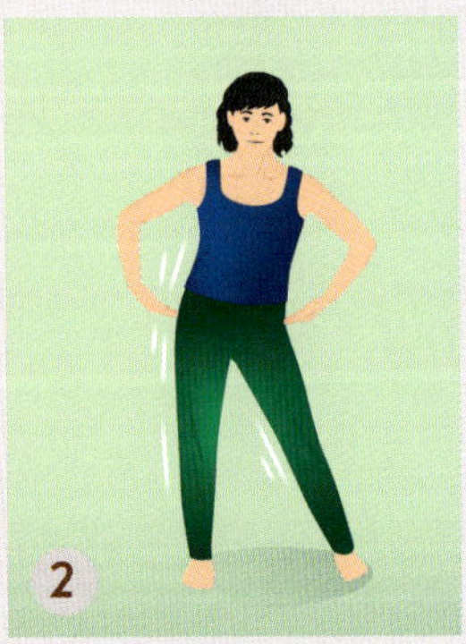


Der Kreis der Hände I & II (siehe Seite 85)

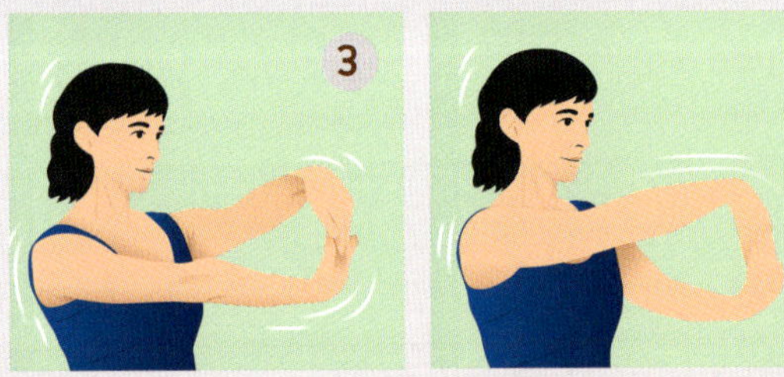


Der stille Gesang (siehe Seite 146)

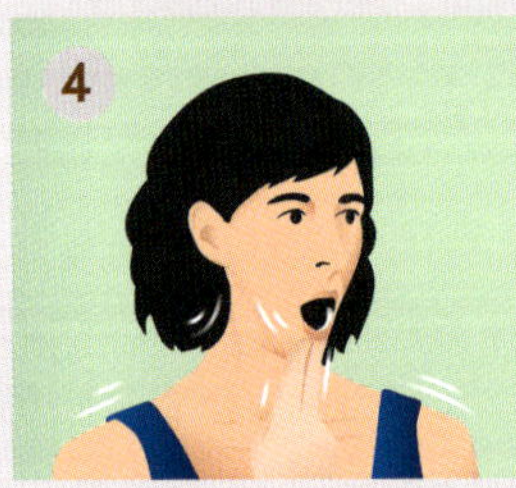


Der Rückentisch (siehe Seite 156)

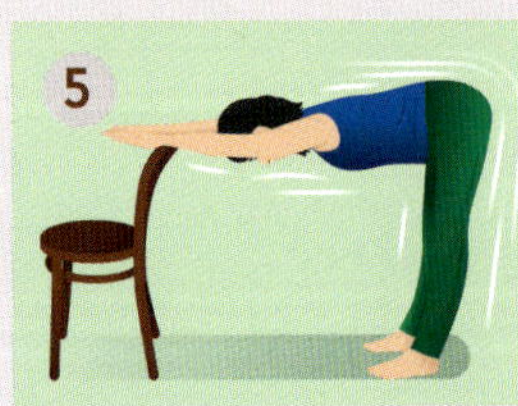

## SET 2:
## Den eigenen Standpunkt einnehmen

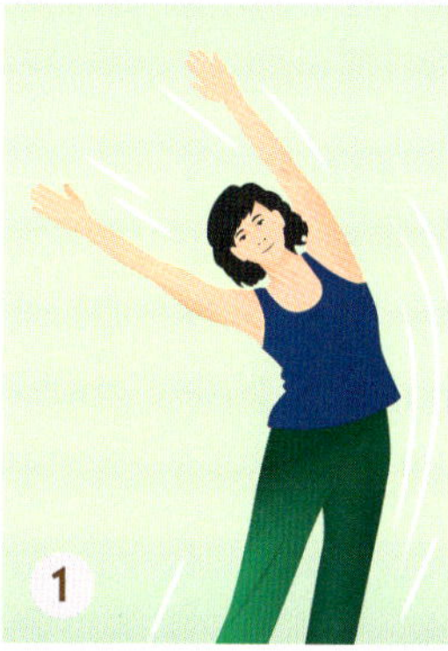


Der Baum im Wind
(siehe Seite 84)

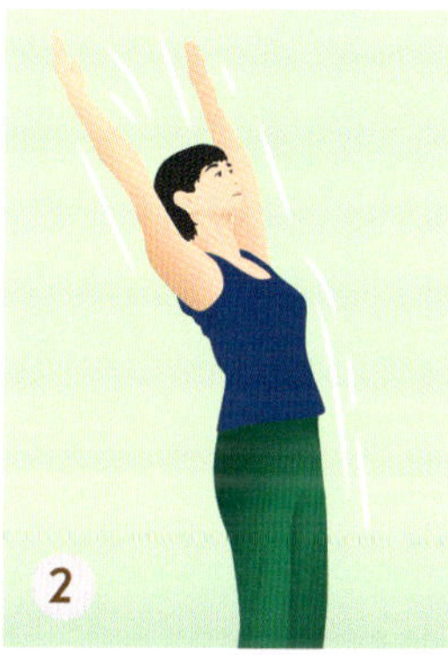


Der Sonnengruß
(siehe Seite 116)

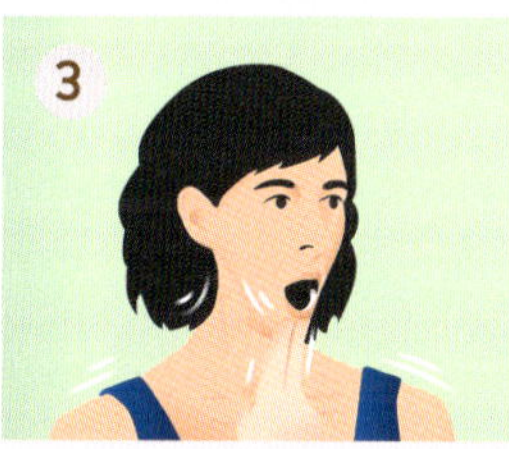


Der stille Gesang
(siehe Seite 146)

Der Nackengriff (siehe Seite 117)

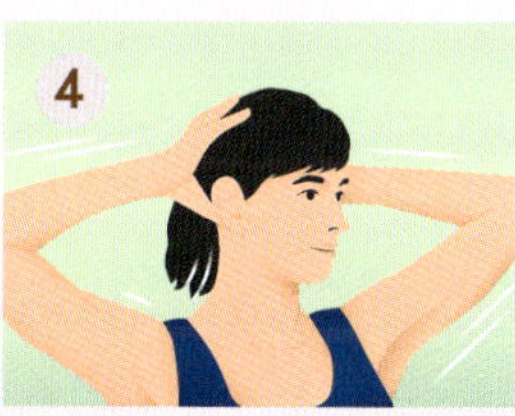


## SET 3:
## Wach und flexibel der Welt begegnen

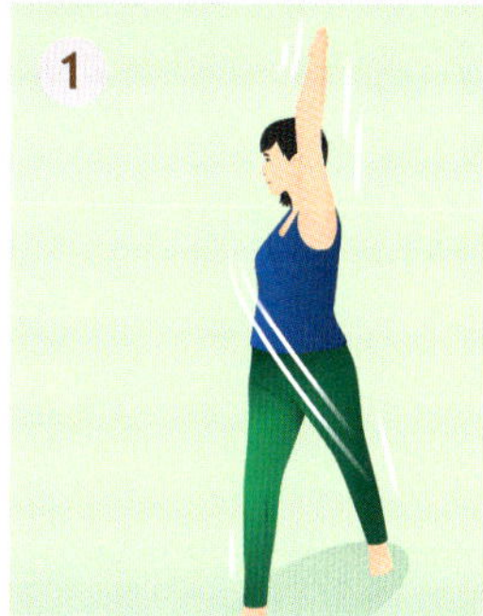


Der Schritt
(mit Drehung)
(siehe Seite 96)

Der Kreis der Hände I & II (siehe Seite 85)

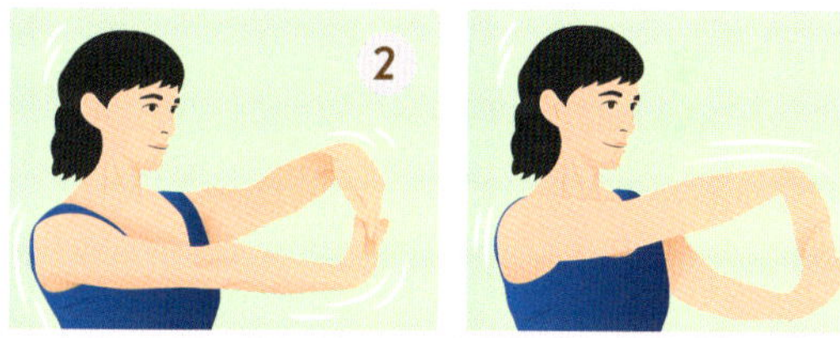


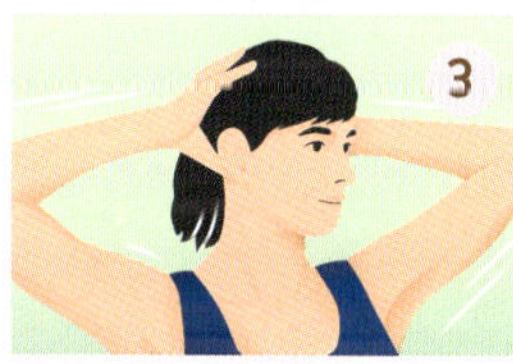


Der Nackengriff
(siehe Seite 117)

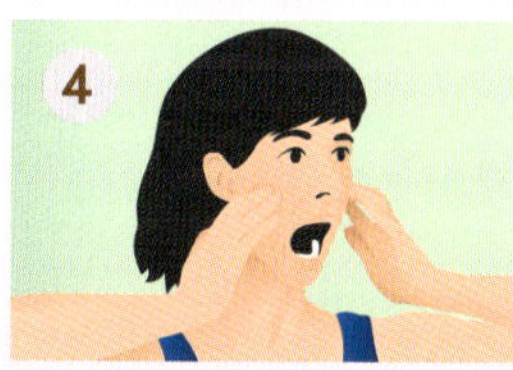


Der tanzende Kiefer
(siehe Seite 106)

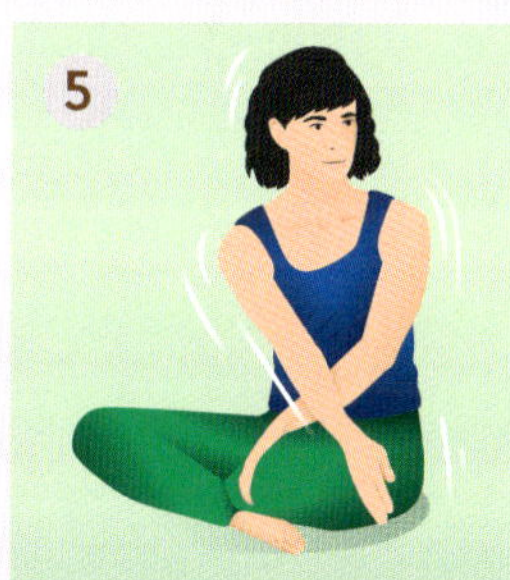


Drehung im Sitz
(siehe Seite 136)

# Bücher, die weiterhelfen

### BÜCHER VON KURT UND REINER MOSETTER (AUSWAHL)

**Kurt Mosetter, Reiner Mosetter:** *Wie der Rücken die Seele und die Seele den Rücken heilt: Die Psychologie der Muskeln – Mit hochwirksamen Faszien-Dehnungs-Übungen*

**Kurt Mosetter, Reiner Mosetter:** *Schneller schmerzfrei mit der KiD-Methode – Beweglich in Faszien und Muskeln*

**Kurt Mosetter, Anna Cavelius:** *Zuckerkrankheit Alzheimer: Warum Zucker dement macht und was gegen das Vergessen hilft*

**Kurt Mosetter, Wolfgang A. Simon, Anna Cavelius, Angelika Ilies:** *Zucker – der heimliche Killer: Mit dem 4-Schritte-Entwöhnungsprogramm raus aus der Zuckersucht*

### AUS DEM GRÄFE UND UNZER VERLAG

**Sarah Schocke:** *Abnehmen am Bauch*

**Sarah Schocke:** *Abnehmen am Bauch – das Rezeptbuch*

**Dr. Nicole Schaenzler:** *Leber und Galle entgiften und natürlich stärken*

**Dr. med. Hellmut Lützner:** *Wie neugeboren durch Fasten*

# Adressen, die weiterhelfen

Um unseren Patientinnen und Patienten die Ernährungsumstellung zu erleichtern, haben wir den Glycoplan entwickelt. In dieser Tabelle finden Sie eine Auflistung von Lebensmitteln in verschiedenen Kategorien (gekennzeichnet in den Ampelfarben: grün = empfehlenswert, gelb = gelegentlich in Ordnung, rot = ist zu meiden), die Ihnen anzeigen, was Sie essen können und worauf Sie lieber verzichten sollten.
*www.mosetter.de*

*https://www.youtube.com/@dr.mosetterprinzip*

Auf der Website des Schweizer Gesundheitsfernsehen (QS24) finden Sie informative Beiträge von Dr. med. Kurt Mosetter unter anderem zu den Themen Zucker und Leber. Geben Sie einfach in der Suchleiste als Begriff "Kurt Mosetter" ein und Sie erhalten eine Übersicht aller Beiträge.
*https://qs24.tv*

# Register

## Sachregister



## Rezeptregister

## C/E



## F/G



## H/K

## L/M



## O/P

## Q/R



## S/T



## W/Z

## Rezepte nach Phase



## Rezepte nach Hauptmahlzeiten

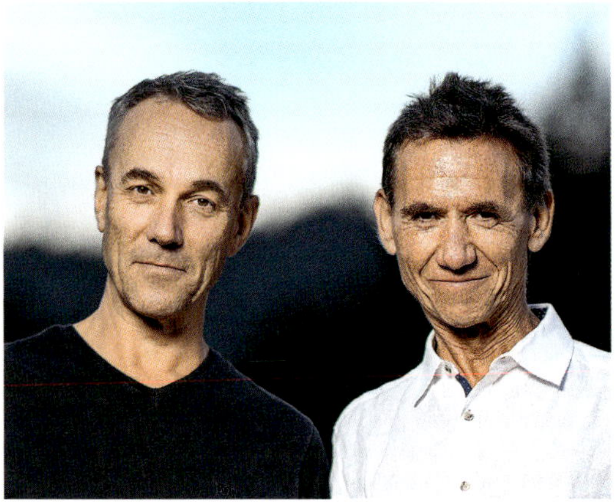

## Dr. med. Kurt Mosetter (geb. 1964)

Arzt und Heilpraktiker, studierte Humanmedizin an der Albert-Ludwigs-Universität in Freiburg im Breisgau und spezialisierte sich auf die Physik des neuromuskulären Systems bei Schmerzen des Bewegungsapparates sowie auf angewandte Biochemie.

Er ist der Begründer des Dr. Mosetter Prinzip mit den Säulen der Myoreflextherapie, den KiD-Übungen, der Neuromyologie, dem Glycoplan und spezifischen Supplements; mit einem eigenen Ausbildungs-Curriculum.

Er ist Leiter des ZiT - Zentrum für interdisziplinäre Therapien (Konstanz und Gutach) und konsiliarisch bei der Paramed (Baar, CH) tätig.

Seit 2010 Mitbetreuung der Spieler des HSV Handball. Auf Initiative des US-Nationaltrainers Jürgen Klinsmann kümmerte er sich von 2011-2016 als Mannschaftsarzt um die Gesundheit und die Fitness der Spieler der amerikanischen Fußball-Nationalmannschaft. Enge Wege ging Kurt Mosetter ferner lange mit Ralf Rangnick in dessen Zeit als Trainer Sportdirektor (TSG Hoffenheim; RB Leipzig).

Medizinische Arbeitsschwerpunkte: Schmerzen, Neuromuskuläre Traumatherapie, neurologische/neurodegenerative Erkrankungen, Entwicklungsverzögerungen; individualisierte Ernährungsmedizin & Stoffwechsel-Regulation, Trainingssteuerung, Glykobiologie & Neurobiochemie.

Zusammen mit Prof. Dr. Werner Reutter (Molekularbiologe u. Biochemie, FU Berlin) Vertiefung des medizinischen Themenfeldes Stoffwechsel-Regulation und Neurobiochemie; 2004-2016.

Enge Kooperationen weiterhin u. a. mit dem Institut für Psychotraumatologie (gegründet von Prof. Dr. Gottfried Fischer, Universität Köln) sowie dem Institut für Muskel- und Knochenforschung, Prof. Dr. Dieter Felsenberg (Charite – Campus Benjamin Franklin, Berlin).

## Reiner Mosetter (geb. 1966)

MA. Wissenschaftlicher Berater und Mitentwickler der Myoreflextherapie / Neuromuskulären Traumatherapie. Enge Zusammenarbeit mit dem Deutschen Institut für Psychotraumatologie (DIPT, Much).

## Homepage:

www.mosetter.de
www.glycoplan.de

Email: kurt@mosetter.de
reiner@mosetter.de

LIEBE LESERINNEN UND LESER,

wir wollen Ihnen mit diesem Buch Informationen und Anregungen geben, um Ihnen das Leben zu erleichtern oder Sie zu inspirieren, Neues auszuprobieren. Wir achten bei der Erstellung unserer Bücher auf Aktualität und stellen höchste Ansprüche an Inhalt und Gestaltung. Alle Anleitungen und Rezepte werden von unseren Autoren, jeweils Experten auf ihren Gebieten, gewissenhaft erstellt und von unseren Redakteur*innen mit größter Sorgfalt ausgewählt und geprüft.

Haben wir Ihre Erwartungen erfüllt? Sind Sie mit diesem Buch und seinen Inhalten zufrieden? Wir freuen uns auf Ihre Rückmeldung. Und wir freuen uns, wenn Sie diesen Titel weiterempfehlen, in Ihrem Freundeskreis oder bei Ihrem Online-Kauf.

Sollten wir Ihre Erwartungen so gar nicht erfüllt haben, tauschen wir Ihnen Ihr Buch jederzeit gegen ein gleichwertiges zum gleichen oder ähnlichen Thema um.

KONTAKT ZUM LESERSERVICE

GRÄFE UND UNZER VERLAG
Grillparzerstraße 8
81675 München
www.gu.de

## Impressum



GU ist eine eingetragene Marke der GRÄFE UND UNZER VERLAG GmbH, www.gu.de

ISBN 978-3-8338-9092-5
5. Auflage 2026



Projektleitung: Barbara Fellenberg, Petra Bradatsch
Mitarbeit: Ilona Daiker
Rezeptentwicklung: Martina Kittler
Lektorat: Marline Mavie Ernzer
Korrektorat: Irmela Sommer
Bildredaktion: Simone Hoffmann
Umschlaggestaltung und Layout: ki 36 Editorial Design, München, Petra Schmidt
Herstellung: Petra Roth
Satz: Christopher Hammond
Reproduktion: Longo AG, Bozen
Druck und Bindung: Firmengruppe APPL, aprinta druck, Wemding

Umwelthinweis:
Nachhaltigkeit ist uns sehr wichtig. Der Rohstoff Papier ist in der Buchproduktion hierfür von entscheidender Bedeutung. Daher ist dieses Buch auf PEFC-zertifiziertem Papier gedruckt. PEFC garantiert, dass ökologische, soziale und ökonomische Aspekte in der Verarbeitungskette unabhängig überwacht werden und lückenlos nachvollziehbar sind.

Bildnachweis:
Cover und Innenteil-Illustrationen: GU/Pia Bublies
Fotoproduktion: GU/Stockfood Studios/Julia Skowronek
Adobe Stock: S. 19, 25, 53, 57, 58 (3), 59 (3), 64, 78, 83, 90, 105, 110, 115, 119, 120, 125, 135, 149, 150, 155, 160; akg-images: S. 15; Ambitious Studio Rick Barrett/Unsplash: S. 28; Joel Jasmin Forestbird/Unsplash: S. 73; Getty Images: S. 34; Markus Gilliar/www.ges-sportfoto.de: S. 174; Dorothee Griesbeck: S. 30, 31, 32, 37, 41; iStockphoto: S. 20, 42, 58 u., 59 o., 95, 100, 130; Mauritius Images: S. 88; Science Photo Library: S. 6; Taisiia Shestopal/Unsplash: S. 107; Shutterstock: S. 51, 140; Stocksy: S. 45, 63; Stockunlimited: U4; Zeynep Sumer/Unsplash: S. 70;

Syndication:
Bildagentur Image Professionals GmbH, Tumblingerstr. 32, 80337 München
www.imageprofessionals.com

Wichtiger Hinweis
Die Gedanken, Methoden und Anregungen in diesem Buch stellen die Meinung bzw. Erfahrung der Verfasserin dar. Sie wurden von der Autorin nach bestem Wissen erstellt und mit größtmöglicher Sorgfalt geprüft. Sie bieten jedoch keinen Ersatz für persönlichen kompetenten medizinischen Rat. Jede Leserin, jeder Leser ist für das eigene Tun und Lassen auch weiterhin selbst verantwortlich. Weder Autorin noch Verlag können für eventuelle Nachteile oder Schäden, die aus den im Buch gegebenen praktischen Hinweisen resultieren, eine Haftung übernehmen.